失能老人
生活重建康复护理指导

张振香　许梦雅　陈素艳
沙热木·吾斯曼　黄财华　主　编

河南科学技术出版社
·郑州·

图书在版编目（CIP）数据

失能老人生活重建康复护理指导 / 张振香等主编 . —郑州： 河南科学技术出版社，2022.1（2023.7 重印）

ISBN 978-7-5725-0613-0

Ⅰ . ①失… Ⅱ . ①张… Ⅲ . ①老年人 – 护理学 Ⅳ . ① R473.59

中国版本图书馆 CIP 数据核字（2021）第 200135 号

出版发行： 河南科学技术出版社

地址： 郑州市郑东新区祥盛街 27 号 邮编：450016

电话： （0371）65788625

网址： www.hnstp.cn

责任编辑： 仝广娜

责任校对： 王晓红

封面设计： 张 伟

责任印制： 张艳芳

印 刷： 河南博雅彩印有限公司

经 销： 全国新华书店

开 本： 787 mm×1 092 mm 1/16 印张：17 字数：351 千字

版 次： 2022 年 1 月第 1 版 2023 年 7 月第 2 次印刷

定 价： 75.00 元

编委名单

主　审　郑鹏远　张伟宏

主　编　张振香　许梦雅　陈素艳　沙热木·吾斯曼
　　　　黄财华

副主编　王盼盼　王　鹏　常　红　梅永霞　林蓓蕾
　　　　张秋实　张春慧　李凤勤　杨巧芳　单秋菊

编　委　吕　素　王珊珊　王少阳　孔培培　王云璐
　　　　张一帆　祁　嫄　郑书芳　詹丽倩　侯太甫
　　　　魏　馨　王旭红　李　盼　马　琳　李转姣
　　　　李冰华　刘春凡　曹　莹　郭璐璐　张焕云
　　　　吴国毅　王雪芳　郭惠娟　侯　琨　李艳红

秘　书　王盼盼

前　言

目前我国老年人的失能率为11.8%。失能老人自我价值感缺失，日常生活能力每况愈下，过度依赖被动照顾，给家庭和社会带来了巨大的压力和负担。如果这些失能老人得不到专业的科学指导，他们和照顾者的生活质量将受到严重影响，幸福感极度降低，甚至引起严重的精神心理问题。世界卫生组织在《国际功能、残疾和健康分类》中提出，失能的康复除了关注身体结构与功能方面的障碍以外，还应更多地关注个体的"活动"与"参与"层面，即需要充分调动其主观能动性，提高日常生活自理能力，建立新的生活方式，以期回归家庭、社会。"生活重建康复护理"理念是在追求失能老人最大程度功能恢复的基础上，增添并强化与生活相关的康复护理元素，协助患者利用现有的认知、交流和运动能力，学习多种代偿生活技能；充分利用自己现有的能力及环境资源，学习适应策略和技巧，调节家庭和社会角色，从而重建个体的生活意志、生活能力、生活方式。基于生活重建为本的理念，对失能老人进行康复护理指导，可充分调动失能老人的主观能动性，提升其自我护理能力，缓解照顾者的压力，减轻社会负担。

本书基于生活重建的理念组织编写内容，同时，运用数字视频技术赋能，内容科学、通俗易懂，既可作为失能老人及其照顾者的科普读物，也可作为基层医务工作者的指导用书。本书共分为12章，对失能老人运动障碍、平衡障碍、吞咽障碍、排泄障碍、睡眠障碍、心肺功能障碍和认知障碍的康复护理进行指导，并对失能老人的康乐活动、居家环境改造和康复护理风险的防范与应对提出建议。本书在纸质书出版的同时发行电子书，以更便捷的方式满足读者的需求。

在本书编写过程中，我们得到郑州大学护理与健康学院全体教职工的大力支持，并获得首都医科大学宣武医院、哈密职业技术学院、郑州大学第二附属医院、郑州大学第五附属医院、阜外华中心血管病医院、河南中医药大学第一附属医院、河南省康复技术人数据工程研究中心和鑫润达科技（杭州）有限公司等单位有关领导和专家的大力支持，在此一并致谢！由于经验不足，书中可能有疏漏之处，欢迎广大读者在实际应用过程中提出宝贵意见，以使其日臻完善，共同促进失能老人的生活重建。

2021年4月

目 录

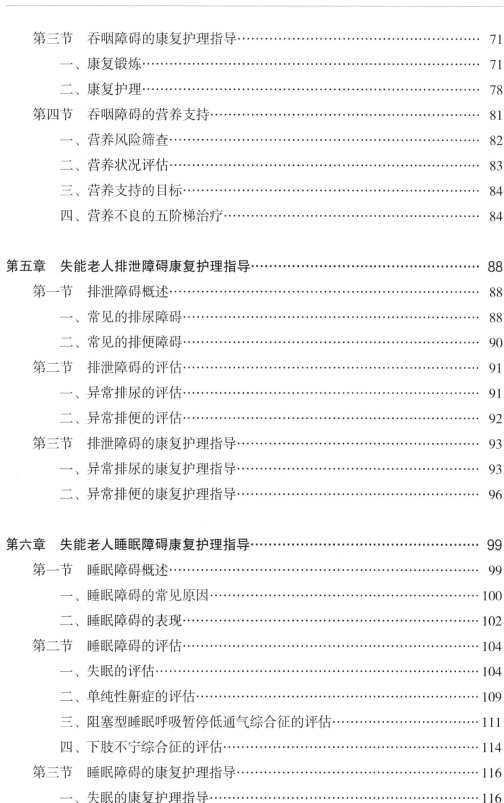

第一章 绪 论

世界卫生组织（WHO）最新发布的数据显示，全球约有10亿人存在不同程度的失能，占总人口的15.6%，且失能率随着年龄的增长显著升高。《2018—2019中国长期护理调研报告》显示，调查的23个城市中，4.8%的老年人处于重度失能状态，7%处于中度失能状态，总失能率为11.8%，这意味着中国面临严峻的老人失能问题。失能老人一般处于家庭周期六个阶段（形成、扩展、稳定、收缩、空巢与解体）中的收缩、空巢和解体阶段，如何使失能老人在家庭周期发展中完成家庭及社会角色的顺利转换，是积极老龄化的重要一步，其社会意义不容忽视。此外，失能老人活动量少、身体机能差，死亡风险增加，在消耗大量医疗资源的同时，自身及其家庭的生活质量降低，给社会和家庭带来了巨大的压力和负担。因此，如何最大限度地激发失能老人的主观能动性，提高失能老人的自理能力，重建失能老人的生活，达到最佳的康复效果，减轻照顾者负担，成为社会关注的重要问题。

一、概述

（一）失能及失能老人的定义

失能为损伤、活动受限及参与受限的总称，国内外关于失能有不同定义。2008年《残疾人权利国际公约》定义失能为存在长期的身体、心理、智力或感觉方面的缺陷。失能老人是指因衰老、患病、创伤而致部分或全部生活自理能力丧失的老年人。

（二）失能的分类

失能一般根据躯体失能程度划分为半失能和失能两类。半失能主要指部分常用生活技能无法完成；失能主要是指在日常生活中主要活动能力或生活能力丧失或受限，涉及生理、心理健康及社会交往能力等多项内容。

除躯体失能以外，失智通常也属于失能范畴，但并非所有失智都属于失能。毫无争议的是，失智者是失能和半失能群体的主要来源。

（三）失能老人现状

1. **人口学特点**　根据国家统计局最新公布的数据，我国在2001年就已经正式步入了老龄化社会。从2012年到2018年，65岁以上人口占比以平均每年约0.4%的速度递增。2019年末，我国60岁及以上人口为25 388万人，占同期我国人口总数量的18.1%。与2018年末相比，老年人口比例持续上升；其中，60岁及以上人口增加439万人，比例上升0.25个百分点。相关学者预测，在2027年左右我国可能出现人口负增长，开始进入深度老龄化社会；2033年我国60岁及以上人口将达到4亿人；2070年前中国将一直是世界上老龄人口最多的国家。随着老龄化的快速发展和程度不断加深，失能老人的规模也呈快速扩大的趋势。截至2016年10月，我国老龄办、民政部、财政部2016年共同发布的第四次中国城乡老年人生活状况抽样调查结果显示，失能及半失能状态的老年人已经达到4063万人，占老年人总人口的18.3%，预计2030年将增至6168万人，2050年将增至9750万人。

2. **ADL的概念及失能老人ADL现状**

（1）ADL的概念。ADL即日常生活活动，是指人们为了满足其日常生活的需求而每天必须完成的、最基本的、具有通用性的身体活动，包括完成衣、食、住、行、卫生等的基本动作和能力。ADL可分为工具性日常生活活动（IADL）和基础性日常生活活动（BADL）。ADL的丧失是从疾病和损伤到活动障碍再到自理能力丧失的渐进性过程，直接关系到老年人的健康、生活舒适度以及尊严，因此，维持ADL自理能力是多数失能老人的首要目标。

（2）失能老人ADL现状。目前有研究发现，农村老年人ADL总受损率达28.4%，ADL 14个项目均存在不同程度功能障碍。学者李芳通过对234名居家轻中度失能老人的研究发现，轻中度失能老人对IADL项目总的依赖率高于ADL项目总的依赖率；ADL项目的依赖率由高到低依次为洗澡、上厕所、行走、穿衣、吃饭、梳洗；IADL项目的依赖率由高到低依次为乘车、做家务、做饭、购物、洗衣、打电话、处理钱财、服药。张晗等在对中国社区老年居民ADL失能状况的调查研究中发现，社区老年人BADL失能率2.1%，IADL失能率19.1%。当前多数研究表明，轻中度失能老人ADL部分受限。在躯体生活自理方面，洗澡、行走、上厕所的依赖率较高，究其原因，可能与衰老或疾病本身导致的躯体衰弱、灵活性下降有关，也可能是由于失能老人因为害怕跌倒而产生的依赖心理或家属害怕老人跌倒而产生的替代心理。穿衣、吃饭、梳洗的依赖率相对较低，大部分失能老人能独立完成，可能与这些活动涉及的身体活动量较小、对肌力和灵活性的要求不高，不易发生跌倒有关。在IADL中，轻中度失能老人对乘车、做家务、做饭、购物的依赖率较高，可能因为这些项目需要耗费较大体力与精力。打电话、处理钱财、服药的依赖率排在后三位，可能由于这些项目主要与失能老人的认知功能有关。综上所述，轻中度失能老人ADL存在不同程度的依赖性，提高失能老人的ADL，能够延缓轻中度失能向重度失能进展，具有重要的现实意义和社会意义。重度或极重度失能老人ADL受损严重，长期卧床且并发症也较多，无论是躯体生活自理还是IADL都严重依赖家庭或机构照顾者。

（四）失能老人 ADL 的常见影响因素

ADL是一个高度动态化和多样化的过程，受生理、心理、经济、社会及自我效能等多方面因素影响。

1. 生理层面的影响因素 一般来说，女性ADL得分高于男性，可能与女性的社会经济地位较高、健康状况较好、低死亡率有关。但部分研究亦显示，控制社会经济状况后，性别对ADL失能程度无影响。

2. 心理层面的影响因素 身心状况好坏与老人的生活质量息息相关。有研究发现，心理状况对老人失能程度的影响远大于身体状况，因为情感是失能重要的预测因子，对抑郁、孤独等负性情绪进行早期诊断和治疗可以延缓失能的发生和发展。一般来说，心理健康得分越高，ADL 得分越高，可能是由于心理健康良好的失能老人生活态度相对积极，人际关系融洽，遇到困难时心态较平和，身体不易受不良情绪的影响，因而对于ADL项目上的自理表现得更为主动、更有毅力。反之，ADL失能会反过来增加老人的情绪行为异常发生率。

3. 经济层面的影响因素 个人收入对老人健康的影响程度远超家庭收入。失能老人个人收入高者，不仅能获得较好的营养状况、医疗保健条件，而且其安全感和控制感显著提升，心理状况相对较好。

4. 家庭结构层面的影响因素 子女较多的老人对子女的依赖性会较强，而子女较少的老人，可能更多地依靠自己满足日常活动需要，反而使得肢体功能得到了锻炼，延缓了ADL失能的速度与程度。失能老人的家庭结构趋向主干家庭时，家庭成员对其关心较多，当失能老人出现身心功能障碍时，家属能够及时给予重视和调节，使失能老人的生理、心理都能保持良好状态，ADL失能程度相对较轻。

5. 照顾者层面的影响因素 失能老人的家庭照顾者往往承担大部分的日常照护任务，其照护能力的高低直接影响失能老人的生活质量。照护能力主要体现在对照护知识和技能的掌握上。研究发现，失能老人家庭照顾者的照护能力普遍偏低，多数仅能提供简单的日常生活照料，缺乏专业的照护技能，照护知识和技能存在供需失衡的状况。此外，家庭照顾者对老人功能恢复抱有希望时，其对ADL相关知识的关注度会增加，会时常鼓励老人保持相关的健康行为，这有助于失能老人的康复和生活重建。

6. 自我效能层面的影响因素 自我效能通过行为调控对个体的健康状况产生影响，其主要通过激发失能老人的主观能动性，提高失能老人的康复训练配合程度，最大限度地使失能老人主动开展康复训练，从而提升ADL能力。多项研究表明，提高自我效能的康复护理措施可以有效改善失能老人的生活质量，并能预防其功能减退；因此可通过增强失能老人的自我效能，帮助其采取积极的应对方式，进行有效的康复锻炼，达到提高失能老人运动功能及ADL的目的。

失能老人ADL的影响因素是多层次的，也是改善失能老人生活质量、提高其生活活动能力的关键。激发失能老人自我照护的潜力，帮助失能老人建立新的生活方式，促使其发挥主观能动性，提升其自我效能和ADL是失能老人康复护理的重要途径，也是实现健康老龄化与积极老龄化的前提和基础。

二、失能程度的评估

失能等级评估工具常用的是日常生活活动评估量表（ADL评估量表），最早由美国的迪弗（Deaver）和布朗（Brown）提出。1969年，劳顿（Lawton）和布罗迪（Brody）对ADL评估量表的内容进行了补充和说明。

（一）BADL

BADL主要用于测量研究对象的基本自理活动，指人们为独立生活而每天必须反复进行的、最基本的、具有共同性的身体动作群，如果这部分能力受损，老年人独立生存状态将无法维系，需要外界提供持续的、及时的服务支持。代表性测量工具是改良巴塞尔指数量表。

改良巴塞尔指数量表包括10项内容（表1-1），根据是否需要帮助及其程度分为0分、5分、10分、15分4个功能等级。评分标准见表1-2。

表1-1　改良巴塞尔指数量表

评定项目	自理	较小帮助	较大帮助	完全依赖
进食	10	5	0	0
洗澡	5	0	0	0
修饰（洗脸、梳头、刷牙、刮脸）	5	0	0	0
穿脱衣服（包括系鞋带等）	10	5	0	0
大便控制	10	5	0	0
小便控制	10	5	0	0
使用厕所（包括擦拭、穿衣、冲洗）	10	5	0	0
床—椅转移	15	10	5	0
平地走45 m	15	10	5	0
上下楼梯	10	5	0	0

表1-2 改良巴塞尔指数量表评分标准

ADL项目	评分标准
进食	5分：需要较多帮助或在较长时间内才能完成进餐
	10分：食物放在盘子里或桌上老人能拿到的地方，在正常时间内可以独立完成进餐
洗澡	5分：独立完成所有步骤
修饰	5分：独立完成洗脸、梳头、刷牙、刮脸或化妆
穿脱衣服	5分：穿脱衣服时需要帮助，但能在正常时间内独自完成至少一半的过程
	10分：独自穿脱所有衣服、系鞋带。当戴支具或围腰时，能自己穿脱
大便控制	5分：需要在帮助下用栓剂或灌肠，偶尔有大便失禁
	10分：能控制，没有失禁
小便控制	5分：偶尔有尿失禁
	10分：能控制小便，脊髓损伤者用尿袋或其他用具时能自己使用、排空用具并清洗
使用厕所	5分：在下列方面需要帮助——脱、穿裤子，保持平衡，便后使用卫生纸
	10分：独立进出厕所，穿、脱裤子，使用卫生纸，冲洗马桶。必要时可借助墙上扶手或其他物体支撑身体。如用便盆，用后应能自己倒掉并清洗
床—椅转移	5分：能自己从床上坐起，但需要帮助才能转移到轮椅，或在用轮椅时需要较多的帮助
	10分：完成上述过程中，某些步骤需要给予一定的帮助、提醒或监督，以保证安全完成
	15分：独立完成整个过程。如安全到达床边，刹住轮椅，抬起脚踏板，安全移到床上，躺下；或从床上坐起，移动到床边，必要时改变轮椅的位置，再由床转移到轮椅上
平地走45 m	5分：能操纵轮椅前进、后退、转弯、到桌边、到床边、如厕等，并能操纵轮椅行走至少45 m。如老人能行走则不做此项评定，按平地行走标准评分
	10分：在较少帮助下行走45 m
	15分：独立行走至少45 m，可戴假肢或用支具、腋杖、手杖，但不能用带轮的助行具。如用支具时，应能在站立或坐下时将其锁住或打开，但不包括穿脱支具（属于穿衣项目）
上下楼梯	5分：在帮助或监督下上、下一层楼
	10分：独自上、下一层楼，可抓扶手，也可用手杖、腋杖，但应能携带手杖或腋杖一同上、下楼

　　结果判断：总分为100分，得分越高，表示ADL的自理能力越好，依赖性越小。评分在60分以上者基本能完成BADL，59~41分者需要帮助才能完成BADL，40~21分者需要很大帮助，20分以下者完全需要帮助。不能完成所定标准时为0分。

（二）IADL

　　IADL主要用于测量研究对象的独立生活技能、使用工具的能力，是指个人用以应付其环境需要的适应性工作，是维持社会活动的基础。这类活动能力受损不会直接危及生命，但会降低其对周围环境的参与和控制能力，需要借助外部力量来维持与外部环境的交互，通常这种需求是间断性的、可控的。目前IADL测量中效度最高的是功能活动问卷（FAQ）。FAQ由普赛弗（Pfeffer）于1982年提出，并于1984年进行了修订。其修订后的内容如表1-3所示，评分标准见表1-4。

表1-3　FAQ项目内容

项目	0分	1分	2分	3分
每月平衡财务收支的能力，算账的能力				
工作能力				
能否到商店买衣服、杂货和家庭用品				
有无爱好，会不会下棋和打扑克				
会不会做简单的事，如点炉子、泡茶等				
会不会准备饭菜				
能否了解最近发生的事件（时事）				
能否参加讨论和了解电视、书或杂志的内容				
能否记住约会时间、家庭节日和吃药				
能否拜访邻居，自己乘公共汽车				

表1-4　FAQ评分标准及结果分析

分值	程度
0分	正常或从未做过但能做
1分	困难但可单独完成或从未做过
2分	需要帮助
3分	完全依赖他人

从评分可知，分数越高障碍越重，正常标准为低于5分，大于或等于5分为异常。

（三）失能程度评估的注意事项

（1）评估前应做好解释说明工作，使老人了解评定的目的和方法，以取得理解与配合。

（2）首先要查看病历或了解病史及老人的基本情况。了解伤病的原因、病情发展情况及功能情况（如认知功能、运动功能、心理等），并了解老人的生活环境和在环境中的表现。

（3）尽量在老人空闲时间和相对稳定的环境下进行评定。

（4）评估时以老人实际完成情况来确定ADL能力，而不是以可能或应具备该活动能力进行评分。

（5）评定时所提供的帮助应尽可能少，只有需要时才给予帮助或提供辅助器具。

（6）重复进行评定时应尽量在同一条件或环境下进行。

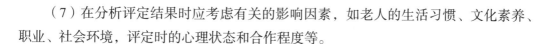

（7）在分析评定结果时应考虑有关的影响因素，如老人的生活习惯、文化素养、职业、社会环境，评定时的心理状态和合作程度等。

三、失能老人的护理需求

失能老人因功能障碍程度不同，对照护服务的需求存在差异。功能障碍程度越严重，失能老人对照护服务的需求越迫切。根据2019年多部门联合发布的《关于开展老年护理需求评估和规范服务工作的通知》，老年人的护理需求可划分为5个等级，即护理0级（能力完好）、护理1级（轻度失能）、护理2级（中度失能）、护理3级（重度失能）、护理4级（极重度失能）。

能力完好的居家老人对休闲娱乐活动的需求高，这与老人生活自理能力完好、身体状况基本良好、对精神方面的需求大有关。

轻度失能的居家老人对定期体检、建立健康档案和健康教育需求高。因为轻度失能老人生活自理能力稍欠缺，身体状况较差，常常伴有 1～2 种慢性疾病，所以希望定期体检，及时发现疾病进展情况，迫切需要得到疾病的健康教育，最大限度地降低疾病给身体带来的危害，防止病情加重。

中度失能的居家老人对医疗保健和心理慰藉需求高。因为中度失能老人比轻度失能老人生活自理能力和身体状况更差，常常遗留肢体瘫痪等后遗症，交际圈和活动范围受限，导致出现焦虑、抑郁、易怒等负性情绪，所以在专业性的护理、医疗康复方面和心理疏导方面需求高。

重度失能老人对医疗保健、日常生活照料需求高。重度失能老人生活自理能力丧失，有些老人甚至长期卧床，日常基本的生活照料需求高，且长期卧床的老人常常会伴有肺部感染、皮肤压力性损伤、深静脉血栓等并发症，对专业性的康复和护理需求更为迫切。

因此，对失能老人进行护理需求的切实评估，提供完善优质的照护服务，满足失能老人的切身需要，是促进健康的重要基石。应以失能老人的照护需求为导向，提供个性化照护服务，以促进其康复，从而全面改善其生存质量。

四、失能老人生活重建康复护理

（一）生活重建的理念

人的幸福感主要有以下三个决定因素：①天生的性格，影响力达到50%，此因素由生物特性和基因遗传决定；②所居住的环境，影响力达到10%，此因素会受到生活环境和经济状况的影响；③个人生活内容，影响力达到40%，此因素可以自主掌握和控制。利用好环境因素并发挥好个人生活内容的操纵权，就能在一定程度上弥补天生的性格所产生的不良影响，进而使生活过得充实精彩、幸福愉快。

失能老人自我价值感日渐缺失，ADL能力每况愈下，加之部分失能老人过度依赖陪护照顾，生活内容贫乏，生活乐趣和信心逐步下降甚至丧失，可引起严重的精神心理问题，从而形成恶性循环。如果这些失能老人得不到科学的指导，他们的生活质量将受到严重影响，幸福指数极度降低。发达国家和地区都提倡"老有所养""老有所属""老有所乐""老有所学"和"老有所为"，其中"老有所属"是最重要的策略，即让老人尽可能生活在原来熟悉的物理环境和人际环境中。

失能老人同样希望自己能够过上有尊严有质量的生活，即希望自己能够利用好一切自己拥有的能力、家庭资源及社会服务，从被动接受照顾的角色转移到主动追求美好生活的角色。

因此，在保证尊严、生活质量和老有所属的前提下，《国际功能、残疾和健康分类》提出，失能老人的康复除了关注身体功能方面的障碍以外，应更多地关注失能老人的"活动"与"参与"，即失能老人的康复护理需要充分调动失能老人的主观能动性，提高其日常生活自理能力，建立新的生活方式，提升失能老人及其家属幸福感，减轻照顾者的压力和负担。这是失能老人及其家属最迫切的愿望与需求。

"生活重建"理念在追求失能老人最大限度功能恢复的基础上，增添并强化与生活相关的康复治疗元素，协助老人利用现有的运动、认知和交流功能，学习多领域代偿生活技能，充分利用自己现有的能力及环境资源，学习适应策略和技巧，调节家庭、朋友和社会角色，从而重建老人的生活意志、生活能力、生活方式，达到"三元合一"。

（二）失能老人生活重建康复护理的应用现状

目前对于失能老人的康复更多地关注残存肌力、关节活动度、预防并发症等方面，而对功能和能力、活动和参与、生活意志和生活方式的关注度比较少。在此基础上，专家进一步提出"生活重建"作业治疗理念，强调考虑老人在康复训练中的生活意志、生活能力及生活方式，以"作业活动""环境调整"和"生活教练访谈"为治疗手段，从而达到最大限度地激发老人主动参与，提高老人生活质量的目的。

"生活重建"作业治疗理念强调应用"生活教练访谈"，即把生活教练访谈的技巧与理念应用在以重建生活为本的作业治疗过程中。通过访谈了解失能老人内心最迫切希望解决的问题，发掘其长线、真实和隐性的需求，了解其愿望及目标，特别是对尊严及生活质量的追求，然后分析现状，按照科学的预定路径，探讨方法，有选择、有针对性地开展作业活动，着重建立人的意志，通过生活化的"作业活动"和"环境调整"，最大限度地激发失能老人的主动参与意愿，达到重建生活意志、重建生活能力和重建生活方式的康复目标，从根本上提高失能老人康复动力，提高康复效果。

目前，我国已有越来越多的医院采用"以重建生活为本"的康复理念，大幅度拓展作业治疗服务范围，根据老人的能力及家庭条件，由单一促进功能恢复发展到以丰富多彩的手段将功能转化为生活能力，建立可以维持身体及心理健康的生活方式，协助老人重建幸福生活（视频1-1）。

视频 1-1 康复帮您重建生活

生活重建康复护理就像一座桥梁，可以把失能老人及其家庭、环境及社会连接起来。对于失能老人而言，这不仅仅是功能训练，还是获得新生活所必需的训练过程。因此，对失能老人的康复护理不应局限于单一的躯体康复，应从重建生活意志、重建生活能力和重建生活方式三个方面入手，最大限度地激发失能老人的主观能动性，从而达到最佳的康复效果，最终使其拥有幸福快乐的生活。

参考文献

［1］彭晨，吴明. 我国老年人失能失智及长期照护的现状［J］. 解放军预防医学杂志，2016，34（03）：382-384.

［2］中华人民共和国国家统计局. 中华人民共和国2017年国民经济和社会发展统计公报［N］. 中国信息报，2018-03-01（003）.

［3］钟长征. 三部门发布第四次中国城乡老年人生活状况抽样调查成果［J］. 中国社会工作，2016（29）：6.

［4］王尚. 加快促进养老护理服务发展［N］. 中国人口报，2020-07-24（003）.

［5］BLEIJENBERG N，ZUITHOFF N P A，SMITH A K，et al. Disability in the individual ADL，IADL，and mobility among older adults：A prospective cohort study［J］. Journal of Nutrition Health & Aging，2017.

［6］张文娟，魏蒙. 中国老年人的失能水平到底有多高：多个数据来源的比较［J］. 人口研究，2015，39（003）：34-47.

［7］李芳. 贵阳市居家轻中度失能老人日常生活自理能力现状及影响因素分析［D］. 贵阳：贵州医科大学，2018.

［8］陈雯洁，俞茂华. 老年人认知功能损害的危险因素［J］. 中华老年多器官疾病杂志，2005，4（002）：146-149.

［9］VAN H，OUDEN M D，VOCHT H D，et al. Effects of self-management support programmes on activities of daily living of older adults：A systematic review［J］. International Journal of Nursing Studies，2016（61）：230-247.

［10］DEHGHAN H，CHARKAZ A. General self-efficacy and diabetes management self-efficacy of diabetic patients referred to diabetes clinic of Aq Qala，North of Iran［J］. Journal of Diabetes & Metabolic Disorders，2017，16（1）：33-35.

［11］蒋晓莲，薛咏红，汪国成. 自我效能研究进展［J］. 护理研究，2004（09）：

763-767.

［12］高春荣，徐冬梅，曹丹凤. 基于自我效能理论的康复护理模式在首发脑卒中恢复期患者中的应用［J］. 齐鲁护理杂志，2018，24（13）：83-86.

［13］TURNER J A，ERSEK M，KEMP C. Self-Efficacy for Managing Pain Is Associated With Disability，Depression，and Pain Coping Among Retirement Community Residents With Chronic Pain［J］. Journal of Pain，2005，6（7）：471-479.

［14］李威，林珠，赵陈英. 系统性康复护理对半失能老人吞咽障碍干预的效果［J］. 福建医药杂志，2019，41（02）：178-179.

［15］江文静，单培彦. 老年人失智与失能［J］. 中华老年医学杂志，2019，38（10）：1094-1096.

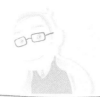

第二章　失能老人运动障碍康复护理指导

第一节　运动障碍概述

失能的国际通用判断指标为吃饭、穿衣、上下床、上厕所、室内走动、洗澡。这六项日常生活活动的完成都依赖于运动功能良好。与普通老人相比，失能老人由于慢性疾病、躯体损伤、心理功能障碍等造成身体功能缺失，运动水平下降，更易发生跌倒、抑郁、焦虑等，日常生活活动自理能力明显下降。因此，对失能老人应积极采取有效的康复护理评估与指导，改善运动障碍，同时指导照顾者节省体力、保证安全的方法，提高失能老人生活质量。

一、运动障碍的定义

运动障碍主要指各种原因导致的随意运动兴奋、抑制或不能由意志控制的现象。随意运动又称自主运动，是有意识的、能随自己的意志进行的运动。

二、运动障碍的起因

1. 神经系统病损　根据病变部位可分为：①上运动神经元病损引起的运动障碍，如脑卒中、脑外伤、帕金森病等；②下运动神经元病损引起的运动障碍，如臂丛神经损伤、急性炎症性脱髓鞘性多发性神经病等。

2. 肌肉、骨骼病损　如骨折、股骨头坏死、颈椎病等造成的疼痛、肢体畸形、肌肉萎缩等。

3. 呼吸、循环系统病损　如心衰、慢性阻塞性肺疾病、脉管炎等造成的心肺功能低下，运动耐力和爆发力均下降。

4. 老年病及功能退化　老年人因疾病和增龄带来的机体功能下降，导致运动功能及生活自理能力下降。

三、运动障碍的表现

（一）神经系统病损引起的运动障碍

1. 上运动神经元病损引起的运动障碍

（1）脑卒中患者：表现为肢体痉挛性瘫痪（硬瘫）、肌张力增高、肌腱反射亢进，呈现"上肢挎篮、下肢划圈"的刻板运动模式。

（2）帕金森病患者：表现为震颤、僵直、肌张力增高，活动僵硬，运动迟缓、笨拙，精细运动困难，肢体活动明显减少，行走缓慢，步态慌张，表情呆板等。

2. 下运动神经元病损引起的运动障碍　如臂丛神经损伤患者，表现为肢体弛缓性瘫痪（软瘫），肌张力降低，深反射减弱或消失，持久而严重的瘫痪可伴有肌肉萎缩。

（二）肌肉、骨骼病损引起的运动障碍

如股骨头坏死、肌无力患者，表现为疼痛、肌无力、肌萎缩、关节僵硬、肢体变形等。

（三）呼吸、循环系统病损引起的运动障碍

如心肌梗死、慢性阻塞性肺疾病、慢性呼吸衰竭患者，主要表现为肌力和肌耐力减退，肢体运动功能下降、运动减少，而运动减少又使心肺功能适应性下降，进一步加重运动障碍，形成恶性循环。

（四）老年病及功能退化引起的运动障碍

老年患者因神经系统和全身反应逐渐迟钝、重要脏器生理功能减退和出现病理变化等造成运动减少、迟缓，体力下降，肢体运动功能下降等。

第二节　运动障碍的评估

一、神经系统病损引起的运动障碍评估

1. 上运动神经元病损引起的运动障碍评估

（1）运动模式评估：上运动神经元病损引起的运动障碍多为运动模式的改变，肢体痉挛性瘫痪、肌张力增高。

以脑卒中为例，常应用布伦斯特伦（Brunnström）运动功能恢复分期方法，将偏瘫运动恢复分为弛缓（Ⅰ期）、痉挛（Ⅱ期）、共同运动（Ⅲ期）、部分分离运动（Ⅳ期）、分离运动（Ⅴ期）和正常（Ⅵ期）六个阶段（表2-1）。

表2-1　布伦斯特伦运动功能恢复分期

分期	运动特点	上肢	手	下肢
Ⅰ期	无随意运动	无任何运动	无任何运动	无任何运动
Ⅱ期	引出联合反应，共同运动	仅出现协同运动模式	仅有极细微的屈曲	仅有极少的随意运动
Ⅲ期	随意出现的共同运动	可随意发起协同运动	可有钩状抓握，但不能伸指	在坐位和站立位时，有髋、膝、踝的协同性屈曲
Ⅳ期	共同运动模式打破，开始出现分离运动	出现脱离协同运动的活动：肩0°、肘屈90°的条件下，前臂可旋前、旋后；肘伸直的情况下，肩可前屈90°，手臂可触及腰骶部	能侧捏及松开拇指，手指有半随意的小范围伸展活动	坐位屈膝90°以上，可使足向后滑动。在足跟不离地的情况下能使踝背屈
Ⅴ期	肌张力逐渐恢复，有分离精细运动	出现相对独立于协同运动的活动：肘伸直时肩可外展90°；肘伸直，肩前屈30°~90°时，前臂可旋前和旋后；肘伸直，前臂中立位，上肢可举过头	可做球状和圆柱状抓握，手指同时伸展，但不能单独伸展	健腿站，患腿可先屈膝后伸髋；在伸膝情况下可做踝背屈
Ⅵ期	运动接近正常水平	运动协调近于正常，手指指鼻无明显辨距不良，但速度比健侧慢（≤5秒）	所有抓握均能完成，但速度和准确性比健侧差	在站立位可使髋外展到抬起该侧骨盆所能达到的范围；坐位下伸直膝可内外旋下肢，合并足内外翻

（2）肌张力评估：肌张力是指肌肉组织在静息状态下的一种不随意的、持续的、微小的收缩，即在做被动运动时所显示的肌肉的紧张度。

肌张力评估主要是手法检查，首先观察并触摸受检肌肉在放松、静止状况下的紧张度，然后通过被动运动来判断（表2-2）。

表2-2　肌张力临床分级

等级	肌张力	标准
0级	弛缓性瘫痪	被动活动肢体无反应
1级	低张力	被动活动肢体反应减弱
2级	正常	被动活动肢体反应正常
3级	轻中度增高	被动活动肢体有阻力反应
4级	重度增高	被动活动肢体有持续性阻力反应

视频 2-1　徒手肌力评定法

2. 下运动神经元病损引起的运动障碍评估　下运动神经元病损引起的运动障碍多为肌力的绝对减退，肢体弛缓性瘫痪，肌张力降低，常应用徒手肌力评定法（视频 2-1）进行评估。

（1）徒手肌力评定法：肌力是指肌肉收缩的力量，肌力评定是测定受试者在主动运动时肌肉或肌群产生的最大收缩力量。具体见图2-1。

（2）徒手肌力评级标准：具体见表2-3。

表2-3　徒手肌力评级标准

等级	评级标准
0级	完全瘫痪，测不到肌肉收缩
1级	仅测到肌肉收缩，但不能产生动作
2级	肢体能在床上平行移动，但不能抵抗自身重力，即不能抬离床面
3级	肢体可以克服地心引力，能抬离床面，但不能抵抗阻力
4级	肢体能做对抗外界阻力的运动，但不完全
5级	肌力正常

（3）注意事项：①徒手肌力评定时应先向受试者说明检查的目的、步骤和方法等，消除其紧张心理，取得充分理解和合作；②采取正确的测试姿势，近端肢体固定于适当体位，防止出现替代动作；③每次测试都要左右对比，检查时应先测试健侧同名肌；④肌力在3级以上时，检查者应根据受试者的个体情况，在被测关节肢体的远端，连续施加强度统一且与运动方向相反的阻力；⑤肌力检查不适用于上运动神经元病损致痉挛性瘫痪者。

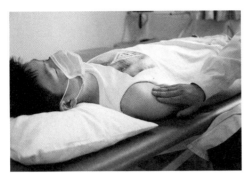

A. 肩前屈肌力1级

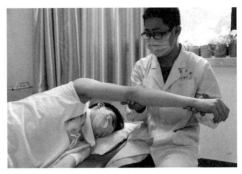

B. 肩前屈肌力2级

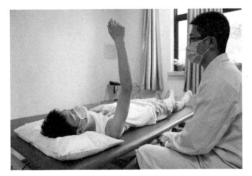

C. 肩前屈肌力3级

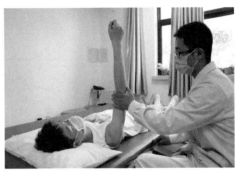

D. 肩前屈肌力4级

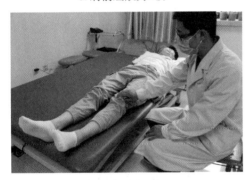

E. 伸膝肌力1级

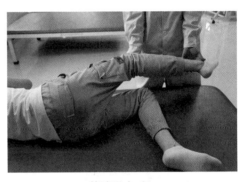

F. 伸膝肌力2级

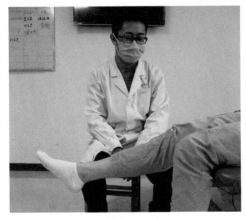

G. 伸膝肌力3级

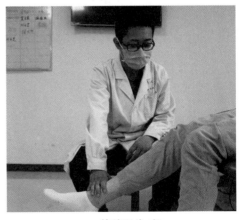

H. 伸膝肌力4级

图2-1 徒手肌力评定法

二、肌肉、骨骼病损引起的运动障碍评估

肌肉、骨骼病损引起的运动障碍多表现为疼痛、肌无力、肌萎缩等，多采用疼痛视觉模拟评分、关节活动度测量、徒手肌力评定（前已述及）和肢体围度测量等方法进行评估。

1. 疼痛视觉模拟评分

（1）疼痛视觉模拟评分操作方法：在一张白纸上画一条直线，一端代表0分，另一端代表10分，让患者根据自己的主观感觉来选择分数。老年人评定可以应用脸谱法。具体方法参见图2-2。

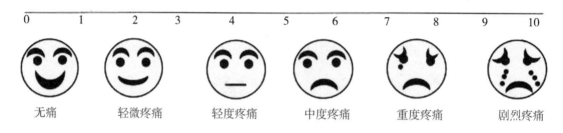

图2-2　疼痛视觉模拟评分方法

（2）疼痛视觉模拟评分结果：0分代表患者没有任何疼痛感；3分以下说明有轻微的疼痛；4~6分疼痛较为明显；7~10分疼痛非常剧烈，难以忍受。

2. 关节活动度（ROM）测量　关节活动度是指关节的远端向近端运动时，远端骨所移动的度数。测量时应用通用量角器测量远端骨所移动的度数。

测量方法：通用量角器的轴心与关节中心一致，固定臂与关节近端的长轴一致，移动臂与关节远端的长轴一致。关节活动时，固定臂不动，移动臂随着关节远端肢体的移动而移动，移动臂移动终末所显示出的弧度即为该关节的活动范围。主要关节的活动度测量方法如图2-3所示；主要关节的活动度正常值见表2-4。

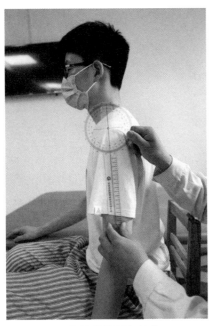

A. 肩关节前屈起始位

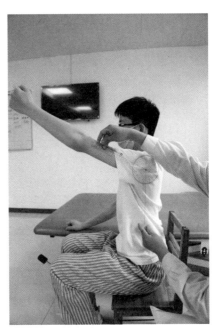

B. 肩关节前屈终末位

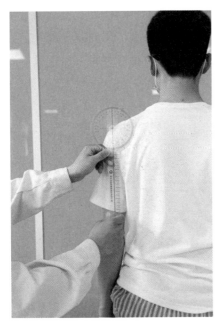

C. 肩关节外展起始位

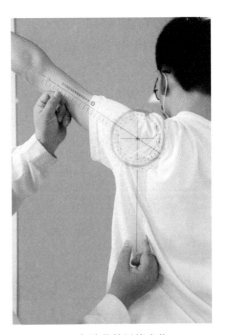

D. 肩关节外展终末位

图2-3　主要关节的活动度测量

表2-4 主要关节的活动度正常值

部位	正常关节活动度
颈椎	屈曲 0°～45°，伸展0°～45°，侧屈0°～45°，旋转0°～60°
肩	屈曲0°～170°，后伸0°～60°，外展0°～170°，水平外展0°～40°，水平内收0°～130°，内旋0°～70°，外旋0°～90°
胸腰椎	屈曲0°～80°，伸展0°～30°，侧屈0°～40°，旋转 0°～45°
指骨间关节	屈曲0°～（80°～90°），外展0°～50°
髋	屈曲 0°～120°，伸展0°～30°，外展0°～40°，内收0°～35°，内旋0°～45°，外旋0°～45°
膝	屈曲0°～135°
踝	背屈0°～15°，跖屈0°～50°，内翻0°～35°，外翻0°～20°
腕	掌屈0°～80°，背伸0°～70°，尺偏0°～30°
肘和前臂	屈曲 0°～（135°～150°），旋后0°～（80°～90°），旋前0°～（80°～90°）

3. 肢体围度测量方法　测量时选择由无伸缩性材料制成的塑料软尺，读数准确到1 mm。被测者站直，双手自然下垂，放松肌肉；双腿分开，与肩同宽，双腿平均负担体重。①测量上臂围：找到肩峰与尺骨鹰嘴的中点，在此处水平方向绕一周，读数，即得到上臂围（图2-4A）。②测量大腿围：测量者将皮尺放在被测者臀下横纹处，沿水平方向绕一周，紧贴而不压迫皮肤，读数，即得到大腿围（图2-4B）。

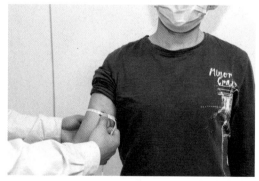

A. 测量上臂围

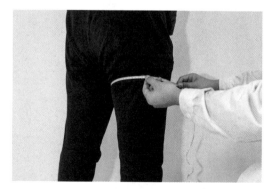

B. 测量大腿围

图2-4　肢体围度测量

三、呼吸、循环系统病损引起的运动障碍评估

呼吸、循环系统病损引起的运动障碍评估多采用6分钟步行试验、心肺运动试验、

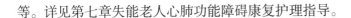

等。详见第七章失能老人心肺功能障碍康复护理指导。

四、老年病及功能退化引起的运动障碍评估

老年病及功能退化引起的运动障碍评估多与前述内容相同，此处不再赘述。

第三节　运动障碍的康复护理指导

失能老人运动障碍康复护理指导的目的是从生理功能和日常生活活动能力等方面进行干预，改善躯体的运动能力，激发失能老人的自身潜力，增强活动能力，使其在日常生活中达到最佳程度的功能独立，提高失能老人参与家庭和社会生活的能力，全面提高病后的生存质量，享受社会生活。

方法包括：①改变老人完成日常生活活动的方式或采用代偿、替代的方法完成日常生活活动；②进行环境改造，使环境对人的要求降低。具体内容包括正确的体位摆放、桥式运动、翻身、坐位训练、转移、站立训练、步行、上下楼梯、进食、穿衣、如厕、洗澡和康复锻炼操等。

一、正确的体位摆放

良好的体位摆放是失能老人康复护理中的重要环节，可预防并发症，减轻疼痛，防止肢体肿胀、挛缩、畸形，维持和提高老人的运动功能。可分为上运动神经元病损的抗痉挛体位摆放，下运动神经元病损及肌肉、骨骼病损的功能位摆放。

1. 上运动神经元病损的抗痉挛体位摆放　上运动神经元病损的抗痉挛体位又称良肢位，是指为了预防或对抗以后将会出现的痉挛模式、保护肩关节及早期诱发分离运动而设计的一种治疗性体位，与肢体的功能位不同。

抗痉挛体位摆放适用于脑部和脊髓病损患者，大部分脑损伤患者会出现偏瘫，在急性期时患侧肢体呈软瘫状，急性期过后，患者逐渐进入痉挛阶段，患侧上肢以屈肌痉挛占优势，患侧下肢以伸肌痉挛占优势。长时间的痉挛不仅是造成失能的主要原因，还会造成关节挛缩、肩关节半脱位和关节周围软组织损伤等并发症。因此，正确的体位摆放要贯穿于偏瘫后的各个时期。抗痉挛体位可对抗脑部和脊髓病损后痉挛模式的出现，预防肩关节半脱位、肢体肿胀和软组织挛缩，促进分离运动的出现。具体有患侧卧位、健侧卧位和仰卧位。

（1）患侧卧位：即患侧在下、健侧在上的侧卧位，是最有助于病情恢复的体位。该体位使患侧躯干处于伸展状态，可以减少痉挛的发生，并可增加对患侧的感觉刺激输入，同时又不影响健侧的正常使用。头部患侧置于高度为10～12 cm（与一侧肩膀同

19

高）的软枕上，上颈段轻度前屈，躯干轻度后旋，后背垫靠软枕以防躯干后仰；患肩前伸（将患侧肩胛骨向前上方拉出，使肩胛骨着床负重，避免肩关节受压和肩胛骨后缩），上肢前伸，与躯干的角度不小于90°，肘关节伸直，前臂旋后，掌心向上，腕关节自然背伸，手指伸展；患侧下肢髋关节略后伸，膝关节微屈，踝关节保持中立位。健侧上肢自然放置于体侧；健侧髋、膝关节屈曲，也可下垫软枕支撑，以防过度压迫患肢，如图2-5所示。

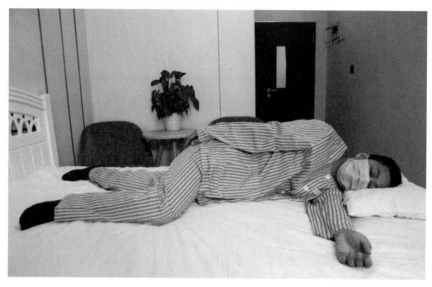

图2-5　患侧卧位

（2）健侧卧位：即健侧在下、患侧在上的侧卧位，是患者最舒适的体位。此体位避免了患侧肩关节直接受压可能造成的损伤，并且在这一体位下便于康复操作。头部健侧置于软枕上（高度同患侧卧位），躯干与床面呈直角，胸前放置一略高于躯干高度的软枕。患侧上肢充分前伸，放于软枕上，将患侧肩胛骨向前上方拉出，肩关节前屈100°左右，肘伸直，腕背伸，手指伸展；软枕长度应超过手指，以防止腕关节呈掌屈状态垂于软枕边缘，造成手部和上肢的肿胀与疼痛。患侧下肢髋、膝关节屈曲，呈迈步状放置在身体前方的软枕上，踝关节保持中立位，患足应由软枕给予良好支持，以防止踝关节悬于软枕边缘，造成足内翻下垂。健侧上肢自然舒适放置在体前；下肢轻度屈髋屈膝，自然放置，如图2-6所示。

（3）仰卧位：是面朝上的卧位，因为这种体位容易强化患者上肢屈肌和下肢伸肌的痉挛模式，故应尽可能少用或与其他体位交替使用。头部垫薄枕，患侧肩胛骨和骨盆下垫薄枕，患侧肩关节稍外展，上臂旋后，肘与腕均伸直，掌心向上，手指伸展位，整个上肢平放于枕上。患侧髋下、臀部、大腿外侧放垫枕，防止下肢外展、外旋。膝下稍垫起，保持伸展微屈，足保持中立位（图2-7）。足底部避免直接接触任何支撑物，以

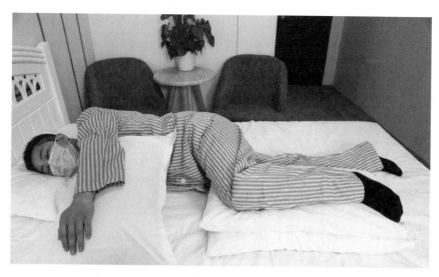

图2-6 健侧卧位

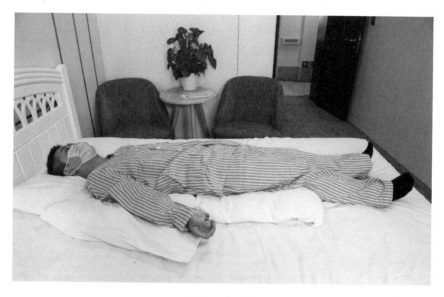

图2-7 仰卧位

防因阳性支撑反射引起足下垂。临床操作中应尽可能少用仰卧位，此体位受紧张性颈反射和迷路反射的影响，异常反射最强。

2. 下运动神经元病损及肌肉、骨骼病损的功能位摆放　功能位是指周围神经、骨骼或肌肉病损后，即使发生关节挛缩或僵直，也可通过邻近关节的代偿获得最基本的功能，有利于肢体恢复日常生活活动（如梳洗、进食、行走等）的体位。在临床上，常采用绷带、石膏、矫形支具（图2-8）、系列夹板等将肢体固定于功能位。

（1）上肢功能位：肩关节屈曲45°，外展60°（无内、外旋），肘关节屈曲90°，

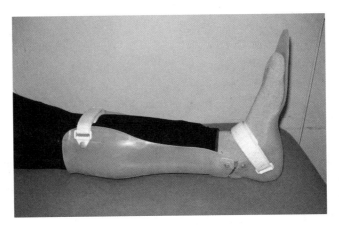

图2-8　矫形支具

前臂中立位（无旋前或旋后），腕关节背伸30°~45°并稍内收（即稍尺侧偏），各掌指关节和指骨间关节稍屈曲，由示指至小指屈曲度有规律地递增，拇指在对掌中间位（即在掌平面前方，其掌指关节半屈曲、指骨间关节微屈）。具体如图2-9所示。

（2）下肢功能位：下肢髋关节处于伸展中立位，无内、外旋，膝关节屈曲20°~30°，踝关节处于90°中间位。

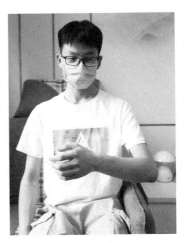

图2-9　上肢功能位

> 注意：以下所有的主动操作都要求患者意识清醒，生命体征平稳，能理解、执行语言指令，具备基本的活动能力，如果不具备这些条件，请被动或者辅助完成。

二、桥式运动

桥式运动为骨盆及下肢的控制训练，对于患者翻身、床上使用便盆、坐、站、行走等运动的恢复有很大帮助。桥式运动通过充分的伸髋位屈膝控制，可以防止躯干和下肢伸肌联合运动模式的形成，促使分离运动的产生，有利于后期的步态训练。桥式运动主要有双侧桥式运动和单侧桥式运动。

1. 双侧桥式运动　患者仰卧，双上肢十指交叉握手，伸肘、伸腕置于肩前屈90°

位，双下肢屈曲，双足底平踏于床面。治疗者站在患侧帮助患肢放置于屈膝位，然后一只手放在患膝上，协助患者向前向下拉和压膝关节，另一只手放在臀下，帮助患者提升臀部使其抬离床面，髋自然伸展，骨盆保持水平，防止向健侧后旋，即为桥式运动。通过训练使患者逐渐能主动完成。如图2-10所示。

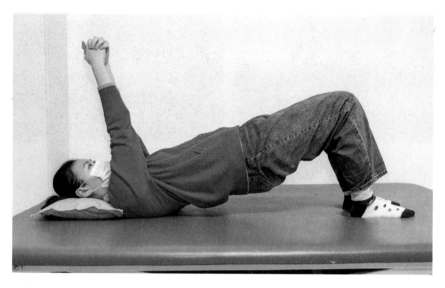

图2-10 双侧桥式运动

2. 单侧桥式运动 具体方法：在患者能主动完成双侧桥式运动后，让患者抬起健腿，患侧下肢支撑负重将臀部抬离床面做以上的活动。

三、翻身

翻身分为翻向健侧和翻向患侧。翻身前要确认床边留有足够的空间，以确保翻身后的安全和舒适。不管转向患侧还是健侧，整个活动都应先转头和颈，然后正确地连续转肩和上肢、躯干、腰、骨盆及下肢。患者通常会利用健侧支撑自行向患侧翻身，而翻向健侧相对较困难，常需辅助，具体方法如下。

1. 辅助翻向健侧 患者仰卧，双手十指相扣，功能好的患者将上肢朝向天花板举起→健腿勾患腿屈膝撑床，双腿屈曲并拢→照顾者站在患侧，双手分别放在患侧肩部和髋部→帮助患者转动肩胛和骨盆→翻到健侧（图2-11）。

2. 主动翻向健侧 口诀："扣手→伸胳膊→弯腿踩床→左右摆手→翻到健侧"。

照顾者站在健侧保护，防止患者坠床。患者仰卧，双手十指相扣朝上举起→健腿勾患腿屈膝撑床，双腿屈曲并拢→患者自己同步左右摆动双侧上下肢→健侧带动患侧，向健侧翻身。如图2-12所示，反复练习直至掌握。

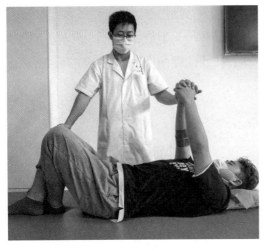

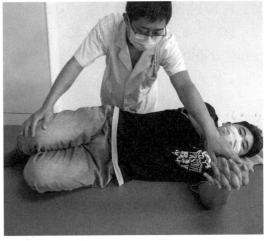

A   B

图2-11　辅助翻向健侧

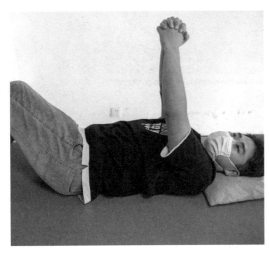

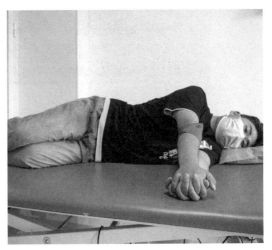

A   B

图2-12　主动翻向健侧

四、坐位训练

当病情允许时，应鼓励患者尽可能在床上坐起，以防止肺部感染，改善心肺功能，增加视觉信号输入。

1. 避免半卧位　因床上坐位难以使患者的躯干保持端正，容易出现半卧位姿势，不利于呼吸，且助长躯干的屈曲，激发上肢的屈肌和下肢的伸肌痉挛，因此在无支持的情况下应尽量避免半卧位。

2. 保持正确的坐姿　有效的坐姿要求骨盆提供稳定的支持，躯干保持直立位，两侧对称。取床上坐位时，背后应给予多个软枕垫实，使脊柱伸展，髋关节屈曲90°，达到直立坐的姿势；头部无须支持固定，以利于患者主动控制头的活动。患者端坐，头颈保持端正直立，整个脊柱伸直；双肩水平放置，患侧肘及前臂下垫软枕；也可在面前放置一高度可调节的桌子，桌上放一软枕，患者可十指交叉握手将患侧上肢放在软枕上，置于身前的小桌上，如图2-13所示。

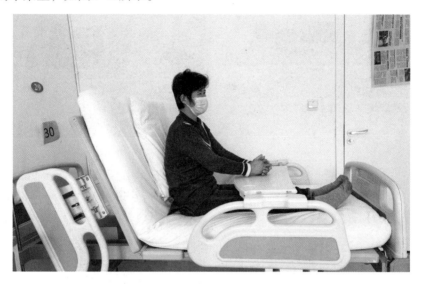

图2-13　正确的坐姿

3. 循序渐进　从床上有支撑坐位开始，待患者适应床上坐位并掌握后可逐渐转换为床边坐位，即腿放于床外，髋、膝、踝关节均屈曲90°，双脚平放于地面，使重心稳定。坐起时间逐渐延长，并开始进行无支撑坐位训练。

4. 坐位平衡训练　患者具备坐位Ⅰ级平衡后，可进行坐位姿势下躯干重心向前、后、左、右移动。照顾者应对患者头部、肩峰、胸骨及脊柱处从各方向施加外力，诱发头部及躯干向正中线的调整反应，以改善坐位平衡功能。训练要循序渐进，由静态平衡过渡到自动动态平衡，再训练他动动态平衡。在照顾者的辅助指导下，逐步由助力过渡到主动完成，进一步应用到日常生活活动中。

五、转移

转移包括由卧位到坐位的转换和由坐位到站位的转换，床到轮椅的转移，轮椅到马桶的转移等。患者应具备满意的静态和动态坐位平衡和维持坐位能力，具备基本的活动能力，有一定的协调性和准确性，注意地面防滑，床和椅子的高度以45 cm左右为宜。具体如下。

1. 卧—坐转换

（1）主动自健侧坐起。口诀："扣手→翻到健侧→搬腿→手撑床→坐起"。

患者十指相扣，先翻身到健侧→健腿搬动患腿到床边→上身前倾，健肘撑床，上肢慢慢伸直撑床→坐起（图2-14）。

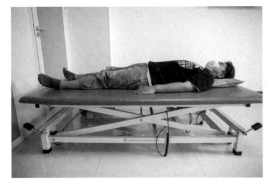

A

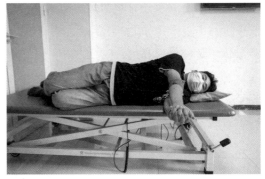

B

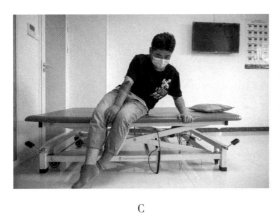

C

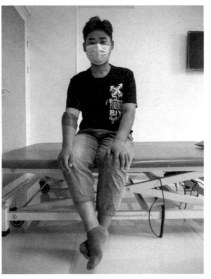

D

图2-14　主动自健侧坐起

（2）辅助自健侧坐起。照顾者站在患者健侧，双手分别放在患者患侧肩部和髋部→帮助患者转动肩胛和骨盆→翻到健侧→搬动双腿到床边→照顾者一手托健侧腋下，向前上方助力，一手放于患侧髂骨处向后下方助力→辅助坐起（图2-15）。

（3）自卧位躺下时按照相反顺序做即可。

2. 坐 — 站转换

（1）主动站起。口诀："扣手→伸手向前够→弯腰→站"。

患者双手相扣→双上肢伸直向前→弯腰→站起（图2-16）。

（2）主动坐下。口诀："扣手→弯腰→弯腿→坐"。

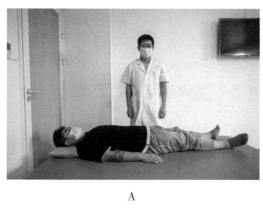

A

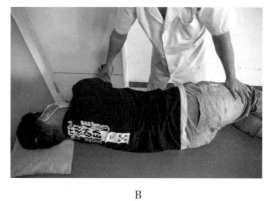

B

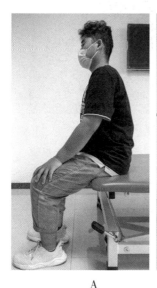

C

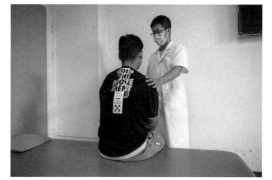

D

图2-15 辅助自健侧坐起

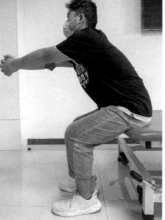

A B

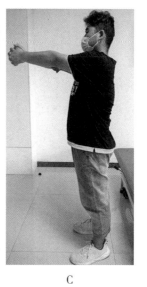

C

图2-16 主动站起

患者双手相扣→先弯腰→再弯腿→慢慢坐下。

（3）辅助站起。患者动作同前，照顾者坐于患者患侧，双腿膝盖夹住患侧膝关节（防止站起和坐下过程中膝关节弯曲摔倒），如图2-17所示。

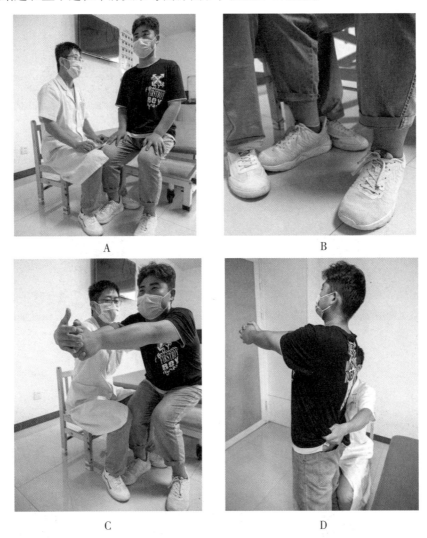

图2-17　辅助站起

3. 床到轮椅转移　床到轮椅转移活动适用于从床到椅子之间的转移，也适用于高度相差不大的床和轮椅之间的转移。

（1）主动转移。口诀："轮椅健侧45°→健侧站起→转身→坐下"。轮椅置于患者的健侧床旁，与床成45°角→患者健手抓轮椅扶手→支撑站起→健手抓另一侧扶手→转身坐入轮椅（图2-18）。

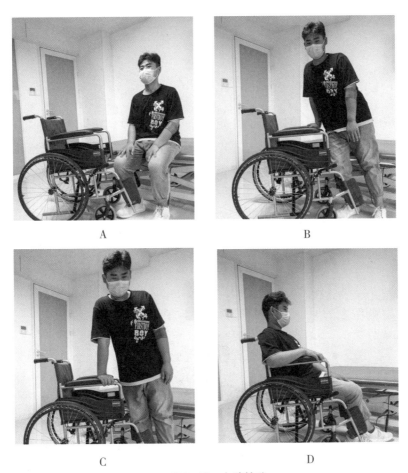

图2-18　主动转移

（2）辅助转移。轮椅置于健侧45°，照顾者站于患者前方→双手自腋下穿过，抓住患者后方裤腰→双腿膝盖顶住患侧膝盖前方（防止膝关节弯曲摔倒）→帮助患者站起→转身坐入轮椅（图2-19）。

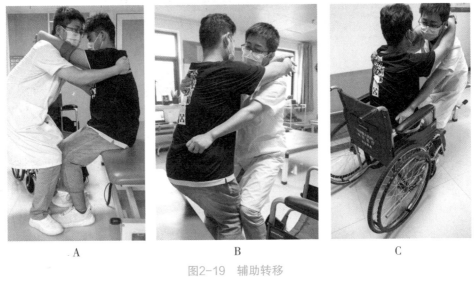

图2-19　辅助转移

29

轮椅到马桶的转移同床到轮椅转移。

六、站立训练

站立训练是为步行做充分的准备。开始训练时应由照顾者在患者患侧给予髋、膝部的支持，后期酌情逐步减少支持。患者可先扶持站立或平行杠内站立，逐渐脱离支撑，重心移向患侧，训练患侧的负重能力。能独自站立后，再进行站立三级平衡训练。具体如下。

1. 正确的站立姿势　站立时保持颈部直立、面向正前方，躯干端正，双肩水平放置，骨盆左右水平，伸髋、伸膝，足跟着地，使重心均匀分布于双侧下肢。

2. 双下肢负重站立训练　照顾者应站在患者的患侧，给予一定的帮助或辅助。要求患者站立姿势同上，照顾者给予患膝一定帮助，防止膝关节屈曲或过伸。要求双侧下肢同时负重或以患侧为主，防止重心偏向健侧（图2-20）。

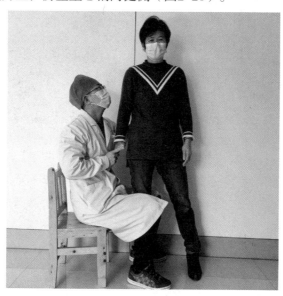

图2-20　双下肢负重站立训练

3. 患侧下肢负重　健腿屈髋屈膝，足离地面，患腿伸直负重，其髋、膝部从有支持逐步过渡到无支持。

4. 健腿支撑患腿活动训练　主动抬起患肢，分别做屈髋屈膝踝中立上抬、屈髋伸膝背屈踝关节、伸髋屈膝踝跖屈抬起等下肢训练。照顾者位于患者患侧，帮助控制髋关节以防止外旋、保持膝关节中立位、防止足内翻。

5. 站立平衡训练　患肢能单腿完全负重后即可进行站立平衡训练。重心分别做前、后、左、右方向移动，移动幅度由小逐渐增大，照顾者位于患侧给以适当的辅助，使患者逐渐达到Ⅲ级平衡。

七、步行

1.扶持步行　口诀："站在患侧→手扶腋窝、胸和手→左、右、左、右往前走"。

照顾者站于患者的患侧→一上肢穿过腋窝下，手放于患者胸前，另一手拉患手，帮助减少患侧肢体负重→扶持患者慢慢行走（图2-21）。

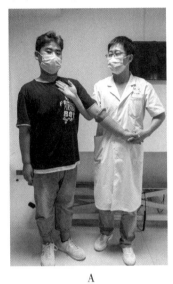 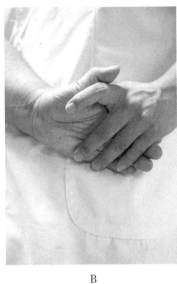 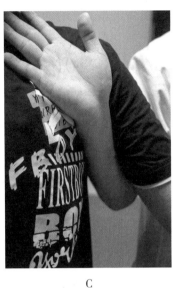

A　　　　　　　　　　B　　　　　　　　　　C

图2-21　扶持步行

2.拄拐步行　口诀："拐→患腿→健腿"。

患者健侧手持拐杖，按照拐杖、患侧腿、健侧腿的顺序步行（图2-22）。

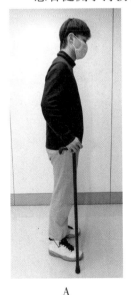 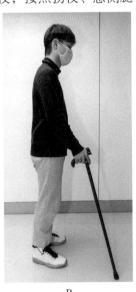 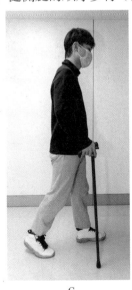 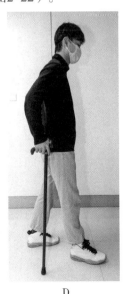

A　　　　　　　B　　　　　　　C　　　　　　　D

图2-22　拄拐步行

八、上下楼梯

口诀："好腿上天堂，坏腿下地狱"。

偏瘫患者上下楼梯应该：健腿先上→患腿跟上；患腿先下→健腿跟下（图2-23）。

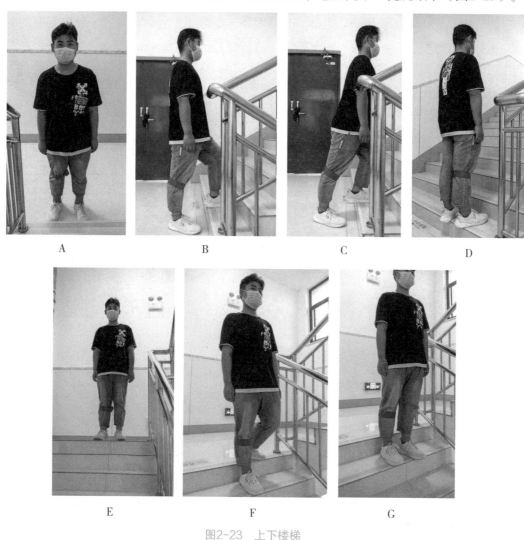

图2-23　上下楼梯

九、进食

口诀："酸奶蛋羹糊状饭，水饭相拌最难咽，如需半躺健侧进，端坐进食最安全"。

独立进食的时候最好在稳定的坐位下，保持对称的直立坐姿，并且头和颈有良好的支持。食物应放在患者面前一个稳定的台面上。患者应能保持端坐位30分钟以上无不适感，无呛咳；应具备维持坐位和控制平衡的能力，具备基本的活动能力，有一定的协调性和准确性。

1. 坐位进食　进食前应取下活动义齿→端坐于桌前→头颈部对称直立→患侧手臂前伸靠近餐具→用健侧手进食，如有可能，尽可能地利用患手（图2-24）。

2. 卧位进食　如果患者不能坐，须抬高床头30°，自健侧喂食。注意进食30分钟后再平躺，防止食物反流，造成吸入性肺炎（图2-25）。

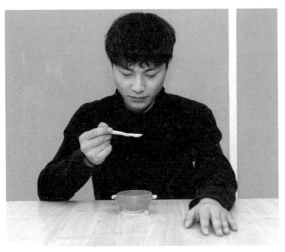
图2-24　坐位进食

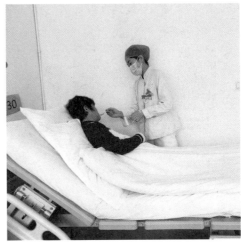
图2-25　卧位进食

必要时可为患者提供进食辅助用具（图2-26），如防滑垫、带负压吸盘的碗、万能袖套、手柄加粗的刀叉、有把手的杯子、防洒盘子等。

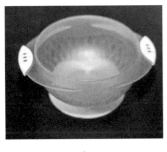
A

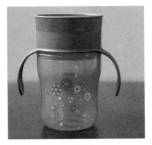
B

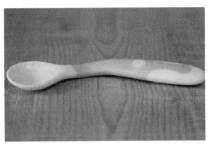
C

图2-26　进食辅助用具

十、穿衣

口诀："先穿患侧，再穿健侧"。

患者应具备维持坐位和控制平衡的能力，有基本的活动能力，有一定的协调性和准确性。准备适合偏瘫患者穿着的衣裤，上衣应首选开衫和散口、方扣或圆扣的衣服，功能较好的患者也可选用鸡心领口套头衣服；裤子选用松紧带裤腰的。

1. 穿套头衫　衣服背朝上摆好→将患手放入衣袖→向上拉→健手插入衣袖→健手将衣服拉到肩部→把头套入，整理衣服（图2-27）。

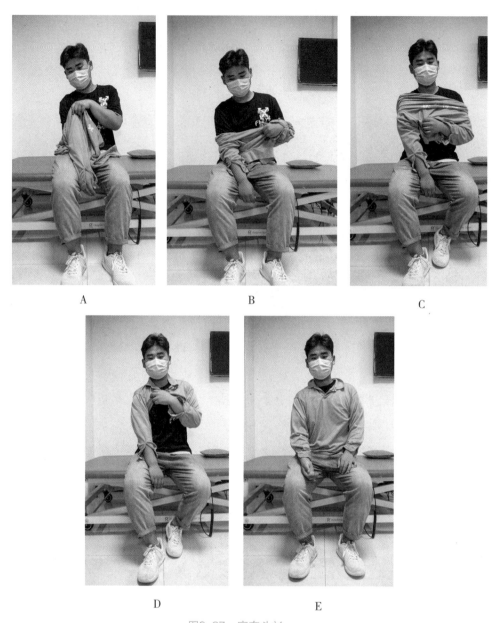

A   B   C

D   E

图2-27　穿套头衫

2. *脱套头衫*　用健手将衣服后领向上拉→退出头→退下肩→退出健手→用健手把患侧衣领退下。

3. *穿开衫*　衣服里朝上摆好→穿患侧衣袖→把衣领拉到肩部→衣领拉到健侧→穿健侧衣袖→整理衣服，系纽扣（图2-28）。

4. *脱开衫*　脱患侧的肩→脱健侧整个衣袖→脱下患侧衣袖。

5. *床上穿裤子*　穿患腿→穿健腿→躺下用健腿支撑将臀部抬起→提上裤子→用健手系腰带（图2-29）。

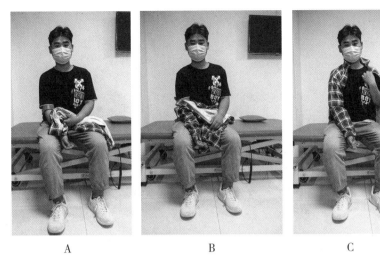
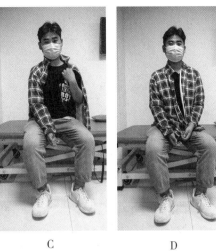

| A | B | C | D |

图2-28　穿开衫

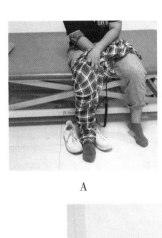
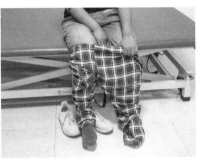
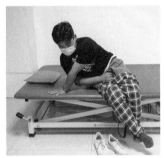

| A | B | C |

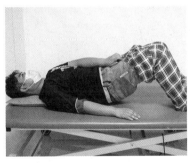
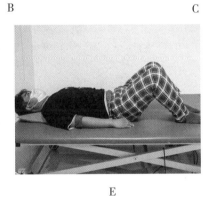

| D | E |

图2-29　床上穿裤子

6. 坐椅子穿裤子　将患腿搭在健腿上→穿患腿→穿健腿→用健手提裤腰站起→系好裤带（图2-30）。

7. 脱裤子　先脱健侧，再脱患侧。

8. 穿、脱袜子　将患腿搭在健腿上→健手拿袜子→穿患脚→放下腿→穿健脚。

9. 穿、脱鞋子　健手捡起鞋子放在床上→将患腿搭在健腿上→健手拿鞋子→穿患脚

35

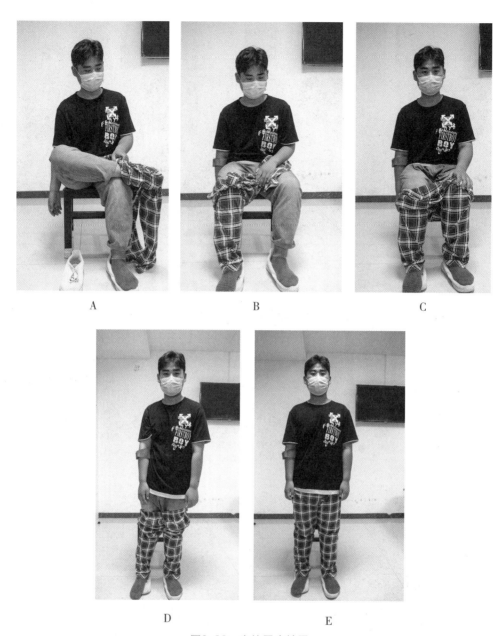

图2-30 坐椅子穿裤子

→放下腿→穿健脚。必要时可教会患者单手系鞋带的方法。

如果需要，可用穿衣辅助具，如用魔术贴替代拉链、鞋带，用穿衣钩和扣钩帮助穿衣和系纽扣，用穿袜器穿脱袜子。左右分不清者可在服饰上做标记方便患者辨别服饰的方向。记忆力差者可利用文字或图像清单帮助患者记忆。

十一、如厕

如厕可通过床上使用便盆、坐厕、入厕转移来完成。其中床上使用便盆需借助桥式运动脱裤子；坐厕先是完成类似的床—椅转移，然后穿脱裤子，见前文所述。床上使用便盆和入厕转移动作指导如下。

患者应能够独立完成从卧位到坐位的转移，并能独立或在帮助下行走或驱动轮椅至少5 m；患者能够设法开关厕所门；厕所的门槛不要太高；厕所里面应安装扶手；手纸应放在易取到的地方。

1. 床上使用便盆 患者仰卧→健腿勾患腿屈膝撑床，双腿屈曲，双脚踩紧床面→抬臀部→脱裤子→用便盆。结束后双腿屈曲，双脚踩紧床面→抬臀部→取下便盆→穿裤子。

如需帮助，照顾者可一腿站立，另一腿固定患者双脚踝处，维持屈膝位，双手在双侧骨盆处向上助力，帮助抬臀部即可。

2. 入厕转移 打开厕所门走进厕所→接近坐厕→从健侧转身，直到坐厕正好位于身后→脱裤子→抓住扶手，然后小心地坐到坐厕上。结束后用手纸→穿裤子→转身冲洗坐厕→出厕所门。

如需帮助，照顾者可参考前述的床—椅转移和穿脱裤子的方法进行辅助。

十二、洗澡

洗澡需要良好的坐位平衡能力，因为浴室里湿滑的环境会大大降低稳定性。患者穿防滑拖鞋，坐在防滑洗澡凳上，将水管开关、洗澡用品置于患者健侧，用健侧手洗澡，背部可用长柄刷搓洗，毛巾可放在其患侧腋下拧干。

十三、康复锻炼操

（一）脑卒中患者肢体康复锻炼操

脑卒中患者的肢体瘫痪为中枢性瘫痪，常表现为"上肢挎篮、下肢划圈"的运动模式，导致患者站立不稳、行走困难、容易跌倒等，必须通过持续正确的康复锻炼才能使其缓解。因此，偏瘫患者除了住院期间需要进行康复治疗外，更需要极大的意志力和自制力进行院外的、长期的、无人指导的单独练习。照顾者应该向患者说明进行规律的锻炼是对其健康的投资，患者应每天留出适当的时间进行锻炼。理想的家庭治疗计划包括活动次数应该减少到最低限度，活动必须是不用护士或照顾者帮助就能完成的。根据上述原则结合临床经验我们制订了一套体操训练方案（视频2-2、2-3），临床应用效果良好，具体内容见表2-5。

视频 2-2 脑卒中上肢康复锻炼操

视频 2-3 脑卒中下肢康复锻炼操

表2-5　脑卒中患者肢体康复锻炼操

动作	体位	次数	要求	目的
耸肩，向前环绕，向后环绕	坐位	各10次	躯干端正，双肩平齐	肩胛带上提，环绕
双手交叉扣手，双臂伸直自腹部向头顶运动	卧位、坐位、站位	各10次	肘关节伸直，双臂贴近耳朵	肩关节前屈
双手交叉扣手，双臂伸直后向左右运动	卧位、坐位、站位	各10次	肘关节伸直，腕横纹对齐	肩关节内收、外展
双手交叉扣手，双手自胸口向前至肘伸直，往返做	卧位、坐位、站位	各10次	肘关节伸直，腕横纹对齐	肘关节屈伸
双手交叉扣手，双臂伸直，健手带动患手，手心翻上翻下	坐位	各10次	患侧手心翻上时拇指接触桌面	前臂旋前、旋后
双手交叉扣手，肘关节支撑于桌面上，健手带动患手做腕关节前后、左右、环绕运动	坐位	各10次	肘关节贴紧桌面，腕横纹对齐	腕关节掌屈、背伸、桡侧偏、尺侧偏、环绕
健手搓患手手指	坐位	每指搓10遍	从手指两侧自远端搓向近端	促进血液循环，易化伸肌
患手拇指轮流触碰其余四指指尖、指根部	坐位	每指做10遍	拇指伸直	拇指对掌、对指
屈膝，双脚踩于床面，双膝并拢，左右摆腿	仰卧位	10次	脚跟踩紧床面	缓解躯干痉挛
屈膝，双脚踩于床面，抬臀	仰卧位	10次	脚跟踩紧床面	髋关节伸展控制
屈膝，患脚踩于床面，健腿架在患膝上，抬臀	仰卧位	10次	脚跟踩紧床面	髋关节伸展控制
患腿悬垂于床下、拿到床上，反复做	仰卧位	10次	髋关节不得外展	屈髋抑制屈膝
患腿悬垂于床下，膝关节伸直、弯曲	仰卧位	10次	膝关节屈曲大于90°	髋伸展位膝关节屈伸控制
俯卧位勾小腿	俯卧位	10次	脚不能内翻、下垂	伸髋位屈膝
脚尖打拍	坐位、站位	各10次	脚不能内翻	踝背伸控制
患脚向前至腿伸直，再向后至椅子下方	坐位	10次	脚跟不离地	患腿屈伸膝控制
坐↔站练习		10次	患侧负重	坐站训练
双腿轮换负重站立	站位	各10次	负重侧髋关节伸展	重心转移训练
患腿站，健腿向前、后、左、右迈步	站位	各10次	负重侧髋关节伸展	患肢动态负重训练
健腿站，患腿向前、后、左、右迈步	站位	各10次	负重侧髋关节伸展	患肢灵活性训练

（二）帕金森病患者康复锻炼操（视频2-4）

1. 放松和呼吸训练   闭眼，深而缓慢地呼吸（腹式呼吸：吸气—呼气—吸气—呼气；胸式呼吸：吸气—呼气—吸气—呼气），放松全身肌肉。

视频2-4   帕金森病康复锻炼操

2. 面部动作训练   对着镜子反复练习，睁眼、闭眼、张口伸舌、微笑、大笑、露齿而笑、噘嘴、鼓腮、吹口哨等。

3. 头颈部训练   坐位，头部进行上下运动、左右摆动（头部缓慢地向左右肩部侧靠，尽量用耳朵去触到肩膀）；头面部向右转并向右后看大约数秒，然后同样的动作向左转。面部反复缓慢地向左右肩部侧转，并试着用下颌触及肩部。

4. 腰部训练   坐位，躯干前屈，躯干后伸。站立位，双脚分开与肩同宽，躯干向上左右侧屈，向下左右侧屈，旋转。

5. 上肢及肩部训练   站位，肩前屈—后伸—外展—内收—扩胸。

6. 下肢训练   背靠墙站立，原地高抬腿，连续踏步。

7. 步态及平衡训练   ①站位，向前迈步，移动重心，并保持平衡；②向后迈步，移动重心，并保持平衡；③向左迈步，移动重心，并保持平衡；④向右迈步，移动重心，并保持平衡；⑤单腿支撑；⑥大幅度摆手训练；⑦迈步训练；⑧跨越障碍训练。练习步行时，双眼直视前方，起步足尖抬高，先足跟着地再足尖着地，跨步尽量慢而大，双足分开。

8. 手部训练   反复练习握拳、伸指、对指、球状抓握、柱状抓握等动作，用不同大小、形状、重量和材质的杯子喝水，使用各种改造过的餐具等。

9. 语言训练   反复练习发a、i、u、b、p、m、f、d、t、g、k等音，朗读诗词，唱歌等。

参考文献

［1］燕铁斌，尹安春.康复护理学［M］.4版.北京：人民卫生出版社，2017.

［2］张伟宏，许梦雅.康复护理学综合实践能力训练教程［M］.郑州：郑州大学出版社，2020.

［3］许梦雅，杨伟民.家庭医疗体操在缺血性脑卒中社区康复中的应用［J］.中国老年学杂志，2010，30（17）：2437-2438.

［4］张绍岚，王红星.常见疾病康复［M］.北京：人民卫生出版社，2019.

［5］张绍岚，何小花.疾病康复［M］.北京：人民卫生出版社，2014.

第三章　失能老人平衡障碍康复护理指导

　　平衡功能维持着身体的稳定，是保持姿势、完成各种转移动作（如跑、跳等）及技巧性运动和日常动作的基本条件。当平衡功能正常时，我们能够在随意运动中调整姿势，并保持姿势与体位稳定，故平衡功能受损的程度直接影响身体控制和日常生活自理能力。老年人因伤病、老龄化和身体机能减退等原因，常导致平衡功能受损而引发跌倒。根据我国疾病监测系统统计，近30%的65岁以上老年人，每年会跌倒1次或多次，80岁以上老年人跌倒发生率高达50%。老年人跌倒后，轻则会造成挫伤、出血、韧带扭伤等，严重者甚至会引起骨折。因此，对于失能老人要科学评估其平衡功能，发现问题及时进行康复指导，减少跌倒风险。

第一节　平衡功能概述

一、平衡的概念

　　平衡是指身体重心偏离稳定位置时，通过自发的、无意识的或反射性的活动，控制重心在身体支撑面上以保持身体直立姿势而不至于跌倒的一种能力。其受支撑面和身体重心两个条件制约。支撑面越大、越平整，平衡越容易维持，身体的稳定性越好；反之则身体的稳定性下降。当重心偏离并超出支撑面范围时，即超出了稳定极限值，平衡被破坏以致跌倒。稳定极限值是跌倒指数的一部分，主要用来评定感觉因素对跌倒的影响。

二、平衡的分类

　　1. 静态平衡　是指无外力作用下维持身体于某种固定姿势的过程，如坐、站或单腿站立等姿势时，保持身体姿势稳定状态的能力。

　　2. 动态平衡　是指运动过程中调整和控制身体姿势稳定性的能力，反映了人体随意

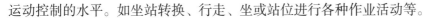

运动控制的水平。如坐站转换、行走、坐或站位进行各种作业活动等。

3. 反应性平衡 当身体受到外力干扰而使平衡受到破坏时，人体做出保护性调整反应以维持或建立新的平衡，如保护性伸展反应、迈步反应等。

三、人体平衡的维持机制

人体平衡的维持需要三个环节的参与：感觉输入、中枢整合和运动控制。这三个环节的调节涉及视觉、前庭觉、本体感觉系统、小脑共济协调系统、大脑平衡反应调节系统，以及肌力、肌张力等。

（一）感觉输入

躯体、前庭和视觉信息等感觉输入对平衡的维持和调节具有前馈和反馈的作用。

1. 视觉系统 提供周围环境及身体运动和方向的信息。在视环境静止不动的情况下，视觉系统能准确感受环境中物体的运动以及眼睛和头部的视空间定位。当身体的平衡因躯体感觉受到干扰或破坏时，视觉系统通过颈部肌肉收缩使头保持向上直立位和水平视线来使身体保持或恢复到原来的直立位，从而获得新的平衡。如果去除或阻断视觉输入如闭眼或戴眼罩，姿势的稳定性将较睁眼时显著下降。这也是视觉障碍者或老年人平衡能力降低的原因之一。

2. 躯体感觉 在维持身体平衡和姿势的过程中，与支撑面相接触的皮肤触、压觉感受器向大脑皮质传递有关体重的分布情况和身体重心位置的信息；分布于肌肉、关节及肌腱等处的本体感受器收集支撑面的信息（如硬度、面积、稳定性及表面平整度等），以及身体各部位的空间定位和运动方向，经深感觉传导通路向上传递。正常人站立在固定的支撑面上时，足底皮肤的触、压觉和踝关节的本体感觉输入起主导作用，当足底皮肤和下肢本体感觉输入完全消失时，人体失去感受支撑面情况的能力，姿势的稳定性立刻受到严重影响，此时，闭目站立时身体倾斜、摇晃，并容易跌倒。

3. 前庭系统 感知与角加速度运动、瞬时直线加速运动及直线重力加速有关的头部位置改变的信息。在躯体感觉和视觉系统正常的情况下，前庭系统在控制人体重心位置方面的作用很小。只有当躯体感觉和视觉信息输入均被阻断或输入不准确而发生冲突时，前庭系统的感觉输入在维持平衡的过程中才变得至关重要。

（二）中枢整合

以上三种感觉信息在脊髓、前庭核、内侧纵束、脑干网状结构、小脑及大脑皮质等多级平衡觉神经中枢中进行整合加工，并形成运动的方案。当体位或姿势变化时，为了判断人体重心的准确位置和支撑面情况，中枢神经系统将三种感觉信息进行整合，迅速判断何种感觉所提供的信息是有用的，何种感觉所提供的信息是相互冲突的，从中选择出那些提供准确定位信息的感觉输入，放弃错误的感觉输入。

（三）运动控制

运动控制是中枢神经系统在对多种感觉信息进行分析整合后，下达运动指令，运动系统通过不同的姿势性协同运动模式，调整、恢复或建立新平衡的过程。人体通常采用踝策略、髋策略、跨步策略（图3-1）和协同运动控制模式来调整身体重心，应对外界干扰。

1. 踝策略　当正常人站立在一个较坚固且较大的支撑面上，受到较小的外界干扰时，身体重心以踝关节为轴心进行前后转动或摆动，以调整重心、保持平衡的机制称为踝策略。

2. 髋策略　当正常人站立在一个较小的支撑面上，受到较大的外界干扰时，身体的摆动幅度增大，人体通过髋关节的屈伸活动来调整身体、保持平衡的机制称为髋策略。

3. 跨步策略　当外力使身体晃动进一步增加，重心超出支撑面时，人体会采用跨步动作，自动向合适方向跨步，重新建立身体平衡的机制。

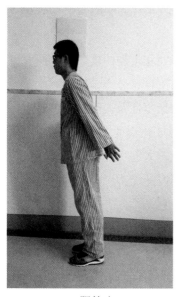 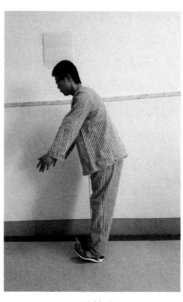 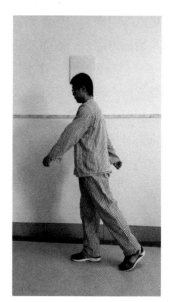

A. 踝策略　　　　　　　B. 髋策略　　　　　　　C. 跨步策略

图3-1　运动控制策略

四、平衡反应

平衡反应是身体重心与支撑面发生改变时，人体为维持、恢复平衡，或建立新平衡而做出的保护性反应，是人体维持特定姿势和运动的基本条件。平衡反应使人体无论在卧位、坐位或站立位，均能保持稳定的状态或姿势，是受大脑皮质和中脑控制的高级水平的发育性反应，是后天习得且终生存在的，人体可以根据需要进行有意识的训练，以提高或改善平衡能力。

（一）一般平衡反应

一般平衡反应常见的表现方式有4种（图3-2）。

1. 第1种方式　坐位或站立位，当身体支撑点发生变化时，出现躯干向外力作用方向的弯曲，同时肢体向外伸展（图3-2A）。

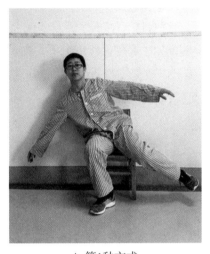
A.第1种方式

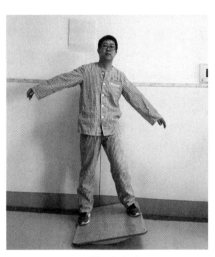
B.第2种方式

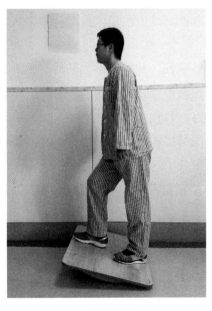
C.第3种方式

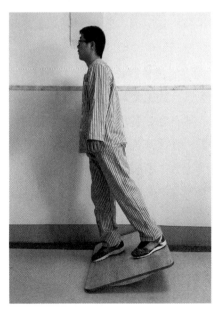
D.第4种方式

图3-2　一般平衡反应的4种方式

2. 第2种方式　坐位或站立位，当身体的支撑点发生倾斜或重心移位时，出现躯干向倾斜上方弯曲，同侧肢体向外伸展，对侧肢体保护性伸展（图3-2B）。

3. 第3种方式　坐位或站立位，由前向后推测试者，先后出现足趾背屈、屈髋、躯干屈曲、上肢向前平抬，最后头、肩向前倾斜（图3-2C）。

4. 第4种方式　坐位或站立位，由后向前推测试者，先后出现足趾屈曲、足跟抬起、伸髋、躯干后伸、上肢向后摆，最后肩后伸、头后仰（图3-2D）。

（二）特殊平衡反应

1. 保护性伸展反应　指当身体受到外力作用而偏离原支撑点时所产生的一种平衡反应，表现为上肢和（或）下肢伸展。其作用在于支持身体，防止摔倒。

2. 跨步及跳跃反应　指当外力使身体偏离支撑点时或在意外情况下，为了避免摔倒或受到损伤，身体顺着外力的方向快速跨出一步，以改变支撑点，建立新平衡的过程。其作用是通过重新获取平衡来保护自己，避免受到伤害。

第二节　平衡功能的评估

一、平衡功能评估的目的、适应证及禁忌证

1. 平衡功能评估的目的　①确定是否存在平衡功能障碍。②确定平衡功能障碍的严重程度，并分析其原因。③为制订和实施平衡功能训练方法提供依据。④评估平衡训练的效果。⑤预测发生跌倒的风险。

2. 平衡功能评估的适应证　①中枢神经系统病损：如脑卒中、脑外伤、脑肿瘤、脑瘫、小脑疾患、帕金森病、多发性硬化、脊髓损伤等。②前庭病损：如梅尼埃病、前庭神经元炎、耳石症、各种原因引起的眩晕（脑性、耳性、眼源性）等。③骨关节系统病损：如骨折、骨关节炎、截肢、运动损伤及周围神经损伤等。④特殊人群：如老年人、运动员、飞行员、宇航员等。

3. 平衡功能评估的禁忌证　骨折、关节脱位未愈者，严重疼痛或肌力、肌张力异常者。

二、平衡功能评估的方法

平衡功能评估常采用观察法、量表法和平衡仪测试法。观察法和量表法不需要专门设备，实施较简便，可以用较接近生活动作的方式评定。平衡仪测试法可较好地进行定量评定，准确性、灵敏度较高，测试数据丰富，便于从更深层次研究、探讨平衡功能障

碍及其内在机制。具体如下。

（一）观察法

观察被测者在静止状态和被外力干扰时，睁眼和闭眼状态下，维持各种体位和姿势稳定，恢复原有平衡或重新建立平衡的过程。虽较粗略、主观、缺乏量化，但由于其应用简便，具有一定的敏感性和判断价值，可以对老人进行初筛，临床应用较广泛。常用方法为三级平衡评定法。

1. Ⅰ级平衡　即具备静态平衡的能力。观察被测者在静止状态下能否保持平衡，如在睁、闭眼站立，双足靠拢站，足跟对足尖站，单足交替站等体位时能否维持姿势稳定，在一定时间内能否对外界变化做出必要的姿势调整反应。

2. Ⅱ级平衡　即具备自动动态平衡的能力。观察被测者在不同体位下进行重心的移动，如坐、站立位移动身体，伸手取物，进行加速和减速运动，在不同条件下行走，完成各种日常生活运动等时能否精确地完成运动，运动后能否回到初始位置或保持新的体位平衡。

3. Ⅲ级平衡　即具备他动动态平衡的能力。被测者取不同体位，观察者从不同方向施加外力推拉被测者，观察被测者是否出现平衡反应（保护性伸展反应或跨步反应），以及新的平衡建立的反应和运动时间。

（二）量表法

量表法属于主观评定后的记录方法，不需要专门的设备，结果量化，评分简单，应用方便。信度和效度较好的量表有伯格平衡量表、Fugl-Meyer平衡反应测试量表等。此处仅介绍伯格平衡量表。

伯格平衡量表由凯瑟琳·伯格（Katherine Berg）于1989年首先报道，测试工具仅需秒表、软尺、一个台阶和两把高度适中的椅子，已广泛应用于临床（表3-1）。

1. 评分标准及临床意义　共14个项目，每个项目最高分为4分，最低分为0分，总分56分，<40分预示有跌倒的危险。评分越高表示平衡能力越强，评分越低表示平衡功能障碍越严重。

根据所代表的活动状态将评分结果分为三组。

0～20分：平衡能力差，只能坐轮椅。

21～40分：平衡能力可，能辅助步行。

41～56分：平衡能力好，能独立行走。

表3-1　伯格平衡量表

检查序号	检查内容		
	得分（0~4）		
	月　日	月　日	月　日
1	从坐位站起			
2	无支持站立			
3	无支持坐位			
4	从站立位坐下			
5	床—椅转移			
6	闭目站立			
7	双脚并拢站立			
8	站立位上肢前伸			
9	站立位从地面捡起物品			
10	转身向后看			
11	转身360°			
12	双足交替踏步			
13	两脚一前一后站立			
14	单腿站立			
总分				

2. 评分细则

（1）从坐位站起。

体位：受试者坐于治疗床上。

指令：请站起来。

评分标准：

4分——不用手帮助即能够站起且能够保持稳定；

3分——用手帮助能够自己站起来；

2分——用手帮助经过几次努力后能够站起来；

1分——需要较小的帮助能够站起来或保持平衡；

0分——需要中度或较大帮助才能站起来。

（2）无支持站立。

体位：站立位。

指令：请尽量站稳。

评分标准：

4分——能够安全站立2分钟；

3分——能够在监护下站立2分钟；

2分——能够独立站立30秒；

1分——经过几次努力能独立站立30秒；

0分——没有帮助不能站立30秒。

注意：如果受试者能够独立站立2分钟，则第3项无支持坐位得满分，继续进行第4项评定。

（3）无支持坐位。

体位：坐在椅子上，双足平放在地上，背部要离开椅背。

指令：请将上肢交叉抱在胸前并尽量坐稳。

评分标准：

4分——能安全独立坐2分钟；

3分——能在监护下坐2分钟；

2分——能够坐30秒；

1分——能够坐10秒；

0分——没有支撑则不能坐10秒。

（4）从站立位坐下。

体位：站立位。

指令：请坐下。

评分标准：

4分——用手稍微帮助即能安全坐下；

3分——需要用手帮助控制身体重心下移；

2分——要用双腿后侧抵住椅子来控制身体重心下移；

1分——能独立坐在椅子上但不能控制身体重心下移；

0分——需要帮助才能坐下。

（5）床—椅转移。

准备：先在治疗床旁边准备一张有扶手的椅子和一张无扶手的椅子。

体位：坐于治疗床上，双足平放于地上。

指令：请坐到有扶手的椅子上来，再坐回床上；然后再坐到无扶手的椅子上，再坐回床上。

评分标准：

4分——用手稍微帮助即能安全转移；

3分——必须用手帮助才能安全转移；

2分——需要监护或言语提示才能完成转移；

1分——需要一个人帮助才能完成转移；

0分——需要两个人帮助或监护才能完成转移。

（6）闭目站立。

体位：站立位。

指令：请闭上眼睛，尽量站稳。

评分标准：

4分——能够安全站立10秒；

3分——能够在监护下站立10秒；

2分——能够站立3秒；

1分——闭眼不能站立3秒，但睁眼站立能保持稳定；

0分——需要帮助以避免跌倒。

（7）双脚并拢站立。

体位：站立位。

指令：请将双脚并拢并且尽量站稳。

评分标准：

4分——能独立将双脚并拢并独立站立1分钟；

3分——能独立将双脚并拢并在监护下站立1分钟；

2分——能独立将双脚并拢但不能站立30秒；

1分——需要帮助才能将双脚并拢且能站立15秒；

0分——需要帮助才能将双脚并拢且双脚并拢后不能站立15秒。

（8）站立位上肢前伸。

体位：站立位。

指令：将手臂抬高90°，伸直手指并尽力向前伸，请注意双脚不要移动。

评分标准：

4分—— 能够前伸超过25 cm；

3分—— 能够安全前伸超过12 cm；

2分—— 能够前伸超过5 cm；

1分——在监护的情况下能够前伸；

0分—— 在试图前伸时失去平衡。

注意：进行此项测试时，要先将一根皮尺横向固定在墙壁上。受试者上肢前伸时，测量手指起始位和终末位对应于皮尺上的刻度，两者之差为受试上肢前伸的距离。如果可能的话，为了避免躯干旋转，受试者要两臂同时前伸。

（9）站立位从地面捡起物品。

体位：站立位。

指令：请把前面的笔捡起来。

评分标准：

4分——能安全而轻易地捡起笔；

3分——能在监护下捡起笔；

2分——不能捡起但能到达距离笔2~5 cm的位置并且独立保持平衡；

1分——不能捡起并且当试图努力时需要监护；

0分——不能尝试此项活动或需要帮助以避免失去平衡或跌倒。

（10）转身向后看。

体位：站立位。

指令：双脚不要动，先向左侧转身向后看，然后再向右侧转身向后看。

注意：评定者在受试者身后放置一个受试者可以看到的物体以鼓励其充分转身。

评分标准：

4分——能从两侧向后看且重心转移良好；

3分——只能从一侧向后看，另一侧重心转移较差；

2分——只能向侧方转身但能够保持平衡；

1分——当转身时需要监护；

0分——需要帮助及避免失去平衡或跌倒。

（11）转身360°。

体位：站立位。

指令：请转一圈，暂停，然后再向另一个方向转一圈。

评分标准：

4分——能在两个方向用4秒或更短时间安全转一圈；

3分——能在一个方向用4秒或更短时间安全转一圈；

2分——能安全转一圈但用时超过4秒；

1分——转身时需要密切监护或言语提示；

0分——转身时需要帮助。

（12）双足交替踏步。

准备：受试者前面放一个台阶或一只与台阶高度相当的小凳子。

体位：站立位。

指令：请将左、右脚交替放到台阶或凳子上，直到每只脚都踏过4次台阶或凳子。

评分标准：

4分——能独立安全站立且在20秒内完成8个动作；

3分——能独立站立，但完成8个动作的时间超过20秒；

2分——在监护下不需要帮助能完成4个动作；

1分——需要较小帮助完成2个或2个以上的动作；

0分——需要帮助以避免跌倒或不能尝试此项活动。

（13）两脚一前一后站立。

体位：站立位。

指令（示范给受试者）：将一只脚放在另一只脚的正前方并尽量站稳。如果不行，就将一只脚放在另一只脚前面尽量远的地方，这样，前脚后跟就在后脚脚趾之前。

注意：若要得到3分，步长要超过另一只脚的长度且双脚支撑的宽度应接近受试者正常的支撑宽度。

评分标准：

4分——能独立将一只脚放在另一只脚的正前方且保持30秒；

3分——能独立将一只脚放在另一只脚的前方且保持30秒；

2分——能独立将一只脚向前迈一小步且能保持30秒；

1分——需要帮助才能向前迈步但能保持15秒；

0分——当迈步或站立时失去平衡。

（14）单腿站立。

体位：站立位。

指令：请单腿站立尽可能长的时间。

评分标准：

4分——能独立抬起一条腿且保持10秒以上；

3分——能独立抬起一条腿且保持5~10秒；

2分——能独立抬起一条腿且保持3~5秒；

1分——经过努力能抬起一条腿，保持时间不足3秒；

0分——不能尝试此项活动或需要帮助以避免跌倒。

（三）平衡仪测试法

平衡仪由内置高精度压力传感器的平衡板和电子计算机组成。平衡板可进行前、后、左、右、左前、左后、右前、右后八个方向360°的运动，平台的最大倾斜角度为20°，可模拟不同的场景，在更接近现实的条件下记录人体在不同运动状态和姿势改变时的重心改变情况。压力传感器可精确感知、测量和实时描记不同状态下人体重心位置、重心移动轨迹等数据信息。计算机系统分析数据规律，通过系统控制和分离各种感觉信息的输入，评定躯体感觉、视觉、前庭系统对于平衡及姿势控制的作用与影响。其结果以数据和图的形式显示。平衡仪可分别定量评定人体静态平衡功能和动态平衡功能。

平衡仪（图3-3）可将人体重心的微小移动距离，沿水平面内X、Y轴移动速度等指标实时显示；精确测量人体的重心位置、重心移动轨迹、重心移动轨迹的长度和总面积、龙贝格（Romberg）商等；绘制人体重心平面投影与时间的关系曲线，形成静态姿势图，这有助于评定平衡功能障碍或病变的部位和程度，评价康复治疗的效果，也可用于平衡功能训练。常用测试条件包括：睁眼、闭眼、软硬支撑面、单腿与双腿、两侧对比、外界视动光刺激等。

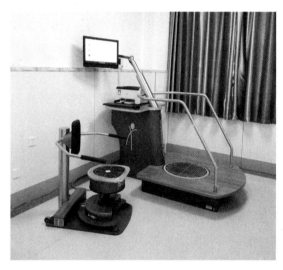

图3-3　平衡仪

（1）重心移动轨迹：观察重心移动轨迹可以根据移动的方向、范围及集中趋势判断重心移动或摆动的类型，包括中心型、前后型、左右型、弥漫型、多中心型等。正常人以中心型为主。某些疾病患者的重心移动存在特征性表现，如偏瘫患者重心摆动多向健侧偏移，小脑病变导致的运动失调者重心摆动范围增大且呈弥漫型分布等。

（2）重心移动轨迹长度：反映身体自发摆动的程度，通常用单位面积轨迹长度（总轨迹长度/外周面积）表示，是重心摆动检查指标中最敏感的参数。

（3）重心移动轨迹总面积：根据重心移动轨迹总面积的大小可以从整体上判断平衡功能障碍的程度，面积越小说明平衡的控制越好。

（4）龙贝格商：是指立位下闭眼与睁眼姿势图的外周面积的比值，用于判断平衡功能障碍的病因，有助于判断平衡（姿势控制）障碍与本体感觉的关系。如迷路与脊髓后索损害时，龙贝格商会有显著改变。

第三节　平衡障碍的康复护理指导

平衡功能需要身体的快速反应、自主调整、自身力量，以及影响平衡的外在因素等共同维持。因此，我们需要根据平衡功能评估结果，积极协助失能老人进行肌肉力量锻炼、下肢本体感觉训练等，并将训练融入日常生活中，通过科学的自主平衡系统训练来提高老人的平衡协调能力。

一、适应证和禁忌证

1. 适应证　中枢性瘫痪（如脑损伤或病变、脊髓损伤或病变）或其他神经疾患（如外周神经损伤或病变）所致感觉、运动功能受损或前庭器官病变引起的平衡障碍；下肢骨折、软组织损伤或手术后有平衡障碍的患者等。

2. 禁忌证　认知损害严重而不能理解训练目的和技能者；骨折、关节脱位未愈者；严重疼痛或肌力、肌张力异常而不能维持特定级别平衡者。

二、训练的基本方法

1. 训练顺序　从稳定支撑面至不稳定支撑面；由最稳定体位逐步进展到最不稳定体位；从静态平衡进展到动态平衡；从简单动作到复杂动作。

2. 训练强度　不应用过多的外在阻力和负荷，以患者能耐受，不引起紧张、害怕情绪的强度为宜。

3. 训练时间　通常以患者的疲劳程度来判定，若患者不能保持开始训练时的平衡水平则停止训练。

4. 训练频度　原则上训练频度越高则效果越佳，以尽可能达到平衡反应成为习惯性动作时为止。

三、常用平衡训练方法

1. 基本原则

（1）平衡可分为三级：静态平衡（Ⅰ级平衡）、自动动态平衡（Ⅱ级平衡）和他动动态平衡（Ⅲ级平衡）。训练时从静态平衡训练开始，逐步过渡到自动动态平衡，再过渡到他动动态平衡。

（2）逐步缩减人体支撑面积和提高身体重心，在保持稳定性的前提下逐步增加头颈和躯干运动，从睁眼训练逐步过渡到闭眼训练。

（3）训练时注意安全，避免发生意外损伤。

2. 训练方法

（1）坐位平衡训练：患者取坐位，手置于身体两侧或大腿部，保持心情放松。

1）Ⅰ级平衡训练：即静态平衡训练，指不受外力和无身体动作的前提下保持独立坐位姿势的训练。这是可以最早进行的相对容易完成的动作。

训练时让患者坐于椅子上或床边，双足平放于地上，双手放于膝部，保持稳定，如有困难可稍加帮助。如偏瘫患者，开始时多易向患侧倾倒，可以先用健侧手握住患侧手，双上肢前伸90°来保持坐位平衡，这样既可以被动牵伸痉挛的患侧躯干，同时也可辅助坐位平衡训练。

坐位平衡训练时，可在面前放置一面镜子，以利用视觉代偿弥补位置觉障碍的影响，使其能通过视觉不断调整自己的体位。开始时需要照顾者在身旁保护，逐步过渡到无保护独立坐位。

2）Ⅱ级平衡训练：即自动动态平衡训练，指患者可以独立完成身体重心转移、自行活动躯干及腰部并保持坐位平衡的训练。静态平衡完成充分后，再让患者在坐位下去够取身体周围不同方向、高度的目标物或转移物品，由近渐远增加困难程度，进行躯干屈曲、伸展、左右倾斜及旋转运动，训练自动动态下的平衡。

3）Ⅲ级平衡训练：即他动动态平衡训练，指可以抵抗外力保持身体平衡的训练。训练时让患者坐在稳固的椅子上，双手胸前抱肘，保持静态平衡，由照顾者从前、后、左、右各个不同方向给患者施加推力，打破静态平衡，使患者尽快调整到新的平衡状态。熟练后可让患者坐在巴氏球上进行上述动作训练（图3-4）。在给予推力的同时应注意保护患者以防止摔倒。平衡训练能不断增强躯干肌的控制能力，提高平衡反应水平，为站立行走做好准备。在此训练中应诱发出患侧的保护性姿势反射，以促进平衡功

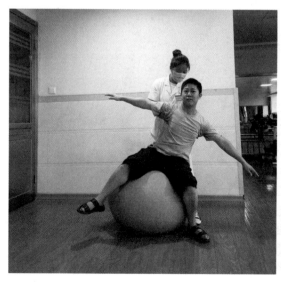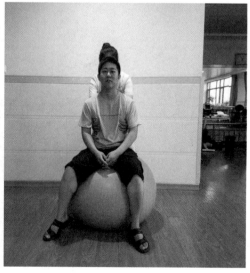

图3-4 巴氏球上的训练

能康复，达到生活重建的目的。

（2）站立位平衡训练。

1）Ⅰ级平衡训练：指不受外力和无身体动作的前提下保持独立站立姿势的训练。患者用下肢支撑体重保持站立位，必要时照顾者可用双膝控制患者下肢，或使用支架帮助固定膝关节。开始时两足间距较大，以提高稳定性；在能够独立站立后逐步缩小两足间距，以减小支撑面，增加难度。

2）Ⅱ级平衡训练：指患者可以在站立姿势下，独立完成身体重心转移和躯干屈曲、伸展、左右倾斜及旋转运动，并保持平衡的训练。开始时由照顾者双手固定患者髋部，协助完成重心转移和躯体活动，逐步过渡到由患者独立完成动作。

3）Ⅲ级平衡训练：指在站立姿势下抵抗外力保持身体平衡的训练。患者可以采用平衡板、平衡软踏等训练。

（3）利用设备的动态平衡训练。动态平衡训练所需设备大致有治疗球、泡沫筒、平行杠、平衡板、体重秤、平衡软踏、面罩、眼镜、镜子和平衡仪等。

1）平衡板上的训练：①患者在平衡板上进行站立姿势和双下肢重心转移的训练。患者与照顾者均立于平衡板上，照顾者双手调整患者的立位姿势，然后用双足缓慢地摇动平衡板破坏身体的平衡，诱发患者头部及躯干的调整反应（图3-5）。②患者与平行杠呈垂直位（即旋转90°），站立于平衡板上，照顾者双手协助控制患者骨盆，缓慢摇动平衡板，诱发患者头部及躯干向中线调整及一侧上肢外展的反应。注意将平衡板置于平行杠内；平衡板摇摆的速度要缓慢，尽量减少患者的精神紧张。

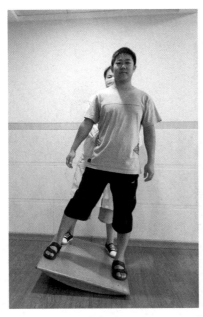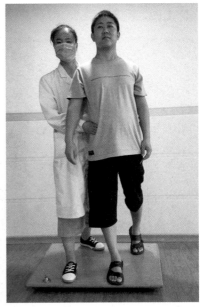

图3-5　平衡板上的训练

2）脚踩球或滚筒上的训练：患者双手分开，与肩同宽，抓握体操棒，照顾者与患者手重叠协助握棒动作，并使腕关节保持背伸位。患者用患侧下肢单腿站立，健侧足轻踏于大球球体上，照顾者用脚将大球前后滚动，患者下肢随之运动，但不得出现阻碍大球滚动的动作。健侧下肢支撑体重，患足置于大球上，随大球的滚动完成屈伸运动（图3-6）。注意患者膝关节不应出现过伸；健侧下肢支撑时，要防止患侧髋关节出现内收和骨盆向健侧偏歪的代偿动作；照顾者应始终给予协助，固定患者双手及体操棒。

每天2~3次；每次5~10分钟；时间及次数根据患者具体情况调整。

（4）平衡仪训练。适用于各种原因导致平衡反应低下的患者。

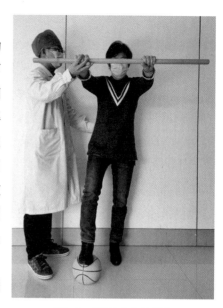

图3-6　脚踩球上的训练

患者站在装有传感器的平衡仪平台上，双上肢自然下垂，掌心朝向体侧，观看平衡仪屏幕上的各种图形，按图形要求完成身体重心的调整（图3-7）。图形的设计可根据患者的年龄、平衡水平，采用数字、图案、彩色图标等。注意室内安静，保证患者精神

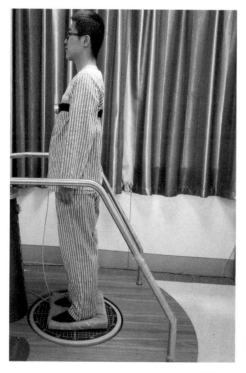 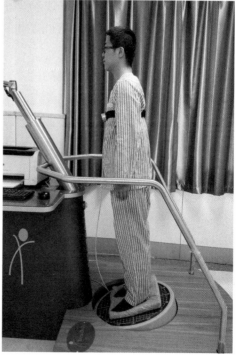

图3-7　平衡仪训练

集中。

每天2~3次；每次5~10分钟；时间及次数可根据患者具体情况调整。

（5）针对运动系统疾患的平衡训练方法。

1）躯干的平衡训练：主要针对腰痛等脊柱疾病患者，以本体感觉训练为主要内容。开始时可在坐位进行，通过上肢在矢状面的运动稳定其屈、伸肌力量，改变运动至对角线方向增加水平面上的稳定；以后可坐于治疗球上，进一步增加训练难度，要求患者在上、下肢发生运动前更多地采用躯干活动的策略控制平衡；逐渐可进展至站立位，站于半柱泡沫筒或全柱泡沫筒上（双足或单足），在稳定站立练习时，通过躯干直立位下髋的运动完成侧向及物；在控制性活动时，应用髋的运动结合脊柱的旋转（其中主要是利用胸椎旋转而非腰椎旋转）。

2）髋的平衡训练：主要为了预防老年人失衡跌倒所导致的髋部骨折。以不采用跨步和抓握策略预防跌倒为主要训练内容。具体训练：单腿站立平衡；单腿站立同时头部旋转；单腿站立同时上肢完成矢状面、额状面和水平面运动；单腿站立，上肢、头部和眼同时运动；单腿站立，躯干向对侧屈曲和旋转（同侧手够及同侧内踝）；单腿站立，躯干向同侧伸展和旋转（同侧手向前方、侧方及头后部及物）等。同时从稳定支撑面渐进至不稳定支撑面，以增加练习难度。

3）踝的平衡训练：主要针对踝关节扭伤及其邻近肌肉的拉伤，以恢复本体感觉为主要内容。具体练习：睁眼，患侧下肢单腿平地站立30秒；闭眼，患侧下肢单腿平地站立30秒；睁眼，患侧下肢单腿枕头上站立；闭眼，患侧下肢单腿枕头上站立。此外，也可采用患侧下肢单腿站立时健侧下肢晃动的方法（先屈曲、伸展，后外展、内收；逐渐增加晃动的速度和范围）。

（6）建立运动策略的平衡训练方法。

1）建立协调踝策略：在患者具有充分的踝关节活动度和力量的基础上进行。患者在自我进行小范围向前、向后、向侧方的摆动中保持身体直立，且不屈髋、屈膝。这一训练也可在静态平衡仪上训练。若患者稳定性差或恐惧跌倒，可在平行杠内或靠墙、墙角（前置桌椅）等增加安全性的条件下进行。若患者平衡功能有所增强，可通过双髋或双肩小范围的干扰活动进一步促进踝策略。

2）建立协调髋策略：通过应用较踝策略范围更大但又不发生跨步的移动方式进行。此时应用可脱卸的蚌壳式石膏或踝矫形器限制踝的运动。加大难度的训练为窄条上站立、足跟或足趾站立及改良的单腿站立等应用髋策略稳定的各种平衡训练。

3）建立协调跨步策略：通过跨步避免跌倒时，需要具有瞬间单腿保持上身体重而不倾倒的能力。训练时，照顾者一只手扶握患者足趾部（另一只手扶持对侧髋部），抬起患者足趾，将患者身体重量转移到对侧，然后快速地将重心移至非承重侧；进一步可徒手将其足抬起，然后放下。告诉患者该训练的目的为通过跨步预防跌倒。

（7）增强前庭功能的平衡训练。

1）患者双足尽可能并拢，必要时双手或单手扶墙保持平衡，然后左右转头；随后，单手或双手不扶墙站立，时间逐渐延长并仍保持平衡，双足尽可能再并拢。

2）练习步行，必要时他人给予帮助。

3）练习在行走过程中转头的动作。

4）患者双足分立，与肩同宽，直视前方目标，通过逐渐缩短双足间距离至1/2足长使支撑面基底变窄。在进行这一训练时，上肢位置变化的顺序为前臂先伸展，然后放置体侧，再交叉于胸前，以此增加训练难度；在进行下一个难度训练前，每一体位至少保持15秒。训练时间共为5~15分钟。

5）患者双足分立，与肩同宽，直视前方目标，通过逐渐缩短双足间距离至1/2足长使支撑面基底变窄。在进行这一训练时，双眼先断续闭合，然后闭眼且时间逐渐延长；与此同时，上肢位置变化顺序为前臂先伸展，然后放置体侧，再交叉于胸前，以此增加训练难度；在进行下一个难度训练前，每一体位至少保持15秒。训练时间共为5~15分钟。

6）患者站立于软垫上。可从站立于硬地板开始，逐渐过渡到在薄地毯、薄枕头或沙发垫上站立。

7）患者在行走中进行转圈训练。从转大圈开始，逐渐缩小转圈半径，顺时针、逆时针两个方向均应训练。

8）前庭损害时，平衡训练可采用诱发眩晕的体位或运动进行，5次为1组，每天2~3组，练习难度自然渐增；从相对简单的训练（如坐位的头部水平运动等）逐渐过渡到相对复杂、困难的训练（如行走过程中的水平转头运动等）。

每天2~3次；每次5~10分钟；时间及次数可根据具体情况调整。

3. 注意事项

（1）平衡训练前，要求患者学会放松，减少紧张或恐惧心理；若存在肌肉痉挛问题，应先设法缓解肌肉痉挛。

（2）加强安全措施。应选择与患者平衡功能水平相当的训练，一般初始时应选择相对较低水平的训练，逐渐从简单向复杂过渡。训练环境中应去除障碍物，并提供附加稳定的措施（步态皮带、照顾者的辅助、平行杠等）。加强安全教育，特别要注意让患者穿软底、平跟、合脚的鞋。

（3）对于由肌肉骨骼损害或神经肌肉损害所致的平衡功能障碍，应注意加强损害部位的康复治疗。如：肌肉骨骼损害应采用温热疗法、超声波、按摩、生物反馈、被动关节活动度训练等方法改善关节活动度和肌肉柔韧性；神经肌肉损害应采用渐进抗阻训练、等速训练、本体神经促进技术等增强肌力，采用感觉刺激技术、深部肌肉刺激仪、本体促进技术等改善肌张力。结合这些治疗，才可能获得真正的平衡功能效果。

（4）有认知损害的患者应对平衡训练方法进行改良。方法有：将训练目的改变为患者可以理解的；调整训练方法使之更符合患者现状，且治疗更具目的性；鼓励患者完成连续的训练；应用简洁、清晰的指导提示；改善患者注意力，减少周围环境的非相关刺激，尽量使患者注意力集中；加强训练中的安全防护和监督，尤其在训练的早期；训练难度的进展宜慢，并在进展过程中逐渐增强患者解决问题的能力。

（5）平衡训练时首先应保持头和躯干的稳定。

（6）动态平衡训练时，他人施加的外力不应过强，仅需诱发姿势反射即可。

（7）若训练中发生头晕、头痛或恶心症状时，应减少运动量或暂停训练。

参考文献

［1］燕铁斌，尹安春.康复护理学［M］.4版.北京：人民卫生出版社，2017.

［2］张伟宏，许梦雅.康复护理学综合实践能力训练教程［M］.郑州：郑州大学出版社，2020.

［3］张绍岚，王红星.常见疾病康复［M］.北京：人民卫生出版社，2019.

第四章　失能老人吞咽障碍康复护理指导

吞咽是指人体从外界经口摄入食物并经咽腔、食管传输到胃的过程。吞咽障碍是指由于下颌、双唇、舌、软腭、咽喉、食管等器官结构和（或）功能受损，不能安全有效地把食物输送到胃内的过程。广义的吞咽障碍应包含认知和精神、心理等方面问题引起的行为异常而导致的吞咽和进食障碍，即摄食吞咽障碍。

第一节　吞咽障碍概述

一、吞咽的分期及病理表现

（一）吞咽的分期

吞咽过程从功能上可分为口腔准备期、口腔推送期、咽期、食管期。

1. 口腔准备期　是指摄入食物到完成咀嚼的过程，包括纳入食物、对食物进行加工处理两个过程，将食物与唾液充分混合形成适合吞咽的食团。

2. 口腔推送期　通过牙齿、舌、唇、颊肌的运动与感觉协调作用形成咀嚼运动，此时软腭抬高，舌后部下降，舌根前移，使食团运送至咽部。食团的口腔传递时间应在1~1.25秒。

3. 咽期　是指食团从咽部进入食管上端的时期。其基本过程是，食团刺激咽部的触觉感受器，冲动传到位于延髓和脑桥下端网状结构的吞咽中枢，立刻发动一系列快速反射动作，即软腭上举，咽后壁向前突出，以封闭鼻、口、喉通路，防止食物进入气管或逆流到鼻腔，而食管上括约肌舒张，以利于食团从咽部进入食管。

4. 食管期　是指食团由食管上端经贲门进入胃的时期。此期主要通过食管的蠕动实现。食管蠕动时，食团前的食管出现舒张波，食团后的食管跟随有收缩波，从而挤压食团，使食团向食管下端移动。食管下端近胃贲门处虽然在解剖上并不存在括约肌，但此处有一段长3~5 cm的高压区，此处的压力比胃内压高5~10 mmHg。在正常情况下，这一高压区能阻止胃内容物逆流入食管，起类似括约肌的作用，故将其称为食管下括约肌。当食物进入食管后，刺激食管壁上的机械感受器，可反射性地引起食管下括约肌舒张，允许食物进入胃内。食团进入胃后，食管下括约肌收缩，恢复其静息时的张力，可防止胃内容物反流入食管。

（二）吞咽的病理表现

1. 口腔准备期吞咽障碍　口腔准备期依赖舌的感觉、咀嚼肌及舌肌等的运动以及口唇闭合等功能。当三叉神经、舌下神经、面神经、舌咽神经及大脑皮质、脑干神经核团损伤，引起口前部感觉减退、舌运动或协调运动减弱时，使食物布满口腔或堆积于口腔前部、一侧面颊部，出现以流涎、食物堆积于面颊部或硬腭、咀嚼不当及咳嗽等为共同特征的吞咽障碍，或可伴有经鼻反流、构音障碍以及感觉减退或丧失等症状。

2. 口腔推送期吞咽障碍　食团进入咽部的过程主要依靠舌肌运动完成。当舌下神经及大脑皮质损伤时，舌肌无效运动，表现为舌反复运动试图吞咽、咽启动延迟或困难，或分次吞咽，此期障碍影响流质食物吞咽，半流质和黏稠食物较易控制。

3. 咽期吞咽障碍　咽期吞咽障碍常见于食管上括约肌功能障碍。患者吞咽时常见会厌谷或梨状隐窝内大量食物残留，多次吞咽后不能完全清除，常伴吞咽动作不协调、重复吞咽、腭咽闭合不全、喉结构上抬不充分、环咽肌开放不全等症状。临床上常见于脑干受损的患者。

4. 食管期吞咽障碍　食管期吞咽活动不受吞咽中枢控制，主要依靠食管和胃底的平滑肌、横纹肌协作运动完成。食管协调性收缩障碍会引起食物传送异常，表现为食管无蠕动、胃食管反流、食管痉挛等，患者主诉食物梗阻于食管某一部位，但进流质饮食不受影响。

总之，各种原因所致的参与吞咽的肌麻痹及不全麻痹、口咽感觉延迟、皮质中枢及脑干吞咽中枢病变致吞咽反射延迟或消失，以及吞咽运动协调障碍，如延髓中枢失去高位抑制出现食管上括约肌收缩性过强等，均可致吞咽困难。此外，呼吸与吞咽的协调也是实现吞咽功能的必备条件。

二、吞咽障碍的病因

（一）伴发吞咽障碍症状的神经性病变

1. 中枢非退行性疾病　脑血管疾病、颅脑外伤、脑部肿瘤、脑性瘫痪、延髓空洞症、阿诺尔德–基亚里综合征等。

2. 中枢退行性疾病　阿尔茨海默病、帕金森病、亨廷顿病、核上性麻痹等。

3. 运动神经元病　肌萎缩侧索硬化等。

4. 周围神经疾病　吉兰-巴雷综合征等。

5. 神经肌肉接头病变　重症肌无力、兰伯特-伊顿综合征、肉毒毒素中毒、药物如氨基糖苷类的不良影响等。

6. 肌肉疾病　咽肌型营养不良、强直性营养不良、进行性假肥大性肌营养不良，皮肌炎、多发性肌炎、包涵体肌炎，代谢性肌病等。

（二）伴发吞咽障碍症状的结构性病变

1. 炎症　非特异性食管炎、反流性食管炎等。

2. 肿瘤和肿瘤术后　鼻咽癌、喉癌、纵隔肿瘤、肺癌、食管癌、食管癌术后吻合口狭窄等。

3. 化学性损伤　摄入强酸、强碱等腐蚀剂，药物性食管炎，食管静脉扩张行硬化剂治疗等。

4. 放射性损伤　头颈部肿瘤放疗术后等。

5. 手术后　胃底放置抗反流器具、颈部手术、颅后窝手术等。

6. 其他　颈椎骨质增生、咽食管憩室、口腔干燥、贲门失弛缓症、食管裂孔疝等。

三、吞咽障碍的临床表现及并发症

吞咽障碍可能表现为多种不同的症状，或是不同症状的组合。许多患者的症状与吞咽或进食的关系较明显，而有些患者的症状与吞咽的关系并不明显。

（一）口咽性吞咽障碍

口咽性吞咽障碍患者常表现为流涎，食物含在口中，反复咀嚼不下咽；吞咽时呛咳或作呕、泛酸；进食时咽部有异物感，食物哽在咽喉部，不能吐出口或咽内的分泌物；进食时或进食后立刻出现呼吸异常；吞咽时疼痛等。

1. 梗阻感　吞咽障碍患者常见的主诉是梗阻感，患者常常将这种感觉描述为食物或液体黏附在咽或胸部。有些患者使用"饱胀感"，偶尔会用"窒息"一词描述。一般认为尽管患者能准确指出吞咽困难的梗阻位置，但事实并不完全如此。约1/3的患者指出的位置比吞咽造影检查记录高出许多，指出部位在梗阻部位以下的较少。

2. 咳嗽或呛咳　是对起源于咽、喉或肺部的各种刺激的一种非特异性反应。如果咳嗽在吞咽时或吞咽后即刻发生，则强烈提示吞咽有问题。然而，由于人类通常是采用连续吞咽的方式，患者可能没有意识到咳嗽和吞咽的联系。其他掩盖这种联系的因素还可能有口腔食物过早流入咽，咽部食物清除不完全和食管内容物反流至咽。这些原因使患者难以意识到其与吞咽的关系。梗阻感或咳嗽剧烈时，患者有时也描述有"窒息"感。

尽管这两者都可发生在吞咽障碍患者中，它们却意味着不同的疾病机制。在分析症状时，理解患者用词的真正意义很重要。

3. 隐性误吸　吞咽障碍的临床表现很典型，但有些患者即使食物进入气管，仍然一点症状也没有，称为隐性误吸或无症状性误吸。隐性误吸是指食物、液体或唾液渗透到声门下未引发咳嗽。据统计，隐性误吸在吞咽困难患者中发生率可高达40%，而临床上很难确认。临床上必须高度警惕患者发生隐性误吸。如果患者有肺炎病史，咳嗽无力或无咳嗽，进食后声音湿润嘶哑，出现低热等症状，应注意有隐性误吸的可能。

（二）食管性吞咽障碍

食管性吞咽障碍的特征性主诉包括胸痛、胸部堵塞感、延迟反流胃内容物、慢性胃灼热感，进食后呕吐、鼻腔反流等。

1. 反流　是指食物或液体已通过口腔或咽以后再返回或返至鼻腔的现象。正常吞咽的生理机制保证了吞咽时食物的单向协调性运动。反流时，无须用力食物就返回到口腔或咽，患者常主诉有胃灼热感、胸痛。这与呕吐不同，后者常有恶心、干呕、腹部肌肉和膈肌收缩等表现。当反流物有酸臭味时，患者通常有吞咽障碍。反流物带酸苦、酸臭味提示至少一部分反流物到过胃。当有酸臭味反流出现时，患者的吞咽障碍问题可能是由于胃食管反流疾病引起的。

2. 其他问题　除反流外，尚有以下几个主要问题，应引起足够的重视。①是仅进食固体食物困难，还是进食固体和液体食物都困难：仅进食固体食物时发生吞咽困难，则提示机械性梗阻可能，且食管内径<15 mm；如对液体和固体食物都存在吞咽困难，尤其是间歇性发作伴胸痛者，提示食管动力障碍。②吞咽障碍呈间歇性还是进展性：食管良性狭窄多呈间歇性，如呈进行性加重，要怀疑消化性狭窄或肿瘤性疾病。消化性狭窄的患者常常有长期胃灼热感和反流病史，而无体重减轻；食管癌患者多见于老年男性并伴有体重减轻。③其他如夜间症状（睡眠障碍、呼吸暂停）等，对诊断也有帮助。需要注意的是，有些食管性吞咽困难的患者，如环咽肌功能障碍者，也可能主诉颈部不适等类似于口咽性吞咽困难的症状。

（三）其他表现

气管插管、气管切开、镇静、麻醉状态的患者无法表达，因此，并非所有患者都可以叙述他们的症状。临床医生和治疗师也可以直接或通过家属、照顾者及喂食者等相关人员，观察和了解患者是否存在下列提示吞咽障碍的表现。

1. 进食行为的变化　进食时摆弄食物、咬下食物的大小不适当；试图吞咽时有情绪变化；进食时间很长或进食时停顿、中断；咀嚼费力，反复多次吞咽；进食时头颈部常做某种运动等。

2.进食环境和选择食物的变化 不愿在公众餐厅用餐；偏食，不吃某种质地较硬或较软的食物等。

3.声音的改变 发音困难，声音混浊低沉、嘶哑等。

（四）并发症

1.误吸 是指将口咽部内容物或胃内容物吸入声门以下呼吸道的现象。误吸是吞咽障碍最常见且需要即刻处理的并发症。食物残渣、口腔分泌物等误吸至气管和肺，会引起反复肺部混合性感染，严重者甚至出现窒息而危及生命。在以下危险因素并存时更易出现。

（1）喂养依赖、口腔护理依赖、单侧或双侧声带麻痹、龋齿、管饲、多种疾病并存及吸烟等。

（2）医源性因素例如气管切开术、长期辅助通气、持续输注及管饲、行上消化道或支气管内镜检查等均可导致误吸。

误吸发生后，患者立刻出现刺激性呛咳、气急甚至哮喘，称为显性误吸；患者误吸当时（>1分钟）不出现咳嗽，没有刺激性呛咳、气急等症状，称为隐性误吸，常被漏诊。

2.肺炎 吸入带有病原菌的口咽部分泌物或经过口咽部的食物等，细菌进入肺内繁殖，或胃食管反流使内容物流入气管和肺，先导致肺的化学性损伤，最终均可导致肺部混合性感染。吸入性肺炎和反流性肺炎的特点比较见表4-1。

表4-1 吸入性肺炎和反流性肺炎的特点比较

	吸入性肺炎	反流性肺炎
原因	误吸了口咽部的存留物	误吸了无菌的胃内容物
病理生理	细菌导致的急性肺部炎症	胃内酸性物质导致的急性肺损伤
细菌	G$^+$球菌、G$^-$杆菌及少量厌氧菌	最初是无菌的，随后有细菌感染的可能
危险因素	意识状态低下、吞咽困难	胃动力障碍
X线检查	局部渗透	毛玻璃样或弥漫性渗透
临床特点	呼吸急促、咳嗽、肺炎体征	无咳嗽、支气管痉挛等症状

3.营养不良 据报道，独立生活的老年吞咽障碍患者营养不良或有营养不良风险的发生率为17%~20%；住院老年吞咽障碍患者营养不良的发生率为37%~67%。营养不良指能量、蛋白质及其他营养素缺乏或过剩，对机体功能乃至临床结局造成不良影响，包

括营养不足和肥胖。营养不足又分为消瘦型营养不足、水肿型营养不足、消瘦水肿型营养不足。吞咽障碍导致的营养不良主要表现为消瘦型营养不足，即消瘦，皮下脂肪逐渐减少直到消失，皮肤干燥苍白，面部皮肤皱缩松弛，头发干枯，四肢可以挛缩。营养不足可能导致各种健康问题，包括免疫功能低下，增加感染风险；伤口愈合缓慢；肌肉无力和骨密度减少，易出现跌倒和骨折；增加伤病的致命风险等。此外，营养不足还会导致食欲不振，进而影响营养的摄取，形成恶性循环。

4. 心理与社会交往障碍　因不能经口进食、佩戴鼻饲管等原因，患者容易产生抑郁、社交隔离等精神心理症状。

第二节　吞咽障碍的评估

一、筛查

通过筛查可以初步了解患者是否存在吞咽障碍以及障碍的程度，如有无咳嗽、食物是否从气管套管溢出等表现，其主要目的是找出吞咽障碍的高危人群，决定是否需要做进一步检查。建议在一些常见疾病患者和特殊人群如脑卒中患者、气管切开患者、老年虚弱者等人群中常规开展简单易行且无危险的吞咽障碍筛查。

（一）进食评估问卷调查

进食评估问卷调查工具-10（EAT-10）是由贝拉夫斯基（Belafsky）等于2008年研发的吞咽障碍筛查工具（表4-2），其目的是识别误吸的征兆和隐性误吸以及异常吞咽的体征，与饮水试验配合可提高筛查的敏感性和特异性。

表4-2　吞咽障碍筛查量表EAT-10

目的：EAT-10能够在测试患者有无吞咽障碍时提供帮助。

A. 说明：回答您所经历的下列问题处于什么程度。

B. 得分：将各项的分数相加。总分最高40分。

C. 结果与建议：如果EAT-10的每项评分超过3分，您可能在吞咽的效率和安全方面存在问题，建议您带着EAT-10的评分结果就诊，做进一步的吞咽检查和（或）治疗。

项目	没有	轻度	中度	重度	严重
1. 我的吞咽问题已经使我的体重减轻	0	1	2	3	4
2. 我的吞咽问题影响到我在外就餐	0	1	2	3	4
3. 吞咽液体费力	0	1	2	3	4
4. 吞咽固体费力	0	1	2	3	4

续表

项目	没有	轻度	中度	重度	严重
5. 吞咽药片（丸）费力	0	1	2	3	4
6. 吞咽有疼痛	0	1	2	3	4
7. 我的吞咽问题影响到我享用食物的快感	0	1	2	3	4
8. 我吞咽时有食物卡在喉咙里	0	1	2	3	4
9. 我吃东西有时会咳嗽	0	1	2	3	4
10. 我吞咽时感到紧张	0	1	2	3	4

（二）洼田饮水试验

本评估方法由日本的洼田俊夫在1982年提出，主要通过饮水来筛查患者有无吞咽障碍及其程度。

1. 洼田饮水试验的方法（视频4-1）　先让患者单次喝下2~3茶匙水，如无问题，再让患者像平常一样喝下30 mL水，然后观察和记录饮水时间、有无呛咳、饮水状况等。饮水状况的观察包括啜饮、含饮、水从嘴唇流出、边饮边呛、小心翼翼地喝等表现以及饮后声音变化、患者反应、听诊情况等。

视频 4-1　洼田饮水试验

2. 洼田饮水试验按5级进行评价　Ⅰ级：可5秒内一次喝完，无呛咳；Ⅱ级：分两次以上喝完，无呛咳；Ⅲ级：能一次喝完，但有呛咳；Ⅳ级：分两次以上喝完，且有呛咳；Ⅴ级：常常呛咳，难以全部喝完。详见表4-3。

3. 洼田饮水试验诊断标准　正常：Ⅰ级，在5秒内喝完。可疑：Ⅰ级，但超过5秒喝完，以及Ⅱ级。异常：分级在Ⅲ、Ⅳ、Ⅴ级；用茶匙饮用，每次喝1茶匙，连续两次均呛咳属异常。

洼田饮水试验不但可以观察到患者饮水的情况，而且可以作为能否进行吞咽造影检查的筛选标准。

表4-3　洼田饮水试验

级别	评定标准	诊断
Ⅰ级	5秒之内，一饮而尽，无呛咳	正常
Ⅰ级和Ⅱ级	5秒以上一饮而尽或分两次以上喝完，无呛咳	可疑
Ⅲ级	一饮而尽，但有呛咳	异常
Ⅳ级	分两次以上喝完，且有呛咳	异常
Ⅴ级	呛咳多次发生，不能将水全喝完	异常

（三）反复唾液吞咽试验

检查时，嘱患者取舒适体位，让患者尽量快速反复吞咽，观察30秒内的吞咽次数。也可在舌面上注入约1 mL水或用湿棉签在舌面上划3~5下，嘱其吞咽，检测有无吞咽延迟及舌骨、喉部的运动情况，观察在30秒内患者吞咽的次数和舌喉复合体的活动度（视频4-2）。正常人30秒内完成5~8次，高龄患者30秒内完成3次即可。

视频 4-2 反复
唾液吞咽试验

二、临床吞咽评估

临床吞咽评估被视为所有确诊或疑似吞咽障碍患者干预的必要组成部分。临床吞咽评估包括全面的病史评估、口颜面功能和咽喉功能评估及直接摄食评估三部分。

（一）全面的病史评估

1. 吞咽相关的病史查阅　患者的主诉、病史、服药史、疾病转归、医疗程序等一般情况的评估。

2. 主观评估　评估患者的精神状态、合作度、认知、沟通能力、目前营养状况、口腔卫生、呼吸功能、一般运动功能等。其中患者本人和家属的意愿也需要被纳入考量。

3. 精神状态　包括患者的清醒程度和意识水平，确认患者意识水平的变化，确认患者是否可在清醒状态下进食。临床常用格拉斯哥昏迷量表（GCS）来评价意识状态。

4. 依从性　患者是否可以在活动中维持足够的注意力和配合治疗师。

5. 认知功能评估　了解患者的判断力、定向感、记忆力、抽象思考和计算能力等。临床上通常使用蒙特利尔认知评估量表、简易精神状态检查量表等来进行认知整体测试。

6. 沟通能力　了解患者目前的沟通水平和所使用的沟通方式，以及沟通效度。包括听理解、口语表达、符号辨识和使用（如照片、图形、文字等）、非口语的表达（如表情、动作、手势等）。临床上常采用中国康复研究中心汉语标准失语症检查表、西方失语症评定量表、汉语失语成套测验、中国康复研究中心版构音障碍检查方法、Frenchay构音障碍评定法等进行评估。

7. 营养状况　评估患者的体重变化、体重指数、食物的摄入量；何种营养方式，如经口、管饲或其他。

8. 口腔卫生　口腔中的细菌是导致肺炎的主要原因之一，需加以重视。口腔卫生评估主要检查口腔内是否有痰液黏附、食物残留，是否有溃疡、结痂、炎症、出血，牙齿是否缺损。是否有牙垢、牙石、义齿，义齿佩戴情况及更换时间。

9. 呼吸功能　严重的呼吸问题会影响吞咽，评估须包括气道的通畅性、呼吸方式、有无插管、气管套管种类、呼吸机的使用等。

10.一般运动功能的评估　评估头颈部关节活动度，以及与吞咽相关的姿势保持与平衡能力、上肢功能和耐力等。

（二）口颜面功能和咽喉功能评估

1.口颜面功能评估　包括唇、下颌、软腭、舌等与吞咽有关的解剖结构的检查，评估组织结构的完整性及对称性、感觉敏感度、运动功能等，以及咀嚼肌的力量。

视频4-3　口颜面功能评估

（1）观察患者面部静止状态下唇的位置及有无流涎，嘱其做"示齿"动作以观察唇角抬高和收缩的运动；嘱患者做闭唇鼓腮动作、交替重复发"wu"和"yi"音并观察唇的动作（视频4-3）。

（2）下颌的运动：观察患者面部静止状态时下颌的位置，言语和咀嚼时下颌的位置，下颌运动有无困难，是否能抗阻力运动（视频4-4）。

视频4-4　下颌的运动

（3）舌的运动：观察患者面部静止状态下舌的位置；嘱其做"伸舌""舌抬高""舌伸向双侧"等运动，观察舌的运动状况；观察言语时舌的运动；应用压舌板评估舌是否能抗阻力运动及舌的敏感程度（视频4-5）。

视频4-5　舌的运动

（4）软腭运动：观察患者饮水或进食时是否反流入鼻腔；言语时是否有鼻腔漏气；发"a"音5次，观察软腭的抬升。

2.咽功能评估　包括咽反射、呕吐反射、咳嗽反射等检查。

（1）咽反射：诱发咽反射可用冷刺激，也可用棉签或0号喉镜触碰硬腭与软腭的交界处或软腭和腭垂的下缘。触碰会引起软腭的向上、向后运动，但咽壁不会有反应，也不会造成呕吐反应。

（2）呕吐反射：正常情况下呕吐反射由有害物质刺激所启动，引发的动作反应是把食物从咽向上及向外推挤出来，其目的是清除咽的有害物质，这正好和吞咽动作相反。呕吐反射检查是由表面的触觉感受器所启动的。常用方法是用棉签触碰舌面或用喉镜触碰舌根、咽后壁，触碰后观察是否能引起整个咽后壁和软腭强劲而对称的收缩。若咽后壁收缩不对称，可怀疑有单侧咽无力。有研究表明，呕吐反射的缺失不一定导致吞咽能力下降。

（3）咳嗽反射：咳嗽反射是由于气管、咽黏膜受刺激而出现的一种应激性咳嗽反应。观察患者自主咳嗽以及受刺激后的咳嗽反应。如果咳嗽反射减弱或消失，导致咽及气管内的有害刺激物误吸，容易产生吸入性肺炎。

以上反射检查主要涉及舌咽神经、迷走神经所支配的反射活动。

3. 喉功能评估　喉功能的评估包括音质和音量的变化、发音控制和范围、主动的咳嗽和喉部的清理、唾液吞咽和喉部处理的能力、喉上抬能力等方面。

（1）音质和音量的变化：嘱患者发"a"音，聆听其发音的变化。如声音沙哑且音量低，提示声带闭合差，在吞咽时气道保护欠佳，容易误吸。

（2）发音控制和范围：与患者谈话，观察其音调、节奏等变化。如声音震颤、节奏失控，为喉部肌群协调欠佳，吞咽的协调性会受到影响。

（3）主动的咳嗽和喉部的清理：嘱患者咳嗽，观察其咳嗽力量的变化。如咳嗽力量减弱，将会影响喉部清除分泌物、残留食物的能力。

（4）唾液吞咽和喉部处理的能力：观察患者有无流涎，询问家属患者是否经常"被口水呛到"。如果存在此类情况，估计处理唾液的能力下降，容易产生误吸或隐性误吸。

（5）喉上抬能力：通过做空吞咽检查喉上抬的幅度。检查方法是检查者将手放于患者下颌下方，手指张开，示指轻放于下颌骨下方，中指放在舌骨处，环指放于甲状软骨上，小指放于环状软骨处，嘱患者吞咽，感觉甲状软骨上缘能否接触到中指，以此判断喉上抬的能力。正常吞咽时，中指能触及甲状软骨上下移动约2 cm。

（三）直接摄食评估

对有进食能力的患者，需要进行直接摄食评估。观察患者将食物送入口中的过程，是否有意识地进食，包括摄食过程中能否流畅地抓取食物、将食物正常送入口中，进食哪种质地的食物。重点观察下列问题。

1. 一口量　评估患者一次安全进食和吞咽的食物量。在临床实践中，用一茶匙（5 mL）液体评估患者吞咽功能是较普遍的做法。在吞咽造影检查中，甚至主张用更小的量（2~5 mL）。

2. 进食吞咽时间　包括一次吞咽的时间和用餐的进食时间。

呼吸和吞咽的协调情况：正常吞咽时需要瞬间暂停呼吸（喉入口关闭0.3~0.5秒），让食物通过咽部。咀嚼时，用鼻呼吸。如果患者在进食过程中呼吸急促，咀嚼时用口呼吸或吞咽时瞬间呼吸，容易引起误吸，应避免此类情况发生。

3. 适合患者安全吞咽的食物性状　食物的黏稠度、松散性等在一定程度上决定了吞咽的难易程度，对于吞咽困难患者应评估其适合什么样的食物，或者进食何种食物时出现呛咳等，可参考容积–黏度吞咽功能测试。相关的质地分类可参照美国饮食协会发布的国家吞咽困难饮食、国际吞咽障碍食物标准倡议组织发布的国际吞咽障碍食物标准，将食物划分为8个连续的等级（0~7级），饮品包括5个稠度，食物包括5个稠度，两者有2个级别重合（表4-4）。

表4-4 食物质地的划分

等级	0级	1级	2级	3级	4级	5级	6级	7级
饮品	稀液体	微稠	稍稠	中稠	浓稠的液体			
食物				流质食物	泥状食物	湿碎食物	软食和小块食物	正常食物

注：过渡期食物实际是具有特殊性质的常规食物（如特定的食物湿度、温度），通过改变这些性状，7级食物可成为5级、6级食物。

4.口服药物评估 包括患者可否安全吞服药物（如药片、胶囊或药水），有无直接导致误吸或窒息的风险，药物是否引起或加重吞咽障碍等。如中枢神经系统镇静剂（镇静药、阿片类药物和巴比妥类药物）有抑制保护性咳嗽和吞咽反射的不良反应，会增加气道阻塞风险。部分患者饮用加增稠剂饮品可有助于正常吞咽。

对于没有仪器评估条件的单位，临床吞咽评估结束就意味着吞咽障碍基本评估结束。但值得注意的是，吞咽的口腔期通常能很好地量化和比较全面地进行临床检查，但以此来推断吞咽的咽期却是比较难的，此类情况下对咽期进行可视化的影像学评估是非常必要的，可申请转诊至有仪器评估条件的单位做进一步检查。

三、仪器评估

吞咽造影检查和软式喉内镜吞咽功能检查是确定吞咽障碍的金标准。应用这些设备进行检查能更直观、准确地评估口腔期、咽期和食管期的吞咽情况，了解吞咽气道保护功能完整情况，对于诊断、干预手段选择和咽期吞咽障碍的管理意义重大。

（一）吞咽造影检查

吞咽造影检查（VFSS）是在模拟生理进食的情况下，在X线透视下，针对口、咽、喉、食管的吞咽运动进行特殊造影，通过录像动态记录所看到的影像，观测有无异常的病理变化并加以定性和定量分析的一种检查方法。

VFSS是检查吞咽功能最常用的方法，被认为是吞咽障碍检查和诊断的"金标准"。该方法可对整个吞咽过程进行详细的评估和分析，通过观察侧位及正位成像，可对吞咽不同阶段（包括口腔准备期、口腔推送期、咽期、食管期）的情况进行评估，也能对舌、软腭、咽部和喉部的解剖结构和食团的运送过程进行观察。借助软件也可对吞咽整个过程进行时间学和运动学参数分析。在判断隐性误吸方面，VFSS具有至关重要的作用。

检查过程中，专业人员可以指导患者在不同姿势下（尤其是改变头部的位置）进食，以观察何种姿势更适合患者；如发现吞咽障碍，则采用针对性的干预措施，并观察干预效果。VFSS一般由放射科医生和言语治疗师或主管医生共同合作完成；有条件的单位可以开展吞咽造影的量化分析。X线对人体有多种不良作用，在获取足够诊断、治疗信息的前提下，检查时应尽量减少患者的辐射暴露时间。

（二）软式喉内镜吞咽功能检查

软式喉内镜吞咽功能检查（FEES）是通过软管喉镜，在监视器直视下观察患者基本自然状态下平静呼吸、用力呼吸、咳嗽、说话和食物吞咽过程中鼻、咽部、喉部各结构如会厌、杓状软骨和声带等功能状况；了解进食时色素食团残留的位置及量，判断是否存在渗漏、误侵或误吸。可在一段时间内多次重复评估各种吞咽策略的效果，包括头的转向、屏气等方式。附带的视频系统可以将内镜所见内容录制下来反复观看，详细分析。

FEES是检查吞咽时气道保护性吞咽反射和食团运输功能的一种重要方法，对吞咽障碍的诊断和治疗具有指导意义。FFES较VFSS能更好地反映咽喉部解剖结构及分泌物积聚情况，适用于脑神经病变、手术或外伤及解剖结构异常所造成的吞咽功能障碍，也适用于误吸等患者。但是FEES并不能直接观察食团运送的全过程，仅能通过食团吞咽后在咽部分布的间接信息来判断吞咽的效果，不能直接观察环咽肌开放的情况。因此，FEES对吞咽器官之间的协调性不能进行直观评价。此外，当吞咽的量达到最大或食物盖住喉镜镜头时，内镜将不能成像。

FEES适用于了解咽部和喉部结构和功能的完整性，患者在给定的一段时间内启动吞咽和维持气道保护的能力，患者不能转运到影像学中心行吞咽造影检查时，病情发生变化时，患者担心重复暴露于X线辐射下而不愿做吞咽造影检查等情况。预约FEES检查的时间远快于吞咽VFSS。

FEES检查的优点是无X线辐射，因此可反复进行检查，重复的吞咽动作能够激发患者的兴趣，减少疲惫感，且每次检测时间在患者耐受的情况下可长于VFSS；可了解透视中无法显影的鼻咽部、喉部的结构改变；直视下评估舌体和咽部收缩的对称性。FEES设备携带方便，可床边检查，使用率高；此外，FESS能反映杓会厌部的感觉功能或功能不全，同时反映口咽对食团的感觉程度。

VFSS和FEES各有所长，结合病例和技术条件可选择性应用，有条件的单位推荐二者结合应用，优势互补。

第三节 吞咽障碍的康复护理指导

一、康复锻炼

促进吞咽功能恢复的方法旨在通过改善生理功能来提高吞咽的安全性和有效性。如提高吞咽肌肉的收缩力量、速率和协调能力，以达到安全有效地吞咽。专家推荐的训练与治疗手段包括：口腔感觉训练、口腔运动训练、吞咽功能训练、膳食搭配、直接摄食训练、低频电刺激疗法、表面肌电生物反馈训练疗法、食管扩张术、通气吞咽说话瓣膜的应用、神经调控技术等。

（一）口腔感觉训练

这是针对口腔期吞咽障碍患者的口腔浅深感觉反射异常设计的一系列训练技术，旨在帮助改善口腔器官的各种感觉功能。目前行之有效的口腔感觉训练技术包括以下几种，临床实践效果满意。

1. 冷刺激训练 冰棉棒刺激或冰水漱口是一种特别的感觉刺激，适用于口腔感觉较差的患者。

2. 嗅觉刺激训练 嗅觉刺激训练多用芳香味刺激物，故又称芳香疗法。芳香疗法是通过芳香物质中的小分子物质（芳香小分子）刺激嗅觉来达到对嗅觉的调节及对嗅觉信息传递的促进作用，包括黑胡椒刺激、薄荷脑刺激等。

3. 味觉刺激训练 舌的味觉是一种特殊的化学性感觉刺激，通常舌尖对甜味敏感，舌根部感受苦味，舌两侧易感受酸味刺激，舌体对咸味与痛觉敏感。将不同味道的食物放置于舌部相应味蕾敏感区域，可以增强外周感觉的传入，从而兴奋吞咽皮质，改善吞咽功能。

4. 口面部振动刺激训练 用改良的振动棒刷擦口腔内颊部、舌部或面部，给予这些部位深感觉刺激，可以提高口颜部的运动协调能力。振动棒的刺激范围较手工操作刺激广，振动频率和强度可随时调节，适用于不同年龄段的吞咽障碍患者。

5. 气脉冲感觉刺激训练 通过气流冲击刺激口咽腔黏膜诱发吞咽反射，提高口咽腔黏膜敏感性，加快吞咽启动。与电刺激相比，气体刺激患者无不适感，且无误吸风险，安全性高，尤其适用于因严重认知障碍不能配合其他训练的患者。

6. 冰酸刺激训练 吞咽前在腭舌弓给予冰酸刺激，可以提高口咽对食团知觉的敏感度，减少口腔过多的唾液分泌，并通过刺激脑干的激活系统，提高对食物的感知和对进食吞咽的注意力。本训练适用于口腔温度觉和味觉较差的患者。

7. K点刺激训练　K点位于后磨牙三角的高度,腭舌弓和翼突下颌帆的凹陷处。可选择专用的小勺、普通棉棒或手指等方法刺激该点。目的是促进张口和诱发吞咽反射,适用于上运动神经元损伤后张口困难的患者,对于认知障碍及理解力下降的患者也适用。

8. 深层咽肌神经刺激疗法　该方法利用一系列的冰冻柠檬棒刺激咽肌,改善咽喉的感觉运动功能。刺激时着重强调3个反射区:舌根部、软腭、咽上缩肌和咽中缩肌,达到强化口腔肌肉功能与咽喉反射的目的。

(二)口腔运动训练

1. 口腔器官运动体操　可以加强唇、舌、上下颌的运动控制、稳定性、协调性及力量,提高进食咀嚼的功能。

(1)口、唇、舌及上下颌运动(视频4-6):根据患者的情况,先利用单字单音进行康复训练,如发"a""yi""wu""f""v""k""g""t""d"等音,然后练习缩唇、微笑、伸舌、舔左右口角、舔上下唇、挤压硬腭等动作,再把口唇运动运用到日常生活中,练习吹蜡烛、吹口哨、吹气球等动作。每个动作重复20次。

视频 4-6　口、唇舌及上下颌运动

(2)颊肌、喉部运动(视频4-7):示范并嘱患者做张口、闭口、鼓腮、示齿、咀嚼、吸吮等运动。

(3)屏气-发声运动(视频4-8):示范并嘱患者坐在椅子上,双上肢双肩前屈90°向前推桌子或双手支撑椅面做推压运动和屏气,然后,突然松手,发"ha"音。

(4)声门上吞咽法(视频4-9):示范并嘱患者做深吸气-屏气-吞咽-咳嗽这一系列动作。

视频 4-7　颊肌、喉部运动

视频 4-8　屏气 - 发声运动

视频 4-9　声门上吞咽法

2. 舌抗阻反馈训练　通过应用舌抗阻反馈训练装置改善舌流体静压,提高舌活动能力的一种训练方法。常用工具有美国爱荷华口腔行为仪(IOPI)等,也可以使用带有水囊的自制导管。这是一种将患者舌的抗阻上抬能力通过压力值直观地显示出来的正反馈训练技术。

3. 舌肌的康复训练　使用舌肌康复训练器(吸舌器)被动牵拉或在舌活动时施加助力和阻力,提高舌肌力量。不仅用于牵拉舌,也可在唇、舌、面颊部等肌肉运动、感觉训练中使用。

4. Masako训练 吞咽时，通过对舌的制动，使咽后壁向前运动，与舌根部相贴近，增加咽的压力，加快食团推进。可增加舌根的力量，延长舌根与咽喉壁的接触时间，促进咽后壁肌群代偿性向前运动。

5. Shaker训练 又称抬头训练，目的是提高食管上段括约肌开放的时间和宽度，促进清除吞咽后因食管上段括约肌开放不全而残留于咽部的食物。

综上所述，口腔感觉和运动训练适应证包括：①唇闭合障碍、张口障碍、舌无力无法伸出唇外、软腭上抬幅度不足等运动障碍；②口腔感觉障碍；③流涎、食物在口腔弥散而不能形成食团、食物无法被运送到咽部等口腔期吞咽障碍。强化感觉刺激通过增加脑干吞咽中枢的感觉信息输入，更早触发吞咽活动，对吞咽的启动和调节至关重要。

（三）吞咽功能训练

1. 声门上吞咽法 深吸气后屏气，维持屏气状态，吞咽（吞咽时仍需维持屏气），吞咽后立即咳嗽以清除咽部残留物。

2. 超声门上吞咽法 深吸气，紧紧地屏气，吞咽并维持用力屏气，吞咽完立即咳嗽。

3. 用力吞咽法 吞咽时用力挤压舌及所有的咽部肌肉，让舌在口中沿硬腭向后的每一点及舌根部都产生压力。

4. 门德尔松吞咽法 将拇指和示指放在甲状软骨处；吞唾液数次，感受喉结上下移动的感觉；再次吞咽，并用手尝试让喉结维持在最高处；维持数秒，不要让喉结掉下来；放松，并重复数次。

不同原因导致的吞咽障碍，应选择有针对性的方法进行治疗（表4-5）。

表4-5 吞咽方法及其适用的吞咽异常类别和原理

吞咽方法	适用的吞咽异常类别	原理
声门上吞咽法	声带闭合不足或延迟	借由主动屏气使声带在吞咽前或吞咽时闭合
	咽期吞咽延迟	延迟前或延迟时关闭声带
超声门上吞咽法	呼吸道入口闭合不足	用力屏气可使杓状软骨向前倾，于吞咽前或吞咽时关闭呼吸道入口
用力吞咽法	舌根部后送不足	增加舌根部向后的移动
门德尔松吞咽法	喉部移动不足	移动喉部以开启食管上段括约肌，延长喉部上抬时间以增加食管上段括约肌开启的时长
	吞咽不协调	使咽期吞咽的时间控制正常化

（四）膳食搭配

1. 食物性状　根据吞咽障碍的程度及阶段，本着先易后难的原则来选择食物的性状。食物性状一般分为五类：稀流质，浓流质，糊状，半固体如软饭，固体如饼干、坚果等。应将食物加工成密度均匀、黏性适当、不易松散、通过咽和食管时易变形且很少在黏膜上残留的状态。

2. 不同性状食物的调配　由于吞咽障碍患者对食物性状、种类要求较高，需要对食物进行特殊调制。可选择增稠剂进行食物调配。增稠剂有淀粉类增稠剂和黄原胶类增稠剂等，并有灌装、袋装等多种包装形式。

3. 吞咽障碍的不同时期对食物的要求　首选糊状食物（图4-1）进行训练。

（1）口腔准备期障碍的患者采用菜泥、水果泥（图4-2）和浓汤进行训练，必要时还需使用长柄勺或长注射器将食物放在健侧舌后部或健侧颊部，以利于食物吞咽。

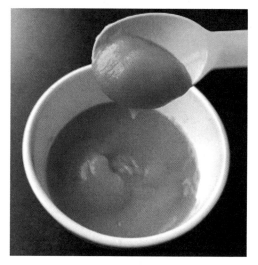

图4-1　糊状食物

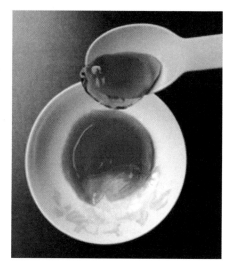

图4-2　水果泥

（2）口腔推送期障碍的患者采用较软的食物（图4-3）和浓汤。

（3）咽期障碍的患者采用果蔬泥和湿润光滑的软食，避免食用饼干、干面包等有碎屑的食物。

（4）食管期障碍的患者采用软食、湿润的食物（图4-4）；避免麻团、年糕、糍粑等高黏性食物和干燥的食物。

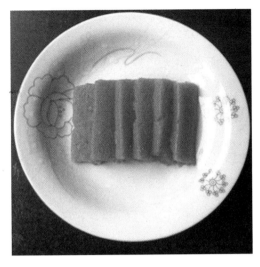

图4-3　软食物

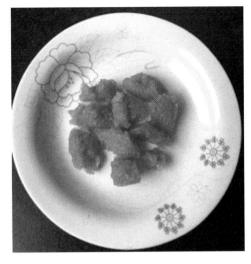

图4-4　湿润的食物

（五）直接摄食训练

1. 进食环境　存在吞咽障碍的患者需在安静环境下进食，以免分心。进餐时禁止讲话，否则会影响吞咽。

2. 进食体位与姿势　因人因病情而异设计进食体位，开始训练时应选择既有代偿作用又安全的体位。对于不能采取坐位者，应采用仰卧位，躯干抬高30°，头部前屈，偏瘫侧肩部以枕垫起，照顾者位于患者健侧训练患者进食。随病情好转应尽早采用端坐、躯干略前倾体位，坐于餐桌前进食。

3. 食物调配及选择　应选择容易吞咽而又不引起误吸的食物：①首选糊状食物；②可根据吞咽障碍部位选择适当食物并进行合理配制；③食物不能放置过久，否则容易变稀，导致呛咳。

4. 进食速度及餐具的选择　为减少误吸的危险，应调整进食速度，前一口吞咽完成后再进食下一口，避免两次食物重叠入口。餐具以边缘钝厚、柄较长、容量5~10 mL的匙羹为宜。

5. 一口量　即最适于吞咽的每次摄食入口量，正常人约为20 mL。护士协助患者采用容量约5~10 mL的匙子，先以3~4 mL一口量，同时结合声门上吞咽方法试行进食，如无呛咳，可酌情增加至5 mL、10 mL。注意调整合适的进食速度，第一口吞咽完成后再进食下一口，避免两次食物重叠入口的现象。

6. 吞咽方式（视频4-10）

（1）侧方吞咽：指导患者分别向左、右侧转头，做侧方吞咽，除去梨状隐窝部的残留食物。

（2）空吞咽：指导患者每次进食吞咽后，反复做几次空吞咽，使食团全部咽下，然后再进食，除去咽部残留食物，防止误吸。

（3）交替吞咽：指导患者每次进食吞咽后饮1~2 mL水，既有利于刺激诱发吞咽反射，又能除去咽部残留食物。

（4）点头样吞咽：指导患者颈部尽量前屈，状似点头，同时做空吞咽动作，可去除会厌谷残留食物。

（5）低头吞咽：指导患者在颈部尽量前屈的姿势下吞咽，以保护气道；收窄气管入口，咽后壁后移，使食物尽量离开气管入口处，防止误吸。

视频 4-10 吞咽方式

7. 进食后的记录 记录进食情况，患者进食的分量少于一半时，应记录所进食物或液体的分量及原因。同时观察患者是否有发热、咳嗽、咳痰、呼吸困难等。

（六）低频电刺激疗法

体表的低频电刺激只能作为吞咽障碍治疗的辅助手法，因其并无循证依据支持的效果，不提倡广泛使用。目前使用较多的有神经肌肉电刺激、经皮神经电刺激、手持式感应电刺激等。

1. 神经肌内电刺激 包括通过刺激完整的外周运动神经来激活其所支配肌肉的电刺激和直接激活去神经支配的肌肉纤维的电刺激，主要治疗目标是强化肌肉力量及进行感觉刺激，帮助恢复喉上抬运动控制，延缓肌肉萎缩，改善局部血流。电极的贴敷位置非常重要，贴敷位置不当会影响治疗的效果。

2. 经皮神经电刺激 一般为便携式刺激器，应用于体表，刺激感觉神经，用于吞咽障碍患者可以提高吞咽的安全性。

3. 手持式感应电刺激 感应电流是利用电磁感应原理产生的一种双相、不对称的低频脉冲电流。采用手持式电棒结合感应电刺激，通过移动电极刺激舌内肌群、软腭、咽肌等传统电刺激无法刺激的部位，能改善患者的舌骨运动范围和降低误吸风险。目前，手持式感应电刺激法在国内的主要应用对象是以肌力下降为主的延髓麻痹和鼻咽癌放疗后吞咽障碍患者，以及吞咽延迟或吞咽反射消失等患者。

（七）表面肌电生物反馈训练

吞咽动作是口腔、咽部和喉部许多小肌肉复杂的协调运动过程，直接观察这些复杂的肌肉运动比较困难。通过电子仪器记录口、咽、喉部表面肌肉的肌电信号，以视觉、听觉信号等方式显示并反馈给患者，患者根据这种反馈信号及治疗师的语言提示，学会控制这些肌肉的活动，可以训练并提高吞咽肌群的力量和协调性。

对于依从性较好的吞咽障碍患者，表面肌电生物反馈训练有较多的循证支持，配合用力吞咽或门德尔松吞咽法，效果更好。

（八）食管扩张术

目前的治疗方法包括改良的导管球囊扩张术、内镜下扩张术、胃咽橡胶梭子扩张术和食管支架扩张术，分别适用于环咽肌或贲门失弛缓症，食管良性狭窄如先天性狭窄、手术后吻合口狭窄、化学灼伤性狭窄、肿瘤放疗后单纯瘢痕性狭窄、消化性狭窄等引起的吞咽障碍的治疗。

1. 改良的导管球囊扩张术　用适当大小的球囊导管经鼻孔或口腔插入食管，在食管入口处，用分级注水或注气的方式充盈球囊，通过间歇性扩张环咽肌，激活脑干与大脑的神经网络调控，恢复吞咽功能，主要应用于神经疾病导致的环咽肌功能障碍患者。现已发展为经口、经鼻两种途径扩张，有主动、被动扩张之分。具有诱发吞咽动作、训练吞咽动作的协调性、强化吞咽肌群的力量、刺激咽喉部及环咽肌的感觉、扩大环咽肌直径的作用。

改良的导管球囊扩张术相当安全可靠，成本低廉，操作简单，患者依从性高，大量临床实践表明疗效肯定。尽管医生、护士、言语治疗师均可操作，但要获得较好的疗效，严格掌握适应证很有必要；作为一种适宜治疗技术，应避免泛用、误用及滥用。

（1）经鼻球囊扩张：适应证包括以下几方面。①患者存在环咽肌失弛缓症或吞咽动作不协调；②鼻腔黏膜及咽腔黏膜完整，无充血水肿；③舌、软腭、咽及喉无进行性器质性病变。

（2）经口球囊扩张：适应证基本同经鼻球囊扩张，但更适用于咽反射减弱或缺失的患者。

（3）主动球囊扩张：适用于脑损伤后吞咽障碍的患者，并不局限于环咽肌失弛缓症，训练目的是加强吞咽动作的协调性。

2. 内镜下扩张术　适用于病变程度较轻、范围局限的狭窄，包括内镜下探条扩张法和内镜下球囊扩张法。内镜下扩张术并发症较多，注意术中切忌操作粗暴。

3. 胃咽橡胶梭子扩张术　适用于儿童食管腔内有2个或以上化学灼伤性狭窄，内镜下直接扩张和球囊扩张均十分困难者。注意逆行扩张法向上牵拉丝线时，操作应在口咽进行，以防舌根损伤。此法应每周更换丝线，以免断线后重新放置困难。

4. 食管支架扩张术　上述扩张治疗无效或食管癌不能接受手术治疗者，可安放记忆合金材质的食管支架，改善吞咽障碍和营养问题。

（九）通气吞咽说话瓣膜的应用

在气管切开患者中，在气管套管口安放一个单向通气阀，吸气时瓣膜开放，吸气末瓣膜关闭；呼气时气流经声带、口鼻而出，改善吞咽和说话功能。这种装置称之为通气吞咽说话瓣膜，简称说话瓣膜。除直接恢复语言交流外，它还具有下列作用：①改善咳嗽反射——上呼吸道有气流通过，可改善呼吸道的感觉功能，使患者能感受到分泌物的存在，并意识到必须清除；②提高嗅觉和味觉功能——呼气时气流流经鼻腔或口腔，可刺激相应的嗅觉和味觉感受器，从而提高嗅觉和味觉的功能；③提高呼吸功能——安装说话瓣膜后，可进行正常咳嗽和呼吸训练，减少肺部感染，加快拔除气管套管的进程；④改善患者的焦虑和躁动等心理障碍。

1. 适应证　①患者清醒且有恢复语言交流的愿望；②需要吞咽治疗的患者，如神经系统疾病患者；③没有明显气管阻塞的双侧声带麻痹患者；④闭合性头颅损伤或创伤，不能耐受全部堵住气管套管开口的患者。

2. 在下列情况下禁用或慎用　①意识障碍；②不能放置单向通气阀的带气囊的套管；③气囊为泡沫气囊的套管；④严重的气道梗阻；⑤喉切除术或喉气管分离术后；⑥气管套管周围不能通过气流；⑦分泌物较多；⑧有严重的误吸危险；⑨肺顺应性严重下降。

长期留置气管套管给患者说话、吞咽、功能活动、护理等康复治疗与临床治疗带来很大的影响，通气吞咽说话瓣膜为拔除气管套管创造了条件。通气吞咽说话瓣膜的使用必须依靠康复团队的合作；对于使用呼吸机的患者，要早期使用通气吞咽说话瓣膜（24~72小时），这是撤机成功的关键；撤机后佩戴通气吞咽说话瓣膜，呼吸、咳嗽与吞咽训练同步进行；要提高使用通气吞咽说话瓣膜的质量，使用者家属必须经过正规训练，做到随时评估并及时解决常见问题。

（十）神经调控技术

重复经颅磁刺激、经颅直流电刺激等，通过改变脑的兴奋性诱导脑可塑性的变化，结合吞咽训练对吞咽功能的恢复有效，目前正处于临床研究与初步应用阶段，值得关注与尝试。

在各种提高吞咽功能训练的方法中，主动性、个体化治疗方案十分重要，几种治疗方法联合应用效果会更好。

二、康复护理

（一）口腔护理

口腔护理的目的是保持口腔处于一种舒适、洁净、湿润的状态。有效的口腔护理要求清洁整个口腔黏膜、牙齿、舌、齿颊沟及咽喉部。常用的口腔护理方法如下。

1. 含漱法　适应于洼田饮水试验诊断Ⅲ级以下的吞咽障碍患者，嘱患者选择适宜的漱口液进行漱口。

2. 传统特殊口腔护理　针对气管插管患者进行口腔清洁，避免误吸。由双人操作，一人固定插管与患者前额，另一人清洁口腔。

3. 负压冲吸式刷牙法　适用于昏迷、气管插管、气管切开或洼田饮水试验诊断Ⅱ级以上的吞咽障碍患者。由护士操作，用冲吸式口腔护理吸痰管的进水腔冲洗口腔，冲洗后及时通过吸水腔将冲洗液吸走，硅胶毛刷在口腔内不断刷洗。

4. 冷热口腔刷洗　此方法是通过对患者口腔肌群的冷、热刺激，在清洁口腔的同时，早期介入口腔运动，有效地促进舌肌、颊肌、咀嚼肌及咽喉部肌群的训练。建议康复护理专业人员优先推广使用。

唾液分泌减少或增多、口腔内自净能力下降、食物残渣存留、定植菌不能有效清除等，都是误吸所致吸入性肺炎的影响因素，应采取切实有效的措施保障口腔卫生。

（二）饮食护理和管道护理

吞咽障碍患者需要接受规范的膳食营养管理，以便降低经口进食难度，尽早实现经口进食，改善营养状况，减少吞咽时的残留，防止误吸，减少管饲喂养的比例和时间。根据患者的吞咽功能、营养状态和医师、治疗师的建议，为患者选择合适的进食途径，包括持续置管注食、间歇置管注食、治疗性经口进食，并给予相应的饮食护理和管道护理。

1. 持续置管注食的护理　对不能经口进食的患者通过管饲提供营养物质、水分以及药物，维持患者营养和治疗的需要。置管种类包括鼻胃管、鼻空肠管、胃造瘘管等，可根据患者的病情、置管时间等合理选择。护理重点：置管操作的标准化；管道平时的维护（如保持有效固定和通畅）、观察和记录；管饲流质食物种类的合理搭配；注食量、速度、温度、次数等的把控；常见并发症如腹泻、反流、鼻黏膜损伤、胃造瘘口出血和肉芽生成等的预防和护理。

2. 间歇置管注食的护理　间歇性插管可使消化道维持正常的生理功能，促进吞咽功能的恢复，手法简单、安全，且不会对皮肤黏膜造成压迫，可避免长期置管所致的呃逆及反流性疾病等，减轻了重病感，不影响患者的吞咽训练及日常活动。护理重点：置管操作的标准化，可培训有条件的家属和患者学会插管和注食；注意管饲流质食物的种类合理搭配；注食量与持续置管相比，可适当增加；注食频率根据患者营养和消化情况每天4~6次，每次注食的量200~400 mL。

3. 治疗性经口进食的护理　根据吞咽障碍患者临床评估和仪器检查的结果，结合语言治疗师的意见进行。

（1）为患者选择和调配合适的食物种类和性状，以均衡营养为主，可适当考虑特殊营养成分的补充，如肠内营养素等。

吞咽障碍患者理想的食物性状：密度均匀，黏度适当，有一定硬度，不易松散，顺滑，通过咽部时易于变形且不易残留。食物质地应根据吞咽障碍的程度，本着先易后难的原则来选择，糊状食物不易误吸，液状食物容易误吸；进食顺序是先糊状食物，吞咽功能明显改善后逐渐过渡到软饭等食物，最后可进食普通食物和液体食物。

吞咽障碍患者选择食物的策略：①降低固体食物的咀嚼难度，使吞咽障碍患者可以经过少量咀嚼或不咀嚼即可将食物吞咽；②减缓流体食物的流动速度，使得吞咽障碍患者可以有足够的时间协调吞咽肌群的收缩和舒张，及时封闭呼吸通道和打开食物通道，以免误咽或误吸；③改变固体食物的质地或者调整液体食物的黏度以利患者的膳食安全，保证充分地摄取食物和水分进而避免吸入性肺炎以及营养不良；④降低各种感染的发生率。需注意，吞咽障碍患者不推荐使用未经食物增稠剂加工处理的米糊、芝麻糊等糊状食物，这些食物容易残留于口咽部造成误吸或者隐性误吸，进而加大吸入性肺炎的风险。

（2）为患者选择适宜的餐具和环境：根据患者的功能情况尽量选用适宜、得心应手的餐具，包括羹匙、碗、杯子、吸管等，有利于顺利地完成进食。

（3）指导患者进食：包括进食姿势、食物的调配、一口量、进食方式的调整等，确保安全有效进食，减少营养不良发生的机会。

（4）对患者经口进食过程严密观察并记录。

（三）误吸的预防

1. 管道固定　对于置管注食患者确保喂养管位置正确，避免因管道误入气管导致的误吸。

2. 胃残余量判断　胃残余量过多可增加反流和误吸的危险，可通过回抽胃内容物来确定胃残余量。

3. 体位　注食或进食时尽量选择坐位或半卧位，抬高床头至少30°。

4. 窒息的紧急处理　在患者进餐时，应注意辨识窒息的先兆；一旦发生窒息，及时给予有效处理，如海姆立克急救法（视频4-11）。及时清除口腔内分泌物，避免口腔残留物导致再次误吸或下行感染；当患者从管饲进入到治疗性经口进食阶段时，护士必须严格把控，谨慎地逐步调整治疗计划，防止误吸和反流；尤其要注意进食环境、进食姿势和体位、一口量、食物选择和调配、喂食中误吸防护等。

视频4-11　海姆立克急救法

（四）吞咽困难合并气管切开的管理

气管切开后气管套管的安装限制喉部上抬，影响声门压力，会导致咽期吞咽障碍；气囊给喉部和食管带来的物理刺激还会引起分泌物增加等问题。因此，对已施行气管切开的摄食、吞咽障碍患者来说，训练前应抽出限制喉部运动的气管套管气囊中的空气，清洁口腔，然后再充分进行口唇及舌部运动、呼吸和排痰的训练。当病情有所改善，排痰量减少，能用力咳痰时，在充分评估后，应尽早拔掉气管套管。

（五）服药的管理

吞咽障碍的患者服药时往往存在一定困难，即使通过鼻饲管和胃造瘘管送药也有一定的内在问题。通常采用的方法是将药物碾碎，用水溶化，然后经过鼻饲管或者胃造瘘管送入胃内，也可以采取改变药物质地和给药途径的方法。但并不是所有药物都适合碾碎后服用，因为这样可能会改变药物的药代动力学或者效能。将几种药物在一个碾钵中碾碎混合并一起服用，也可能造成药物之间的相互作用。因此，管理吞咽障碍的患者时，应该咨询医院内药师或药物信息中心，寻求最适当、最安全的给药方法。

能部分经口进食的患者服用药片或胶囊时，可选择凝胶（常用的如"和药顺"）包裹后送服以确保药物的治疗作用与进食安全。

（六）健康教育

良好的居家照护需要知识的武装与技能支持，缺乏护理常识的照顾可能适得其反。住院期间对照顾者做好防误吸知识及基本护理技能指导是必不可少的。应强调从入院起就为患者量身定制出院计划的重要性。出院计划包括护理教育和技能培训两大部分内容，如自我管理能力、家属的照顾能力培训等。

第四节　吞咽障碍的营养支持

吞咽障碍患者因摄食量减少而导致营养素摄入不足，是营养不良的独立危险因素。同时营养不良对吞咽功能也存在不利影响，吞咽时高度协调的肌肉活动取决于中枢神经系统的调节，营养不良可使肌肉量和肌纤维直径减少以及肌纤维收缩力和松弛速度受损，造成运动神经传导速度降低，增加中枢和周围神经的空泡化、色素溶解和纤维蛋白溶解，会进一步加剧吞咽功能的下降。

营养状况是临床结局的独立预后因素，它与死亡率、并发症发生率、住院时间、住院费用及生活质量等临床结局密切相关。因此，吞咽障碍患者一经确诊，即应进行营养风险筛查，发现患者存在营养风险，进一步做营养状况评估，对于有适应证的患者给予合理的营养支持。

一、营养风险筛查

老年人出现营养风险的迹象并不明显，可以用一些营养风险筛查工具进行监测。2002年，欧洲肠外肠内营养学会发表了一种新的营养评定工具——"营养风险筛查"（NRS-2002）量表（表4-6）。它结合了四方面的内容：人体测量［使用体重指数（BMI）］、疾病结局与营养支持的关系、近期体重变化和近期营养摄入变化。疾病严重程度评分+营养状态受损评分+年龄评分（表4-7），得分≥3分判断为有营养风险。

表4-6 NRS-2002的初筛表

问题	是	否
体重指数（BMI）是否小于18.5 kg/m^2		
最近3个月内患者的体重是否减轻		
患者在过去的1周内是否有摄食减少		
患者的病情是否严重（如在重症监护中）		

注：如果任何一个问题回答"是"，则按照4-7表进行最终筛查。如果回答"否"，每隔一周要重新进行筛查。如果患者安排大手术，则要考虑预防性的营养治疗计划，以避免大手术伴随的风险。

表4-7 NRS-2002的最终筛查表

营养状态受损评分	
0分	正常营养状态
1分	a. 3个月体重丢失≥5%；b. 食物摄入为正常需要量的50%~75%
2分	a. 2个月体重丢失>5%；b. 食物摄入为正常需要量的25%~50%；c. BMI<20.5 kg/m^2
3分	a. 1个月体重丢失>5%；b. 食物摄入为正常需要量的25%以下；c. BMI<18.5 kg/m^2
疾病严重程度评分	
0分	正常营养状态
1分	a. 髋骨骨折；b. 慢性疾病有并发症；c. 慢性阻塞性肺疾病；d. 血液透析；e. 肝硬化；f. 糖尿病；g. 一般恶性肿瘤
2分	a. 腹部大手术；b. 脑卒中；c. 重度肺炎；d. 血液恶性肿瘤
3分	a. 颅脑疾病；b. 骨髓移植；c. 急性生理学和慢性健康状况评价Ⅱ＞10分的ICU患者
年龄评分	
0分	年龄<70岁
1分	年龄≥70岁
总分：	
评分标准	总分≥3分：患者有营养不良的风险，应进行营养干预

二、营养状况评估

对存在营养风险的吞咽障碍患者应及时评估机体的营养状况，为制订合理的营养支持计划提供依据。在临床工作中应尽量采取综合的评估方法，内容包括膳食调查、与营养相关的疾病史和药物史及营养相关临床症状、人体测量等。

（一）膳食调查

采用膳食频次调查表了解主、副食摄入量，还包括日常摄入习惯、营养补充剂服用情况等。

（二）疾病和用药史及营养相关临床症状

了解与营养和吞咽功能相关的既往病史（如2型糖尿病、神经系统疾病、近期手术等情况）、药物史（如服用华法林、质子泵抑制剂、维生素制剂等情况）和营养相关临床症状（消化道症状、咀嚼功能、吞咽功能、义齿适应度等）。

（三）人体测量

人体测量和人体成分分析既可评价营养状态，又能对干预效果进行监测。人体测量包括身高、体重、体重指数、近期体重变化、小腿围、皮褶厚度等。人体测量属于非创伤性检查，结果容易获得，但准确性受水肿、肥胖和皮肤弹性的影响。人体成分分析包括瘦组织、脂肪组织、身体水分含量及其分布等，主要方法有生物电阻抗法、双能X线吸收法和核磁共振法等。

（四）实验室指标

常用的营养状况指标包括以下内容。

1. 血清白蛋白　正常范围35~45 g/L，半衰期为16~20天，<35 g/L为低于正常范围。

2. 转铁蛋白　正常范围2~4 g/L，半衰期为8~10天。

3. 血清前白蛋白　正常范围250~400 mg/L，半衰期为2~3天，<180 mg/L为低于正常范围。

4. 视黄醇结合蛋白　正常范围26~76 mg/L，半衰期为10~12小时。

5. C反应蛋白（CRP）　正常范围 0.068~8.2 mg/L。当处于感染和炎症期，建议同时检测C反应蛋白。

由于住院患者在应激状况下，分解代谢亢进，短时间内即可出现血浆蛋白浓度降低，半衰期较长的白蛋白和转铁蛋白可反映人体内蛋白质的亏损；而半衰期短、代谢量少的血清前白蛋白和视黄醇结合蛋白则更敏锐地反映蛋白质的营养状况，因而可反映短期营养支持的效果。

（五）其他指标

1. 肌力　可用握力反映上肢肌肉的力量和功能，与骨骼肌增长和减少有密切关系，可用于长期随访。

2. 生活质量　生活质量可以反映营养功能的变化，是综合评估患者病理、心理和生理情况的重要指标。

三、营养支持的目标

在充分评估患者的营养状况后，需要对吞咽障碍患者的营养需求提出要求，并进行相应的营养管理，使得患者达到或维持正常的营养状态。

1. 能量　不同疾病阶段，给予的能量目标是不同的。对于病情平稳的吞咽障碍患者，总能量可按105~125 kJ/kg计算；对于重症、病情不稳的患者，可适当减少热量至标准热量的80%左右。对于有严重营养不良者，尤其是长期饥饿或禁食者，应严格控制起始喂养目标量，逐渐增加营养素摄入（包括肠内和肠外途径），预防再喂养综合征。

2. 蛋白质　蛋白质目标需要量为1~2 g/（kg·d）。伴有慢性肾病患者，非替代治疗期间，蛋白质目标需要量为0.6~0.8 g/（kg·d），强调补充优质蛋白质。

3. 碳水化合物　《中国居民膳食营养素参考摄入量（2013版）》推荐健康人碳水化合物摄入量占总能量的50%~65%，疾病状态时可适当增减。

4. 水　水是膳食的重要组成部分，是一切生命必需的物质。人对水的需要量与体重、热量消耗成正比，水的参考摄入量为30 mL/（kg·d），疾病状态时适当增减。

四、营养不良的五阶梯治疗

营养不良治疗的基本要求应该是"四达标"，即满足能量、蛋白质、液体及微量营养素的目标需要量；最高目标是调节异常代谢、改善免疫功能、控制疾病（如肿瘤）、提高生活质量、延长生存时间。营养支持途径遵循"三个优先"的原则：饮食优先、口服途径优先、肠内营养优先。营养不良的规范治疗应遵循五阶梯模式（图4-5）。

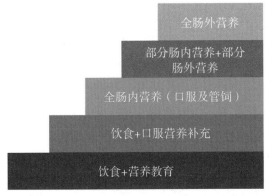

图4-5　营养不良的五阶梯治疗

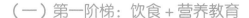

（一）第一阶梯：饮食 + 营养教育

饮食+营养教育是所有营养不良患者（不能经口摄食的患者除外）首选的治疗方法，是一项经济、实用而且有效的措施，是所有营养不良治疗的基础。吞咽障碍轻度营养不良患者使用第一阶梯治疗即可完全治愈。营养教育包括营养咨询、饮食指导及饮食调整。在详细了解患者营养不良严重程度、类别及原因的基础上，提出针对性的、个体化的营养宣教、饮食指导及饮食调整建议，如调整饮食结构，增加饮食频次，优化食物加工制作，改善就餐环境等。还应该积极与患者及其亲属讨论营养不良的家庭、社会、宗教信仰及经济原因，与相关专家讨论导致营养不良的疾病以及心理、生理问题，如疼痛、厌食、吞咽困难、药物影响等，寻求解决营养不良的办法。

（二）第二阶梯：饮食 + 口服营养补充

饮食+口服营养补充是指除了正常食物以外，补充性经口摄入特殊医学用途（配方）食品。口服营养补充是以特殊医学用途（配方）食品经口服途径摄入，补充日常饮食的不足。如果吞咽障碍患者经过饮食+营养教育不能达到目标需要量，则应该选择饮食+口服营养补充。其效果已经得到大量研究证实，可以缩短住院时间、节约医疗费用，减少30天再次入院的风险。

（三）第三阶梯：全肠内营养

全肠内营养特指在完全没有进食条件下，所有的营养素完全由肠内营养制剂提供。吞咽障碍患者在饮食+口服营养补充不能满足目标需要量时或者完全不能饮食的条件下，全肠内营养是理想选择。

肠内营养是指经消化道提供全面的营养素的营养支持方式，包括口服和管饲两种方法。多数患者因经口摄入受限或不足而采用管饲，有经鼻置管和造瘘管两种输注途径。具体途径的选择取决于患者疾病情况、喂养时间长短和胃肠道功能等。经鼻置喂养管进行肠内营养简单易行，是临床上使用最多的方法，适用于短期（<2~3周）营养支持的患者；经造瘘管进行肠内营养适用于长期营养支持的患者，可采用手术或经皮内镜辅助放置胃/空肠造瘘管。经胃喂养的容量大，对营养液的渗透压不敏感，适合各种完全型制剂配方营养液。若患者存在胃功能不良、排空障碍或各种原因导致误吸风险较大，宜选择经肠途径的喂养。在食管完全梗阻的条件下，优先选择胃、肠造瘘。

肠内营养的优点：①营养物质经肠道和肝门静脉吸收，能很好地被机体利用，符合生理过程；②维持肠黏膜细胞的正常结构，保护肠道屏障功能；③严重代谢并发症少，安全、经济。因此，凡具有肠道功能者应首选肠内营养。

（四）第四阶梯：部分肠内营养＋部分肠外营养

如果全肠内营养不能满足吞咽障碍患者目标需要量，应该选择部分肠内营养+部分肠外营养，或者说在肠内营养的基础上补充性增加肠外营养。尽管完全饮食或完全肠内营养是理想的方法，但是在临床实际工作中部分肠内营养+部分肠外营养是更现实的选择。部分肠内营养与部分肠外营养两者提供的能量比例没有一个固定值，主要取决于肠内营养的耐受情况，肠内营养耐受越好，需要肠外营养提供的能量就越少，反之则越多。不同能量密度的工业化多腔袋小容量肠外营养制剂为临床部分肠外营养的实施提供了极大的便利。对进展期肿瘤患者实施部分肠外营养有助于减轻放化疗毒副反应，提高治疗耐受力，延长生存时间，提高生活质量。

（五）第五阶梯：全肠外营养

吞咽障碍患者在肠道完全不能使用的情况下，全肠外营养是维持患者生存的唯一营养来源。肠外营养最合理的方式是使用"全合一"，即将各种营养物质包括脂肪乳、氨基酸、葡萄糖、多种维生素及微量元素等科学地混合配制于同一容器内，同时输注给患者。"全合一"营养液符合人体生理吸收模式，营养物质能被充分利用，使患者在不能摄入和吸收但又要承受严重创伤或复杂手术的情况下，仍能维持良好的营养状况。

吞咽障碍患者营养不良治疗的五个阶梯实际上也是营养不良治疗的五种手段或方法，其中，营养教育是所有营养不良患者的基础治疗措施，是第一选择；饮食+口服营养补充是居家患者最多的选择；部分肠内营养+部分肠外营养是围手术期患者最现实的选择。对营养不良的治疗来说，第一阶梯（饮食+营养教育）是理想的选择，第四阶梯（部分肠内营养+部分肠外营养）是现实的选择，第五阶梯（全肠外营养）是无奈的选择。这五个阶梯既相互连续，又相对独立。一般情况下，应该遵循阶梯治疗原则，由下往上依次进行；但是阶梯与阶梯之间并非不可逾越，患者可能由第一阶梯直接进入第三阶梯，而且不同阶梯常常同时使用，如饮食+营养教育+口服营养补充+部分肠外营养。我们应该根据患者的具体情况，对吞咽功能患者进行个体化的营养治疗。

参考文献

［1］中国吞咽障碍康复评估与治疗专家共识组. 中国吞咽障碍评估与治疗专家共识（2017年版）：第二部分　治疗与康复管理篇［J］. 中华物理医学与康复杂志，2018，40（1）：1-10.

［2］中国吞咽障碍康复评估与治疗专家共识组. 中国吞咽障碍评估与治疗专家共识（2017年版）：第一部分　评估篇［J］. 中华物理医学与康复杂志，2017，39（12）：881-892.

［3］中国吞咽障碍膳食营养管理专家共识组. 吞咽障碍膳食营养管理中国专家共识

（2019版）［J］.中华物理医学与康复杂志，2019，41（12）：881-888.

［4］中国老年保健医学研究会老龄健康服务与标准化分会，《中国老年保健医学》杂志编辑委员会，北京小汤山康复医院.中国社区吞咽功能障碍康复护理与照护专家共识［J］.中国老年保健医学，2019，17（4）：7-15.

［5］窦祖林.吞咽障碍评估与治疗［M］.北京：人民卫生出版社，2017.

［6］窦祖林，万桂芳.吞咽障碍康复技术［M］.北京：电子工业出版社，2019.

［7］赵建军.中风后吞咽障碍康复技术［M］.北京：科学技术文献出版社，2011.

［8］窦祖林.吞咽障碍康复指南［M］.北京：人民卫生出版社，2020.

［9］李慧娟，安德连.实用吞咽障碍康复护理手册［M］.北京：电子工业出版社，2017.

［10］石汉平，许红霞，李苏宜，等.营养不良的五阶梯治疗［J］.肿瘤代谢与营养，2015（001）：29-33.

［11］BERNSTEIN M，LUGGEN A S.老年营养学［M］.孙建琴，黄成钰，莫宝庆，等译.上海：复旦大学出版社，2012.

［12］王庭槐.生理学［M］.9版.北京：人民卫生出版社，2018.

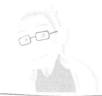

第五章　失能老人排泄障碍康复护理指导

随着年龄的不断增加，机体调节能力逐渐减弱，加之失去部分或全部的生活自理能力，老年人常常出现大小便失禁等排泄障碍。异常排泄不仅会影响到失能老人的生理需要，也会给其心理造成很大负担，因此在失能老人康复护理中，大小便功能障碍的康复指导是帮助失能老人生活重建的重要内容。

第一节　排泄障碍概述

一、常见的排尿障碍

（一）尿失禁

1. 尿失禁的概念　尿失禁是指排尿失去意识控制或不受意识控制，尿液不自主流出。

2. 尿失禁的分类　根据临床症状不同，尿失禁分为真性尿失禁、压力性尿失禁、急迫性尿失禁、充溢性尿失禁。

（1）真性尿失禁：膀胱完全丧失储尿能力，尿液持续从膀胱或尿道中流出，膀胱处于空虚状态。常见于外伤、手术或先天性疾病引起的膀胱和尿道括约肌损伤。

（2）压力性尿失禁：老人由于尿道括约肌张力降低或盆底肌肉、韧带松弛，尿道阻力下降，当出现腹内压力增高的情况时，如咳嗽、打喷嚏、大笑、举重等，膀胱内压超过尿道阻力，尿液不自主地由尿道口溢出。常见于多次分娩或绝经后的妇女，因为阴道前壁和盆底支持组织张力减弱或缺失所致。也见于根治性前列腺切除术损伤尿道括约肌的老人。

（3）急迫性尿失禁：由于膀胱局部炎症、出口梗阻的刺激，老人出现低容量不自主排尿，常伴有尿频和尿急；或由于神经系统病变引起膀胱逼尿肌不自主收缩或反射亢

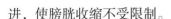

进，使膀胱收缩不受限制。

（4）充溢性尿失禁：由于各种原因使膀胱排尿出口梗阻或膀胱逼尿肌失去正常张力，膀胱过度充盈，造成尿液从尿道不断溢出。

3. 尿失禁的常见原因

（1）神经系统病变：尿失禁是脑血管意外常见的后遗症，发生率为37%～58%。因大脑失去脊髓反射的抑制作用，老人在无知觉的情况下出现尿失禁。老年人群高发的帕金森病或阿尔茨海默病，由于排尿中枢失去控制及认知出现障碍，也是导致尿失禁的原因。

（2）雌激素水平下降：失能老人尤其是更年期后老年女性，由于激素水平下降，膀胱三角区、尿道以及阴道组织萎缩变薄，膀胱颈和盆底肌肉张力下降，膀胱底失去正常的扁平状态而成漏斗状，多次分娩加重骨盆支撑肌肉群松弛，当腹内压增高时，膀胱内的压力会超过膀胱出口和尿道的阻力，导致尿液外漏，发生尿失禁。

（3）尿路梗阻：失能老年男性由于前列腺增生、下尿路结石或者直肠内大便嵌塞，可引起下尿路梗阻而造成尿液在膀胱内潴留，当长期充盈的膀胱压力超过尿道阻力时即出现充溢性尿失禁。

（4）逼尿肌或括约肌功能失调：膀胱肿瘤、结石、炎症、异物等引起逼尿肌功能亢进，或由于前列腺切除术、膀胱颈或子宫颈癌根治手术损伤尿道括约肌造成失能老人出现尿失禁。

除此以外，长期服用利尿剂、镇静剂等特殊药物的失能老人，会出现感觉功能减退、尿液增多；失能老人本身健康状况不佳、视力不佳、穿脱衣服动作缓慢等均会导致尿失禁。

（二）尿潴留

1. 尿潴留的概念　　尿潴留是指大量尿液留存在膀胱内不能自主排出。

2. 尿潴留的临床表现　　当失能老人发生尿潴留时，膀胱容积可增至3000～4000 mL，膀胱高度可膨胀至脐部。老人会有下腹胀痛、排尿困难。老人耻骨上膨隆，可扪及囊样包块，叩诊呈浊音，有压痛感。

3. 尿潴留的常见原因

（1）神经系统疾病：脑卒中、昏迷、脑肿瘤、脊髓肿瘤抑制老人的排尿反射。

（2）机械性梗阻：由于尿道堵塞、机械压迫引起排尿阻塞。如膀胱或尿道结石堵塞尿道；前列腺炎、前列腺肥大压迫尿道。

（3）药物原因：多病共存的失能老人在治疗哮喘时服用的药物如沙丁胺醇等能使支气管平滑肌舒张，但是同时也会使膀胱的平滑肌收缩而引起尿潴留。服用抗胆碱药物如阿托品等会降低膀胱张力，引起尿潴留。

（4）反射性刺激：由于腹部外伤、手术（如肛门直肠手术）的刺激，引起反射性尿潴留。

除此以外还有一些精神因素，如紧张、焦虑等也会导致失能老人出现尿潴留。

二、常见的排便障碍

（一）大便失禁

1. 大便失禁的概念　大便失禁是指肛门括约肌不受意识的控制而不自主地排便。

2. 大便失禁的临床表现　患者表现为大便次数增多且无排便感，不自主地排在床上或衣物上。长期排便失禁者，因肛门周围皮肤受粪便浸渍，易出现肛周皮肤红肿、溃烂，引起局部或全身性感染。

3. 大便失禁的常见原因

（1）神经系统损伤：神经功能障碍或者损伤会造成大便失禁。排便需要在内脏神经及中枢神经的支配下进行，中风、休克、全身性疾病（如糖尿病神经性病变）及认知功能障碍（如阿尔茨海默病）的老人，会出现大便失禁的症状。

（2）肠道疾病：失能老人由于生理功能退化，盆底肌肉松弛、肛门肌肉萎缩，对于液体粪便的控制能力下降，同时肛管内的感觉神经对液体粪便和气体膨胀分辨能力下降，因此，任何可能会造成腹泻的疾病都容易引发大便失禁。如消化系统的溃疡性结肠炎、肠道肿瘤。长期便秘的失能老人出现粪便嵌塞时，会刺激结肠和腺体分泌大量黏液，从粪块儿缝隙中流出，表现为大便失禁。

（3）其他原因：手术等医源性因素。如肛瘘、直肠癌、肛周脓肿等手术后，患者会出现直肠功能退化的现象，进而引起大便失禁。当患者出现精神障碍或精神失调时也会诱发大便失禁。

（二）便秘

1. 便秘的概念　便秘是指排便次数减少，排出过干过硬的粪便，且排便不畅、困难。

2. 便秘的临床表现　便秘表现为排便次数减少和排便困难。①自然排便次数每周少于3次，粪便量少，间隔时间延长，并逐渐加重；②粪便干硬，难以排出，或粪便不干硬，仍不能排出。便秘老人常伴有腹痛、腹胀、食欲减退、乏力等表现。

3. 便秘的常见原因

（1）生理功能减退：失能老人由于生理功能退行性改变，肠道平滑肌等收缩力普遍下降，肠蠕动减慢，导致食物残渣在结肠中运行过程延长，大便秘结。

（2）生活习惯影响：老人由于牙齿松动或脱落，多以精细食物为主，或由于饮食简单，缺乏粗纤维，摄入水分不足，使粪便体积缩小，在肠内运动减慢，水分过度吸收而致便秘。

（3）活动减少：长期卧床的失能老人，盆底肌肉张力下降，排便动力不足，易出现便秘，排便时的疼痛感会进一步抑制排便，加剧便秘。

（4）疾病及医源性便秘：当老人伴随有全身性疾病如脑血管意外、帕金森病等时，或有肠道肿瘤、肠麻痹、肠道梗阻等器质性病变时，易出现便秘。部分老人由于便秘长期使用泻剂，造成肠道黏膜神经的损害，肠道肌肉张力降低，反而导致更严重的便秘。此外，服用药物如镇痛药、抗胆碱药、抗抑郁药等易引起便秘。

第二节　排泄障碍的评估

一、异常排尿的评估

（一）尿失禁的评估

1. 评估失能老人尿失禁的发生情况　详细询问尿失禁发生时间，如在晨起时、半夜或不定时；尿失禁发生时是否伴随排尿困难、尿急等症状；尿失禁发生在安静状态还是活动期间；排出尿液的量、颜色，尿失禁的次数等。

评估老人的如厕环境、排尿方式（自行排尿或使用外部引流）、自理能力等。

2. 了解可能造成尿失禁的原因　了解有哪些因素引起了尿失禁，如是否服用特殊药物，是否存在液体摄入过多的情况，是否由特殊的治疗或手术等导致。

如果失能老人或照顾者不能提供确切诱因，可以指导老人或照顾者记录每天的排尿情况（排尿频率、尿量、尿的颜色、伴随症状等）、饮水量、服用药物情况，帮助准确评估尿失禁发生的原因。

3. 实验室及体格检查

（1）尿常规及尿细菌培养：了解有无泌尿系感染。

（2）直肠及外阴检查：了解肛门括约肌张力、有无粪便嵌塞，了解女性有无阴道前后壁膨出、子宫下垂等。

（3）尿失禁诱发试验：嘱老人憋尿，观察增加腹压时尿液是否从尿道口溢出。用一定规格的薄而柔软的布或吸水纸放在会阴部，做各种体位下的咳嗽、屏气运动，检查布或纸的潮湿程度，估算漏尿量。

（4）精神状态：评估是否存在认知、运动、感觉功能障碍。

4. 评估尿失禁对失能老人的影响及社会支持情况 评估老人居住情况（独自居住或有专人照顾）及其他社会支持情况；评估老人是否出现因尿失禁导致的会阴部湿疹、压疮、尿路感染等；评估老人是否因为身体异味等存在焦虑、抑郁等不良情绪，以及是否存在因尿失禁导致的病耻感。

5. 其他检查 进行尿常规检查、尿培养了解有无尿路感染；检查肾功能；针对多尿的老人进行血糖等相关检查；以及泌尿系统影像学检查、尿流动力学检查等。

（二）尿潴留的评估

1. 如何判断失能老人发生了尿潴留 失能老人出现急性尿潴留时，可出现下腹部胀痛，有强烈的尿意但不能排出。体格检查可发现下腹正中隆起，触诊表面光滑而有弹性，叩诊呈浊音。B超检查可见大量液性暗区，并可测量膀胱内残余尿量。

2. 寻找发生尿潴留的病因和诱因 男性老人进行体格检查和直肠指诊时注意是否有尿道口狭窄、前列腺增生、直肠肿瘤压迫、粪便嵌塞等；老年女性的检查要注意盆底、阴道收缩力量的变化，是否有盆腔脏器膨出等。

其他如膀胱尿道造影及膀胱镜检查可帮助诊断尿路结石、狭窄、异物等，尿流动力学检查可提示逼尿肌、括约肌功能情况。

二、异常排便的评估

（一）大便失禁的评估

1. 评估大便失禁的发生情况

（1）仔细询问失能老人或照顾者大便失禁的发作频率、持续时间，是否有共存性尿失禁，食物摄入与体力活动的关系，以及其对社会活动和生活质量的影响。

（2）确定是大量固体或液体粪便失禁还是少量液体粪便渗漏，对临床诊断也有很大作用。

（3）询问肛门直肠手术、肛门或肛周创伤、分娩次数等任何可能造成肛门括约肌损伤的病史。

（4）大便失禁易造成多种并发症，最常见的是会阴部、骶尾部皮肤炎症及压疮。要注意评估长期大便失禁者是否存在局部皮肤溃烂或感染。

2. 实验室检查

（1）直肠镜检查：观察直肠黏膜有无溃疡、炎症、出血、肿瘤、狭窄等。

（2）粪便细菌学检查、腹部平片等有助于寻找大便失禁的原因。

3. 心理社会状况的评估 大便失禁虽不直接威胁生命，但会给老人精神上造成极大痛苦。因担心身上充斥着难闻气味、随时需要换洗被大便污染的衣物，失能老人失去社交，内心产生羞耻、孤独等不良情绪，因此要注意评估心理状况，及时帮助老人疏通不良情绪。

（二）便秘的评估

1. 疾病史及诱发因素

（1）评估便秘发生的病程，是否存在与便秘相关的疾病史。

（2）有无进食量减少、膳食纤维缺乏，是否存在自身运动状况减少，是否存在生活改变、精神紧张、长期服用缓泻药物等诱发因素。

2. 便秘造成的潜在并发症

（1）粪便嵌塞是便秘老人最常见的并发症。当出现粪便嵌塞时，粪便滞留并嵌顿在肠道内，严重者可引起机械性肠麻痹、粪性溃疡、尿潴留等。

（2）便秘是心脑血管疾病引发死亡的常见原因。失能老人极易因排便力量过大导致心脑血管梗塞，出现猝死。严重便秘还可引起腹内压增高，引发食管裂孔疝、直肠脱垂、痔疮等并发症。

3. 实验室及其他检查

（1）胃肠道X线检查：钡餐检查可观察胃肠道运动功能，协助诊断肠道器质性病变。

（2）内镜检查协助明确便秘发生的原因。

4. 发生便秘时的心理反应　评估失能老人是否因长期便秘导致精神紧张、焦虑，或因害怕排便时的疼痛而对排便存在恐惧心理。评估老人对便秘发生原因的认知程度。

第三节　排泄障碍的康复护理指导

一、异常排尿的康复护理指导

异常排尿对失能老人生命虽无直接影响，但长时间的尿失禁会导致皮肤溃烂、身体异味，使很多老人失去社交能力。尿潴留除了给老人带来身体上的不适，长此以往也会给老人造成极大的心理负担。因此，对失能老人及照顾者进行排尿异常康复护理指导有着十分重要的意义。

（一）尿失禁的康复护理指导

1. **外部引流保持局部皮肤清洁**　根据失能老人的自理能力，给予不同的引流方式，保持皮肤清洁。

（1）对于失禁量少者，可以选择合适类型的纸尿裤或尿垫，保持局部皮肤清洁干燥，指导老人或照顾者更换浸湿的尿垫或尿不湿（视频5-1）。

视频 5-1
更换尿垫

（2）对于大量漏尿者，指导选用集尿器。目前临床上有很多硅胶材质的集尿器，质地柔软，与尿道及会阴部皮肤贴合十分紧密，方便有外出需求者。

（3）对于长期尿失禁的老人，应给予留置尿管，做好尿管护理，防止出现感染。同时注意保持局部皮肤干燥，更换尿垫时用温热毛巾擦拭会阴部，增加老人的舒适感。

2. **尿失禁的康复护理措施**

（1）指导失能老人定时定量饮水：许多尿失禁老人容易陷入不喝水的误区，应指导失能老人定时定量饮水。①每天饮水量限制在1500～2000 mL，并于早上6时至晚上8时平均分配饮水量，每次不超过400 mL；②睡前3小时避免饮水；③指导老人不要饮用利尿饮品，如茶、咖啡、含乙醇饮品、糖水、西瓜等，避免过多摄入引起口干的食物，如老人必须服用会引起口干的药物，指导其间断少量饮水；④进食或进饮后，及时准确地记录液体进出量，每天的进出量须保持平衡，并根据实际情况及时调整。

（2）协助失能老人建立定时排尿习惯：帮助失能老人制订如厕时间计划，在睡觉前、起床后、饮水后，无论老人有无便意，都须按照计划排空膀胱。让老人养成规律排尿的习惯，同时告知老人不憋尿但也不能因为害怕失禁而不敢喝水，保持液体摄入可以冲刷尿道，减少尿道感染的危险。

（3）盆底肌功能锻炼：骨盆肌功能锻炼可通过收缩和放松会阴部附近的肌肉，帮助控制排尿。第一，帮助老人寻找到需要训练的发力肌群，较简单的方法是让其在正常排尿时突然停止排尿，感受到的控尿发力点就是所要训练的肌群。第二，在放松会阴部肌肉的基础上，向上向内收缩会阴部肌肉，收缩和放松交替进行。第三，快速收缩和慢速收缩交替，快速收缩3秒，慢速收缩10秒。快速收缩有助于抵抗突然增加的腹压，如咳嗽、打喷嚏、大笑；慢速收缩有助于增强盆底肌肉，帮助控尿。鼓励老人每天坚持，每天进行2～3次。

3. **药物或手术治疗**　失能老人尿失禁的药物治疗主要针对引起尿失禁的病因，如使用抗生素对抗感染、使用小剂量雌激素治疗萎缩性尿道炎等。指导老人遵医嘱服药，尤其是在多病共存、服药种类多的情况下，密切观察药物的效果和不良反应，避免出现漏服或重复服用的情况。对于括约肌功能减弱发生的压力性尿失禁，严重者需要手术治疗，目前临床常选择的手术方式为尿道悬吊术和悬吊带术。

4. 心理支持 尿失禁老人往往担心失禁时的尴尬场面，感觉自理能力下降而失去自尊心和自信心。因此，护理人员和照顾者应主动关心、体贴老人，为其提供舒适、安静、整洁的环境，鼓励老人表达当前对自身改变的感受，并保护他们的隐私和自尊，尽量满足老人的合理要求，鼓励、帮助老人进行修饰，鼓励其寻找或参加与自己病情相似的人员组成的支持小组，以寻求社会支持。

在全面评估尿失禁的类型和诱发因素的基础上，积极治疗原发疾病，减轻或控制尿失禁的症状，帮助失能老人重树生活信心，提高日常生活、社会活动和人际交往能力。

（二）尿潴留的康复护理指导

1. 心理护理 失能老人出现尿潴留时，较为严重的症状会加重老人的恐惧感。在稳定老人情绪的同时，应尽快解除尿潴留。给予解释和安慰，消除焦虑和紧张情绪，症状缓解后，对老人加强教育，使其对疾病予以重视。

2. 诱导排尿 照顾者可为老人提供隐蔽的环境，协助老人取舒适的体位和姿势，病情允许的情况下可协助取坐位。通过听流水声、温水冲洗会阴、温热毛巾敷下腹部、按摩或刺激大腿内侧等物理措施诱导老人排尿。

3. 导尿术

（1）无菌导尿：对于急性发作的尿潴留，在诱导排尿无效后可行无菌导尿术。注意在操作过程中严格无菌技术操作，避免出现尿路感染。对膀胱过度充盈者，排尿宜缓慢，首次排尿不能超过1000 mL，以免膀胱骤然减压引起出血或晕厥。

（2）清洁间歇导尿：清洁间歇导尿是在清洁条件下，定时将尿管经过尿道插入膀胱，规律排空尿液的方法，可由老人或照顾者协助实施。

间歇导尿的目的：①间歇导尿可使膀胱规律性充盈与排空，接近生理状态，防止膀胱过度充盈；②规律排出残余尿量，减少泌尿系统和生殖系统的感染；③使膀胱间歇性扩张，有利于保持膀胱容量和恢复膀胱的收缩功能；④减少排尿障碍对老人活动和心理的影响，提高老人生活质量。

间歇导尿的步骤：①准备好导尿管、润滑液、尿壶、毛巾等用物，保持环境私密及安静；②用清水清洗老人的会阴部，并用清洁干毛巾擦干；③操作者使用肥皂或洗手液搓洗双手，用清水冲洗净，再用清洁毛巾擦干；④充分润滑导尿管后缓慢将导尿管插入尿道，女性患者自行插尿管时，可准备一面镜子用来确定尿道口的位置；⑤引流尿液并记录尿液的量、颜色等；⑥拔出尿管，操作者可在老人耻骨上区缓慢向内向下按压协助排出剩余尿液。

间歇导尿的注意事项：①间歇导尿期间应指导老人严格遵守饮水计划；②指导老人正确记录、观察尿液的性状；③当插入导尿管有困难或遇到阻力，应等待5分钟，让膀胱括约肌松弛，然后再尝试，若情况没有改善，应前往医院诊治；④指导老人如遇发热，小便有血、混浊、有异味，下腹或背部疼痛，尿管插入时感到异常疼痛或遇到阻力难以插入等，应及时寻求专业人员帮助。

4. 祛除诱因，治疗原发病　在全面评估的基础上，祛除诱因，积极治疗原发疾病。对于尿道结石等尿路梗阻引起的尿潴留可通过手术解除梗阻，前列腺增生患者可通过药物或手术切除来缓解，药物引起的尿潴留，在停药后症状即可消失。

5. 健康指导

（1）嘱咐老人养成良好的饮食习惯，多饮水，保持每日1500 mL以上的排尿量，切不可因害怕出现尿潴留而减少饮水，否则会加重尿路感染等并发症。但一次饮水不宜过多。

（2）留置尿管的护理：保持尿管通畅，避免出现感染。留置尿管期间，间歇开放和夹闭尿管，以训练膀胱功能，重塑逼尿肌功能。

二、异常排便的康复护理指导

失能老人由于机体功能减退、胃肠道疾病等诸多直接或间接因素容易导致排便功能障碍：长期的大便失禁不仅容易造成严重的皮肤损害，还会给老人带来严重的心理负担；便秘不仅影响老人正常的生理功能，临床还多见因便秘所致的心、脑血管梗塞，甚至诱发猝死。因此对失能老人及照顾者进行异常排便康复护理指导，对老人的生活能力重建及减轻照顾者负担十分重要。

（一）大便失禁的康复护理指导

1. 日常生活指导

（1）饮食调节：摄入营养丰富、少渣少油、易消化吸收的食物，避免摄入粗粮和刺激性强的食物。多饮水、补充液体。严重腹泻时，短期内可禁食，症状减轻后由清淡流食（米油、面汤）慢慢过渡至半流食（稀饭等）或软食（面条、蛋羹等）。

（2）保持局部清洁干燥：教会卧床老人及照顾者使用和更换一次性尿垫或尿不湿，缩小潮湿污染范围，方便清理，尽量保持局部皮肤清洁干燥，增加老人的舒适度，降低压疮的发生风险。

（3）鼓励老人运动锻炼：根据老人具体情况选择舒缓的运动方式，如打太极拳、慢走等。对于卧床老人，教会其锻炼肛门括约肌，收缩肛门及会阴部肌群（提肛），每天做提肛运动50次左右，每次坚持数秒，5～10分钟完成。可有效改善局部血液循环，改善肛门括约肌功能，增加控制大便能力。

（4）室内环境：定时打开门窗通风换气，以除去不良气味，保持空气清新。

2. 手术疗法 积极治疗原发疾病，有针对性地选择括约肌成形术、神经调节疗法等，改善大便失禁状况。

3. 心理护理 任何原因造成的大便失禁都会对老人造成很大的心理压力。在帮助老人重建排便功能的同时，要理解、尊重老人，为其提供私密的排便环境，消除其羞耻、焦虑、自卑等不良情绪。

（二）便秘的康复护理指导

1. 促进排便的护理措施

（1）提供私密舒适的环境：根据老人的排便习惯和身体自理能力尽量维持自然排便姿势，选择床边座椅。对于不能下床的老人可抬高床头或取半坐位，教会老人正确使用便器，减少床单位的污染。

对于能下床活动的老人，可以选择蹲便，当直肠肌与直肠形成的肛肠角度越大、直肠越直时，排便越顺畅。当老人选择坐便时，肛肠角为80°~90°，这种情况下可以在脚下踩一个小板凳，上身微向前倾，这个姿势可以增加腹压，有助于顺利排便。

（2）腹部环形按摩：教会老人或照顾者在晚上睡前和早晨醒来后进行腹部按摩。方法：用右手从右下腹开始按摩，然后经过右上腹横行至左上腹部，再向下至左下腹部，最后再次回到右下腹，依次按压升结肠、横结肠、降结肠和乙状结肠，当按压至左下腹时可增加力度，以不痛为宜。

（3）简易通便：失能老人发生便秘时，可选用开塞露或甘油栓进行简易通便。将液体或栓剂从肛门挤入或塞入直肠内，保留10分钟左右，通过润滑粪便、刺激肠道，引起反射性排便。

（4）灌肠法：将一次性肛管自肛门经直肠插入7~10 cm，灌入液体，通过刺激肠蠕动，软化粪便，达到通便目的。根据老人便秘程度和身体状况选用合适的灌肠液。常用的灌肠液有生理盐水、肥皂水、甘油或"1、2、3灌肠液"（50%硫酸镁30 mL、甘油60 mL、温开水90 mL）。灌肠液的温度控制在38 ℃左右。对于有急腹症、消化道出血、严重心血管疾病患者不宜灌肠。肝性脑病患者禁用肥皂水灌肠；充血性心力衰竭患者或水钠潴留患者禁用生理盐水灌肠。

2. 用药指导 缓解老年人便秘可选用促进肠道动力的药物如西沙必利或缓泻剂。缓泻剂通过增加粪便中的含水量，刺激肠道蠕动达到导泻的目的。目前常用的缓泻剂包括容积性缓泻剂、刺激性缓泻剂和渗透性缓泻剂。失能老人及照顾者应遵医嘱选择合适的缓泻剂，如对于膳食纤维补充治疗无效者可选用容积性缓泻剂，服用后要注意补充足量的水分。

3. 心理护理 当老人发生便秘时，常会出现痛苦、烦躁、紧张、焦虑等情绪反应，在帮助失能老人采取排便措施的同时，应同照顾者一起分析导致便秘的原因，加强疾病相关健康教育，帮助其树立恢复健康的信心。

4.健康教育

（1）指导失能老人养成良好的排便习惯：①定时排便：按时如厕，如早餐后或临睡前；有便意立即排便；排便时根据身体状况取相应体位，为体质虚弱的老人提供便器椅或床上排便，勿用力过猛。②保证良好的排便环境，便器应清洁而温暖。③注意力集中：避免便时看书、看报、看手机。④告知老人使用缓泻剂可以暂时缓解便秘症状，但长期使用或滥用缓泻剂，又可加重便秘症状。嘱咐老人勿长期服用泻药，防止产生药物依赖性。

（2）鼓励失能老人坚持参加锻炼：鼓励失能老人参加力所能及的运动，如散步、走路，身体状况不允许者每日环形按摩腹部，以增强胃肠蠕动能力。对长期卧床老人应勤翻身，并进行腹部环形按摩或热敷。

（3）调整饮食结构：①多饮水：如无限制饮水的疾病，每天饮水2000～2500 mL。清晨空腹饮一杯温开水，以刺激肠道蠕动。②摄取足够的膳食纤维：酌情添加粗制面粉、玉米粉、豆制品、芹菜及韭菜等。③少饮浓茶或含咖啡因的饮料，禁食生冷、辛辣及煎炸等刺激性食物。

（4）积极治疗原发疾病，树立恢复健康的信心：积极治疗全身性及胃肠道疾病，调整心理状态，良好的心理状态有助于建立正常的排便反射。

参考文献

［1］郭桂芳.老年护理学［M］.4版.北京：人民卫生出版社，2017.

［2］燕铁斌，尹安春.康复护理学［M］.4版.北京：人民卫生出版社，2017.

［3］杨艳.女性压力性尿失禁运动疗法［M］.上海：上海科学普及出版社，2020.

［4］王雪格，刘会范，张道秀，等.女性压力性尿失禁患者盆底肌锻炼方案的构建与实证研究［J］.护理学杂志，2016，31（18）：30–32.

［5］盛国滨，苏航，刘长燕，等.老年膀胱过度活动症病人的治疗策略：2017版加拿大指南解读［J］.实用老年医学，2019，33（01）：99–104.

［6］魏雨，杨向东，蓝海波，等.《2017版便秘的分度与临床策略专家共识》与《便秘外科诊治指南》联合解读［J］.中华胃肠外科杂志，2020，23(12)：1220–1222.

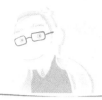

第六章　失能老人睡眠障碍康复护理指导

第一节　睡眠障碍概述

人有三分之一的时间在睡眠中度过，睡眠与人的健康息息相关。随着现代社会竞争日益激烈，人们工作和生活节奏加快，以入睡困难、早醒、睡眠中出现行为异常、正常节律交替紊乱、睡眠质量下降、日间嗜睡等为主要表现的睡眠障碍已经成为临床常见病和多发病，而且与多种疾病有着密切联系。调查显示，成年人出现睡眠障碍的比例高达38.2%。

随着老龄化社会的到来，研究发现，年龄对睡眠的影响显得较为重要。老年人睡眠有着明显特点：首先，所需睡眠时间减少，每晚大约需要6小时的睡眠时间；其次，在睡眠结构上表现为非快速眼动睡眠1期（NREM1期）比例增加，而非快速眼动睡眠3期（NREM3期）和快速眼动睡眠（REM）比例下降，也就是说浅睡眠比例增加，而深睡眠的比例减少。另外，有很多外在和内在的因素影响着老年人的睡眠质量，如严重的躯体疾病、睡眠卫生不良、精神因素、社会家庭因素等均可能导致夜间睡眠减少，日间嗜睡增加。

失能老人是老年人中较为特殊的一个群体，他们因年老体弱、各种慢性疾病等原因而部分丧失或全部丧失日常生活自理能力。许多证据显示，因躯体疾病及多种因素的影响，失能老人在睡眠障碍方面的问题尤为突出，失眠发病率较高，常常表现为日间睡眠增多，夜间睡眠潜伏时间延长、早醒、频繁觉醒、睡眠维持困难、睡眠效率降低等；另外，由于年龄增长、体重增加、身体机能退化及内分泌改变等原因，睡眠呼吸障碍是失能老人常见的睡眠障碍，如鼾症及阻塞型睡眠呼吸暂停低通气综合征。阻塞型睡眠呼吸暂停低通气综合征一方面引起慢性缺氧，可导致认知功能下降及日间功能受损；另一方面引起睡眠片段化，可导致睡眠质量严重下降及内分泌紊乱，是心脑血管病等慢性疾病重要的危险因素。另外，流行病学调查发现，下肢不宁综合征也是失能老人常见的睡眠障碍。

在我国，失能老人少部分入住专门的养老机构，大部分生活在家庭环境当中。而有关资料显示，家庭照顾者不仅基本的护理技能缺失，而且因为长期照料的心理压力及工作繁忙而忽视了失能老人的睡眠健康。专家指出，睡眠是维持人体生命极其重要的生理功能，对人体必不可少，良好的睡眠是保证身心健康的重要基石。对于失能老人，良好的睡眠显得更为重要，睡眠障碍的早期发现、及时治疗和良好的康复护理，不仅能够最大限度恢复正常睡眠与觉醒节律，而且有助于发挥睡眠的各种生理功能，促进失能老人各种生理功能的重建，提高其生活质量。

一、睡眠障碍的常见原因

老年人的睡眠障碍可由多种因素引起，但与年轻人相比，原发性睡眠障碍较失眠的发生比例高，特别是单纯性鼾症、阻塞型睡眠呼吸暂停低通气综合征、下肢不宁综合征，而这些原发性睡眠障碍本身也会导致失眠。

（一）失眠

失眠是以频繁且持续的入睡困难或者睡眠维持困难并导致睡眠满意度不足为特征的睡眠障碍。在老年群体中，失眠的主诉非常普遍。据有关数据统计，65～79岁人群中失眠的发生率是45%；据美国国家老龄化研究所流行病学统计，42%的65岁以上老人至少存在一种睡眠障碍症状，其中23%～34%有失眠症状。失能老人失眠现象更加严重，与年轻人以入睡困难为主的失眠不同，失能老人的失眠是以睡眠维持障碍为特点的。失能老人失眠的发生及患病率的增加，可以有以下几方面原因。

1. 自身健康状况　失能老人自理活动能力受限，随着年龄的增长，身体的健康问题越来越多，而这些问题引发的夜间不适为失眠的危险因素。据有关研究的多因素分析，与失眠主诉相关的因素有呼吸道疾病、躯体疾病、非处方药物、抑郁症状和自我健康感差等。另外，失能老人因活动受限和自理能力较差，日间睡眠时间增加，也是影响夜间睡眠的原因之一。

2. 既往失眠病史　有部分失能老人可能曾经患过失眠症，但是既往失眠即使已经痊愈，依然是未来失眠发生的重要原因。据有关文献统计，有失眠发作病史的人群其新发病率是普通人的4～5倍。

3. 遗传原因　家系研究数据显示，失眠具有明显的家族聚集性，失眠的原因有30%～60%可归因于遗传因素。

4. 应激及生活事件　失能老人自理能力的下降或缺失本身就是一个很大的应激生活事件，会给老人非常大的心理冲击，这不仅是新发失眠的危险因素，也是失眠慢性化的维持因素。另外，生活中的负性事件，如家庭矛盾、经济负担等也是诱发失能老人失眠问题的因素。

5. 性格特征　许多研究证实，神经质、焦虑、抑郁及追求完美是失眠者表现出来的个性特征。

（二）单纯性鼾症

单纯性鼾症，俗称"打呼噜"，是指睡眠过程中反复出现以打鼾为主要表现的睡眠呼吸障碍。打鼾是因为上呼吸道狭窄或塌陷造成气流加速，或者出现涡流引发上呼吸道周围软组织振动导致的。造成呼吸道狭窄或者塌陷的因素包括患者自身因素和外界因素。

1. 患者自身因素　肥胖、上呼吸道周围组织占位、颌骨畸形或者外伤所造成的形态学因素；患者呼吸中枢驱动、调节障碍和上呼吸道神经肌肉功能障碍等功能性因素。

2. 外界因素　乙醇、吸烟、药物、肌肉松弛剂、麻醉剂等均可引起上呼吸道肌群的松弛而使呼吸道塌陷，从而引起睡眠打鼾。

（三）阻塞型睡眠呼吸暂停低通气综合征

阻塞型睡眠呼吸暂停低通气综合征（OSAHS）是由于睡眠时上呼吸道反复塌陷、阻塞引起呼吸暂停和低通气，进而导致频繁发生低氧血症、高碳酸血症、胸腔内压力显著波动和睡眠结构紊乱、交感活动增加等，长期将会造成多系统器官功能受损。OSAHS的病因繁多，并且各个因素之间存在着交互作用，不同的患者其主要危险因素也存在着个体差异。

1. 遗传因素　已经有很多研究证实，38%～54%的发病可归于遗传因素，其中一级亲属患病风险是常人的2.9～4倍，并且亲属中的患病人数越多，患病风险就越大；同时，与OSAHS发病相关的多个危险因素均具有遗传性，因此，OSAHS具有显著的家族聚集现象。

2. 解剖因素　目前认为上呼吸道解剖结构异常是OSAHS发生的最主要危险因素之一。由于缺乏完整而固定的骨性或者软骨性支撑而具有可塌陷性，咽腔及声门上区成为睡眠时发生气道阻塞的最常见部位。咽腔塌陷常见的危险因素有：鼻息肉、鼻中隔偏曲等导致鼻腔阻力增高的疾病，咽部软组织肥大，扁桃体及腺样体增生肥大，舌体肥厚，小颌畸形等。

3. 肥胖　肥胖因可增加咽腔塌陷性成为OSAHS重要的致病危险因素，另外，向心性肥胖、腹部及咽壁的脂肪堆积在OSAHS发病中也起到了非常重要的作用。据统计，超重和肥胖人群中OSAHS的患病率可达31%，远高于正常人群。体重指数每增加10%，OSAHS的患病风险较正常人群可增加4倍。

4. 年龄　步入老龄以后，肺膨胀对呼吸道的纵向牵张作用会减弱，同时胶原的减少也会增加气道的塌陷性，因此，年龄因素是失能老人发生OSAHS的因素之一。

5. 体位 睡眠时体位的变化可以通过影响上呼吸道的结构及重力对气道结构的作用方向而增加气道阻力和塌陷性。比如仰卧位时舌头后坠，气道阻力增加，易发生睡眠呼吸暂停或者低通气，而在侧卧位时，舌体向侧方或前方移位，气道阻力可显著减少，降低气道阻塞的程度。

6. 鼻腔阻力 鼻息肉、鼻中隔偏曲等疾病可通过增加鼻腔阻力而导致咽腔负压增加和张口呼吸，张口呼吸则容易降低舌体与口腔壁的附着力，导致舌后坠，容易发生气道塌陷。

7. 饮酒与吸烟 研究发现，吸烟与OSAHS相关，但机制还不是完全清楚，可能与增加上呼吸道炎症水平有关；饮酒可抑制大脑中枢对低O_2和高CO_2的敏感性，进而加重上呼吸道的阻塞。

8. 药物作用 某些特殊药物的使用可以降低气道扩张肌的反应性，进而增加气道塌陷的可能性。如老年人因失眠而服用的苯二氮䓬类镇静催眠药物。另外，吗啡等镇痛药物可通过抑制中枢而增加睡眠呼吸暂停的发生危险。

（四）下肢不宁综合征

下肢不宁综合征也称不宁腿综合征，表现为有强烈移动腿的冲动，并伴有不舒服的感觉。据国外某地一项调查显示，50～59岁是此病高发期，发病率达30%，80岁以上降到15%，而且女性发病率较男性高出50%～100%。下肢不宁综合征是失能老人中常见的睡眠障碍，更是失眠的诱因之一，按病因分为原发性和继发性两类。

1. 原发性下肢不宁综合征 据文献研究，原发性下肢不宁综合征倾向于常染色体遗传，一级亲属的患病率比普通人群高2～6倍。

2. 继发性下肢不宁综合征 继发性下肢不宁综合征最常见的病因是铁缺乏、妊娠、慢性肾衰竭、特殊用药史等。据有关文献报道，睡眠剥夺、周围神经疾病、疼痛、咖啡因摄入、吸烟、饮酒等因素可加重下肢不宁综合征的症状，但目前尚缺乏有力的证据。

二、睡眠障碍的表现

失能老人因为身体及心理因素出现的睡眠障碍有明显的临床特点，睡眠效率、深睡眠时间下降，睡眠会呈现片段化等。据有关数据统计显示，OSAHS患者微觉醒的发生率是正常人群的数倍。另外，老年人在各睡眠期不能平稳过渡，白天打盹等也是老年人睡眠障碍的特征。失能老人睡眠障碍是由多方面原因引起的，包括临床症状及亚临床症状等。

（一）失眠

失眠是失能老人最为常见的睡眠问题，并且呈现慢性化病程。《国际睡眠障碍分

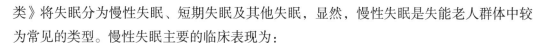

类》将失眠分为慢性失眠、短期失眠及其他失眠，显然，慢性失眠是失能老人群体中较为常见的类型。慢性失眠主要的临床表现为：

（1）睡眠潜伏时间延长，一般在30分钟以上。

（2）睡眠维持障碍，夜间觉醒次数≥2次，或凌晨早醒，一般认为早醒是比预期的起床时间早30分钟。

（3）睡眠结构异常，浅睡眠增多，慢波睡眠及REM减少。

（4）睡眠质量下降，主要表现为夜间睡眠较轻，主观感觉无法或者很少进入深度睡眠，晨起头痛，大脑昏昏沉沉。

（5）总睡眠时间缩短，通常少于6小时。

（6）同时伴日间功能障碍，如日间疲劳、日间嗜睡、注意力及记忆力下降、急躁易怒、情绪低落等。

（7）多导睡眠监测显示：睡眠总时间减少；睡眠效率降低；睡眠结构改变，NREM1期增加，NREM3期即慢波睡眠减少；睡眠片段化，自发性微觉醒次数>35次/时；睡眠潜伏时间延长，>30分钟。

（8）多次睡眠潜伏时间试验显示：平均睡眠潜伏时间延长，超过14分钟是失眠的客观指标之一；少数尤其是合并OSAHS的老人会出现平均睡眠潜伏时间缩短。

（二）单纯性鼾症

正常人在睡眠过程中呼吸应该是均匀、无声的过程，出现鼾声即为睡眠呼吸不通畅的表现。在失能老人中，打鼾是一个非常常见的现象，而其往往却被误认为"睡得香"，实际上单纯性鼾症是OSAHS的起始，因此，作为失能老人的照顾者，要注意观察老人打鼾的现象，以便及早发现OSAHS。失能老人出现下述症状时，应考虑单纯性鼾症的可能性：

（1）以不同程度反复打鼾为主要表现，鼾声可大可小，可能影响周围人休息，严重者可将自己惊醒。

（2）除打鼾以外，老人没有出现夜间憋气以及相关的晨起头痛、疲乏、日间思睡等症状。

（3）多导睡眠监测显示，睡眠没有片段化和低氧血症；睡眠呼吸暂停低通气指数（AHI）<5次/时；鼾声在NREM3期或REM最重，平卧位较侧卧位重。

（三）阻塞型睡眠呼吸暂停低通气综合征

OSAHS是一种多学科（呼吸科、耳鼻喉科、口腔科等）交叉的慢性病。在打鼾的老人中约20%患有OSAHS。OSAHS本身及其继发的危害严重威胁着失能老人的身体健康，照顾者一定要注意其临床表现，以便及早进行干预和预防。老年人出现下述表现时，应考虑OSAHS的可能性：

（1）睡眠时打鼾、呼吸阻塞、夜间呛咳、有憋气感或者窒息感。

（2）不能用睡眠不足、发作性睡病等原因解释的日间思睡、睡眠后疲乏、失眠、睡眠片段化、夜尿增多、夜间多汗、晨起疼痛、注意力下降、记忆力减退、脾气性格较前急躁等。

（3）出现相关并发症，如不明原因的高血压、心脏疾病、肺源性心脏病、脑卒中、糖尿病、甲状腺疾病、反流性食管炎等。

（4）多导睡眠监测显示，AHI≥5次/时，呼吸暂停和低通气以阻塞为主。病情严重程度依据：5次/时≤AHI≤15次/时为轻度OSAHS；15次/时<AHI≤30次/时为中度OSAHS；AHI>30次/时为重度OSAHS。低氧程度标准：动脉血氧饱和度（SaO_2）85%～90%为轻度缺氧；80%≤SaO_2<85%为中度缺氧；SaO_2<80%为重度缺氧。

（四）下肢不宁综合征

下肢不宁综合征是老年人常见的神经系统感觉运动障碍性疾病，严重影响着老年人的睡眠质量，因此照顾者要做好观察及相应的护理。其主要临床表现是：

（1）腿部极度的不适感，或者腿部有虫爬的异样感，这些症状在休息和安静时（如躺下或安静坐着）出现或加重。

（2）不适症状在活动（如下床走动或者伸展腿部）后部分或者完全缓解。

（3）症状可仅在傍晚或者夜间出现，或即使白天出现，晚间症状更严重。

（4）腿部不适感要排除由药物或者行为习惯所引起，如不适的姿势、肌肉痛、静脉曲张、关节炎等。

（5）睡眠易觉醒及睡眠维持障碍。

（6）多导睡眠监测显示：睡眠结构异常，睡眠效率降低，周期性腿动指数≥5次/时。

第二节　睡眠障碍的评估

在干预睡眠障碍之前，要对患者进行充分评估，包括详细询问病史，以及主观和客观评估。失能老人作为特殊群体，存在身体健康问题的复杂性和自理能力缺陷，睡眠障碍的评估更要认真、全面，以此才能为其康复护理提供良好的指导。

一、失眠的评估

失眠的主诉是老人自己对睡眠的主观体验，但由于人类感觉和知觉活动的复杂性，主观感受到的睡眠情况和客观测量出来的可能会有一定的差异，因此，对于失能老人失眠状况的评估包括主观评估和客观评估。

（一）主观评估

1. 主诉 认真收集失能老人关于睡眠状况的描述，包括失眠的发生背景、表现和发展过程，对失眠的特点做出判断，如入睡困难、早醒、日间思睡等，并询问夜间是否有打鼾、尿频、腿部不适等症状。

了解老人睡觉前的情况，如睡眠环境，包括床的舒适度、卧室的噪声以及卧室的温湿度；评估老人入睡前的行为和心理活动，如有的老人因害怕失眠而思虑过多，反而会加重失眠，也有的老人为了达到不失眠的目的，自行摸索一些行为，如睡前听广播、看电视、提早上床等。睡前评估是充分了解老人对于失眠的认知、睡眠行为习惯的主要方法，也是进行治疗和康复护理指导的基础。

2. 量表评估 不管是在临床评估、治疗中，还是在医学研究中，量表评估都是一种广泛使用的方法，也可以看作是睡眠主观感受的"客观"评估方法之一。见诸文献的失眠评估量表已有10余种，在这里推荐几种适合评估失能老人睡眠障碍的量表。

（1）匹兹堡睡眠质量指数量表。该量表由美国的医生在1989年编制，由19个自评条目和5个他评条目构成，适用于一般人近30天睡眠质量的评估。总分值范围为0～21分，得分越高，表示睡眠质量越差。评价等级：0～5分，睡眠质量很好；6～10分，睡眠质量还行；11～15分，睡眠质量一般；16～21分，睡眠质量很差。

匹兹堡睡眠质量指数量表

指导语：下面的问题是有关您最近30天的睡眠情况，请如实回答。

A. 近30天，晚上经常在____点钟上床休息。

B. 近30天，晚上从上床到入睡大约需要多长时间？____分钟。

C. 近30天，每天早上大约几点起床？____点钟。

D. 近30天，每晚大约真正的睡眠时间是多久？____小时。

以下的问题请选择最符合您的答案。

E. 近30天，是否出现以下问题而影响您的睡眠质量：

a. 入睡时间超过30分钟 ①没有 ②每周1次 ③每周1～2次 ④每周3次及以上

b. 睡眠中易醒或早醒 ①没有 ②每周1次 ③每周1～2次 ④每周3次及以上

c. 睡眠中起夜去卫生间 ①没有 ②每周1次 ③每周1～2次 ④每周3次及以上

d. 睡眠中憋气 ①没有 ②每周1次 ③每周1～2次 ④每周3次及以上

e. 打鼾 ①没有 ②每周1次 ③每周1～2次 ④每周3次及以上

f. 睡眠中感觉冷 ①没有 ②每周1次 ③每周1～2次 ④每周3次及以上

g. 睡眠中感觉热 ①没有 ②每周1次 ③每周1～2次 ④每周3次及以上

h. 睡眠中有没有噩梦 ①没有 ②每周1次 ③每周1～2次 ④每周3次及以上

i. 睡眠中是否出现疼痛不适　①没有　②每周1次　③每周1~2次　④每周3次及以上

j. 有无其他影响睡眠的情况　①没有　②每周1次　③每周1~2次　④每周3次及以上

以上问题若在睡眠中出现，请进行阐明：

F. 最近30天，大概来说，您睡眠质量如何？　①优　②良　③较差　④很差

G. 最近30天，您是否服用镇静安眠类药物　①没有　②每周1次　③每周1~2次　④每周3次及以上

H. 最近30天，您经常犯困吗？　①没有　②每周1次　③每周1~2次　④每周3次及以上

I. 最近30天，您白天的精力受影响吗？　①没有　②每周1次　③每周1~2次　④每周3次及以上

（2）阿森斯失眠量表。该量表以对睡眠的主观感受为主要的评估内容，是测评失眠程度的量表，主要用于自我评估，共有8个条目，总分≥6分判定为失眠，得分越高，睡眠质量越差。据我国流行病学调查显示，跟自认为有失眠问题相比，阿森斯失眠量表测出失眠的阳性率更高。

阿森斯失眠量表

本表主要用于记录您对遇到过的睡眠障碍的自我评估。对于以下列出的问题，如果在过去1个月内每星期至少发生3次，就请您在相应的"□"上打"√"。量表共8个条目，每条从无到严重分为0分、1分、2分、3分四个等级。

A. 入睡时间（关灯后到睡着的时间）

□没问题　□轻微延迟　□显著延迟　□延迟严重或没有睡觉

B. 夜间苏醒

□没问题　□轻微影响　□显著影响　□严重影响或没有睡觉

C. 比期望的时间早醒

□没问题　□轻微提早　□显著提早　□严重提早或没有睡觉

D. 总睡眠时间

□足够　□轻微不足　□显著不足　□严重不足或没有睡觉

E. 总睡眠质量（无论睡多长时间）

□满意　□轻微不满　□显著不满　□严重不满或没有睡觉

F. 白天情绪

□正常　□轻微低落　□显著低落　□严重低落

G. 白天身体功能（体力或精神：如记忆力、认知力和注意力等）

□足够　□轻微影响　□显著影响　□严重影响

H. 白天思睡

□无思睡　□轻微思睡　□显著思睡　□严重思睡

评分标准：总分≤4分，无失眠；4~6分，可疑失眠；总分≥6分为失眠。总分0~24分，得分越高，睡眠质量越差。

（二）客观评估

1. 多导睡眠监测（PSG）　　多导睡眠监测持续同步记录睡眠中的电生理活动和生理活动，是进行睡眠医学研究和睡眠疾病诊断的技术，也是诊断睡眠障碍的金标准。

PSG采集脑电图、眼动图、肌电图、心电图、口鼻气流、呼吸努力、血氧饱和度、体位等多项生理参数，并结合临床对检查结果进行综合分析，从而为睡眠障碍的诊断、分类及鉴别诊断提供客观依据，并可为选择治疗方法及评价疗效提供重要的参考信息。

PSG常规报告睡眠潜伏时间、总睡眠时间、入睡后清醒时间、微觉醒指数、睡眠效率、睡眠各期（NREM1期、NREM2期、NREM3期、REM）时间及其占睡眠总时间的百分比，另外还包括睡眠期的呼吸事件、腿动事件、觉醒事件等，这些生物指标能客观反映完整睡眠的情况。因此PSG对于失眠的意义主要在于失眠程度的评价和失眠的鉴别诊断。对于有线索提示存在其他睡眠障碍者须做PSG监测，比如说患者诉说日间过度思睡，夜间睡眠行为异常，夜间有周期性腿动等，或者怀疑患者过度焦虑、抑郁，存在主观性失眠的可能。

PSG报告示例：

整夜睡眠呼吸监测报告（部分内容）

一般信息

姓名		性别	女	年龄	56岁
开始时间	21：39：55	结束时间	7：23：25	Epworth评分	6分

睡眠潜伏时间

睡眠潜伏时间从：准备睡觉到睡眠起始的时间	31.0分钟

睡眠持续时间

卧床时间：从上床开始到离开床的时间	583.5分钟
总睡眠间期时间：从睡眠起始到睡眠结束的时间	552.0分钟
总睡眠时间：在床睡眠的时间	282.5分钟

睡眠分期

	次数	持续时间（分钟）	在总睡眠间期时间中占比（%）
睡眠间期觉醒	46	269.5	48.8（正常值<5%）
REM	12	28.0	5.1（正常值20%~25%）
NREM1期	47	33.5	6.1（正常值2%~5%）
NREM2期	67	170.0	30.8（正常值45%~55%）
NREM3期	24	51.0	9.2（正常值13%~23%）

微觉醒

微觉醒指数	50.1次/时（提示睡眠片段化）

多导睡眠图诊断：睡眠维持障碍

从上述报告中，我们可以看到支持患者失眠诊断的数据：

（1）睡眠质量：患者睡眠潜伏时间（31.0分钟）延长；睡眠连续性差，在床时间583.5分钟，总睡眠时间为282.5分钟，睡眠效率48%，严重降低（睡眠效率一般应在85%及以上）。其睡眠结构：浅睡眠（NREM1期、NREM2期）比例增多，NREM3期睡眠比例减少，REM比例减少，提示患者睡眠质量下降。

（2）呼吸事件及其对睡眠的影响：在整夜睡眠中，睡眠呼吸暂停低通气指数为3.8次/时（表中未显示），属于正常范围，对患者睡眠没有影响，不符合阻塞型睡眠呼吸暂停低通气综合征诊断标准。

（3）微觉醒：微觉醒是小于15秒的觉醒，患者往往不自知，但其为睡眠结构紊乱、睡眠片段化的重要特征。患者自发性微觉醒次数达每小时50.1次，睡眠质量及睡眠效率下降。

2. 多次睡眠潜伏时间试验（MSLT） 该试验应用PSG客观测定入睡倾向和睡眠起始的快速眼动期，一般从上午9时开始，每隔2小时进行一次睡眠，两次小睡中间不可以休息，进行4～5次的小睡试验。MSLT主要的观察指标包含平均睡眠潜伏时间和出现几次睡眠起始的快速眼动期。大量的临床研究和应用证实其为客观评价日间思睡程度的可靠方法。

失眠患者存在高度警觉而出现睡眠潜伏时间延长，或因整夜睡眠质量差且合并OSAHS而出现日间思睡的可能性，因此MSLT也是评估失眠的客观手段之一。

MSLT报告示例（部分内容）：

	小睡 1	小睡 2	小睡 3	小睡 4
卧床时间	00：20：00	00：20：00	00：20：00	00：20：00
总睡眠时间	00：00：00	00：00：00	00：00：00	00：00：00
睡眠潜伏时间	00：20：00	00：20：00	00：20：00	00：20：00
REM潜伏时间	/	/	/	/

平均睡眠潜伏时间：20分钟；平均REM潜伏时间：未进入REM。

从上述报告我们可以看到，患者的平均睡眠潜伏时间是20分钟，几次小睡试验均没有进入睡眠状态。研究提示白天难以入睡，即MSLT睡眠潜伏时间超过14分钟，为失眠的客观指标之一；但合并OSAHS的患者可能会出现白天困倦，即MSLT可出现睡眠潜伏时间缩短，小于10分钟。

二、单纯性鼾症的评估

单纯性鼾症的评估主要包括主观量表评估和客观监测评估。

（一）主观量表评估——STOP-Bang问卷

STOP-Bang问卷是由加拿大麻醉医生与睡眠专家在2008年共同研发的，包含鼾声情况、白天思睡与否、有无高血压、呼吸暂停与否、性别、年龄、体重指数和颈围8个观察项目，总分8分，得分≥3分提示为OSAHS高危人群。

STOP-Bang问卷

1.您打鼾声音大吗？（比谈话声音更大或者关上门都能听得到）
a.是（1）
b.否（0）
2.白天，您常常感到疲倦、劳累或想睡吗？
a.是（1）
b.否（0）
3.您患有高血压或正在进行高血压的治疗吗？
a.是（1）
b.否（0）
4.有人观察到您在睡眠过程中有停止呼吸的现象吗？
a.是（1）
b.否（0）
5.您体重指数是否大于35 kg/m^2？
a.是（1）
b.否（0）
6.您年龄是否超过50岁？
a.是（1）
b.否（0）
7.颈围是否大于40 cm？
a.是（1）
b.否（0）
8.是否为男性？
a.是（1）
b.否（0）

（二）客观监测评估

1. 影像学检查　上呼吸道形态、结构明显异常。

2. PSG　是单纯性鼾症诊断的金标准，进行PSG检查主要用于排除OSAHS。

单纯性鼾症PSG特点：AHI<5次/时；睡眠无片段化，呼吸相关微觉醒指数≤35次/时；无睡眠期低氧；无日间思睡。

PSG报告示例：

整夜睡眠呼吸监测报告（部分内容）

一般信息

姓名		性别	女	年龄	56岁
开始时间	20：40：18	结束时间	6：21：48	Epworth评分	2分
身高	158 cm	体重	66 kg	BMI	26.4 kg/㎡

睡眠潜伏时间

睡眠潜伏时间：即准备睡觉到睡眠起始的时间	4.0分钟

睡眠持续时间

卧床时间：从上床开始到离开床的时间	581.5 分钟
总睡眠间期时间：从睡眠起始到睡眠结束的时间	577.0 分钟
总睡眠时间：在床睡眠的时间	519.0 分钟

睡眠分期

	次数	持续时间（分钟）	在总睡眠间期时间中占比（%）
睡眠间期觉醒	17	58.0	10.1（正常值<5%）
REM	10	107.5	18.6（正常值20%~25%）
NREM1期	39	30.5	5.3（正常值2%~5%）
NREM2期	49	300.0	52.0（正常值45%~55%）
NREM3期	19	81.0	14.0（正常值13%~23%）

微觉醒

微觉醒指数	22.3次/时

血氧饱和度分布

	清醒期	REM	NREM	总和
平均（%）	96	96	96	96
最低血氧饱和度	90%			

鼾声

总共打鼾时间	331.2分钟 （占总睡眠时间的63.8%）

AHI：4.7次/时（正常：<5次/时；轻度：5~15次/时；中度：16~30次/时；重度：>30次/时）

多导睡眠图诊断：睡眠维持障碍

从上述报告中，我们可以看到支持患者单纯性鼾症诊断的依据有下列几项。

（1）睡眠质量：患者睡眠潜伏时间（4.0分钟）缩短；睡眠连续性差，在床时间581.5分钟，总睡眠时间为519.0分钟，睡眠效率89%，尚可。其睡眠结构：NREM1期睡眠比例增多，NREM2期睡眠比例增多，NREM3期睡眠比例减少，REM比例减少，患者睡眠质量受到影响，深睡眠减少。

（2）呼吸及相关事件：在整夜睡眠中，AHI为4.7次/时，最低和平均血氧饱和度分别为90%、96%，无缺氧；微觉醒指数22.3次/时，尚在正常范围，提示睡眠无片段化；总共打鼾时间占总睡眠时间的63.8%。综上所述，均不符合阻塞型睡眠呼吸暂停低通气综合征诊断标准，支持单纯性鼾症的诊断。

三、阻塞型睡眠呼吸暂停低通气综合征的评估

OSAHS的评估基于主观量表评估和客观监测评估。

（一）主观量表评估

1. Berlin 睡眠质量评估问卷 Berlin 睡眠质量评估问卷由 Berlin 等设计，包含 3 组共15 个问题。如果 3 组中有 2 组或者 3 组阳性则认为该患者发生睡眠呼吸暂停的风险很高（高危组）；如果 3 组中仅有 1 组阳性或者没有阳性则认为该患者发生睡眠呼吸暂停的风险很低（低危组）。

Berlin 睡眠质量评估问卷

第一组

A.　您打鼾吗?

a.　是（1）　　　　　　　b.　不是（0）　　　　　　c.　不知道（0）

B.　如果打鼾，您的鼾声:

a.　略比呼吸声音响（0）　b.同说话声响（0）　　　　c.　比说话声响（0）

d.　非常响，隔壁房间也能听见（1）　　　　　　　　e.　不知道（0）

C.　您经常打鼾吗?

a.　几乎每天（1）　　　　b.　一周3~4次（1）　　　c.　一周1~2次（0）

d.　一个月1~2次（0）　　e.　很少，没有，不知道（0）

D.　您打鼾会影响他人吗?

a.　不会（0）　　　　　　b.　会（1）　　　　　　　c.　不知道（0）

E. 您睡觉时，有人注意到您睡觉中有停止呼吸吗？

a. 几乎每天都会发生停止呼吸（2）   b. 一周3~4次会发生停止呼吸（2）

c. 一周1~2次会发生停止呼吸（0）   d. 一个月1~2次会发生停止呼吸（0）

e. 没有，不知道（0）

A~E题分值相加_____，≥2分则为阳性

第二组

F. 您醒来经常感到疲倦吗？

a. 几乎每天（1）   b. 一周3~4次（1）   c. 一周1~2次（0）

d. 一个月1~2次（0）   e. 几乎没有，不知道（0）

G. 你白天经常感到疲倦或劳累吗？

a. 几乎每天（1）   b. 一周3~4次（1）   c. 一周1~2次（0）

d. 一个月1~2次（0）   e. 几乎没有，不知道（0）

H. 开车时经常打盹或者睡着吗？

a. 是（1）   b. 否（0）

如果答案是a：

I. 这种情况出现的频率？

a. 几乎每天（1）   b. 一周3~4次（1）   c. 一周1~2次（0）

d. 一个月1~2次（0）   e. 几乎没有，不知道（0）

F~I题分值相加_____，≥2分则为阳性

第三组

J. 您有高血压吗？

a. 是（1）   b. 否（0）   c. 不知道（0）

K. 您的BMI指数：

a. ≥30 kg/m² （1）   b. <30 kg/m² （0）

J、K题分值相加_____，≥1分则为阳性

2. 日间思睡的评估　OSAHS患者因夜间睡眠受到影响，睡眠质量下降，可出现日间思睡。日间思睡的主观评价一般使用Epworth思睡量表。

Epworth思睡量表

在下列情况下你打瞌睡（不仅仅是感到疲倦）的可能性如何？这是指你最近几个月的通常生活情况；假如你最近没有做过其中的某些事情，请试着填上它们可能会给你带来多大的影响。运用下列标度给每种情况用"√"勾选出最适当的数字：0为从不打瞌睡；1为轻度可能打瞌睡；2为中度可能打瞌睡；3为很可能打瞌睡。

情况	打瞌睡的可能			
坐着阅读书刊	0	1	2	3
看电视	0	1	2	3
在公共场所坐着不动（例如在剧场或开会）	0	1	2	3
作为乘客在汽车中坐1小时，中间不休息	0	1	2	3
在环境许可时，下午躺下休息	0	1	2	3
坐下与人谈话	0	1	2	3
午餐不喝酒，餐后安静地坐着	0	1	2	3
遇堵车时停车数分钟	0	1	2	3

Epworth评分≥14分提示日间思睡。

（二）客观监测评估

1. 日间思睡客观评价——MSLT　正常人平均睡眠潜伏时间为10～30分钟，平均睡眠潜伏时间<5分钟提示病理性嗜睡，5～10分钟可疑思睡，支持OSAHS诊断。

MSLT报告示例（部分内容）：

	小睡 1	小睡 2	小睡 3	小睡 4
卧床时间	00：17：00	00：18：00	00：18：30	00：17：30
总睡眠时间	00：16：00	00：16：00	00：16：00	00：16：00
睡眠潜伏时间	00：01：00	00：02：00	00：02：30	00：01：30
REM潜伏时间	/	/	/	/

平均睡眠潜伏时间：1分钟45秒；平均REM潜伏时间：未进入REM。

上述报告显示，患者平均睡眠潜伏时间为1分钟45秒，提示病理性嗜睡，支持OSAHS诊断。

2. PSG　PSG是诊断OSAHS的金标准，可以精确报告AHI、阻塞类型、阻塞程度、阻塞最长时间、平均/最低血氧饱和度、鼾声时间及占总睡眠时间百分比、不同体位的AHI，以及呼吸与睡眠、心率、肢体活动之间的关系。

PSG报告示例：

整夜睡眠呼吸监测报告（部分内容）

一般信息

姓名		性别	男	年龄	51 岁
开始时间	21：7：28	结束时间	5：01：58	Epworth评分	18分
身高	170 cm	体重	95 kg	BMI	32.9 kg/m²

睡眠潜伏时间

睡眠分期	从上床起
睡眠潜伏时间：准备睡觉到睡眠起始的时间	0.0分钟

睡眠持续时间

卧床时间：从上床开始到离开床的时间	474.5分钟
总睡眠间期时间：从睡眠起始到睡眠结束的时间	466.0分钟
总睡眠时间：在床睡眠的时间	424.0分钟

睡眠分期

	次数	持续时间（分钟）	在总睡眠间期时间中占比（%）
睡眠间期觉醒时间	28	42.0	9.0（正常值<5%）
REM	5	75.0	16.1（正常值20%~25%）
NREM1期	87	130.5	28.0（正常值2%~5%）
NREM2期	76	182.0	39.1（正常值45%~55%）
NREM3期	7	36.5	7.8（正常值13%~23%）

微觉醒

微觉醒指数	40.3次/时

血氧饱和度分布

	清醒期	REM	NREM	总和
平均（%）	93	83	92	91
最低血氧饱和度	47%			

鼾声

总共打鼾时间	157.9分钟（占总睡眠时间的37.2%）

AHI：61.7次/时（正常：<5次/时；轻度：5~15次/时；中度：16~30次/时；重度：>30次/时）

多导睡眠图诊断：重度阻塞型睡眠呼吸暂停低通气综合征

从上述报告中，我们可以看到支持患者OSAHS诊断的依据有下列几项。

（1）睡眠质量：患者睡眠潜伏时间0分钟，即秒睡，病理性嗜睡，提示夜间睡眠质量差；睡眠连续性差，睡眠效率89%，尚可，OSAHS患者因夜间睡眠质量差，睡眠效率一般尚可；总睡眠时间为424.0分。其睡眠结构：NREM1期睡眠比例增多，NREM2期睡眠比例减少，NREM3期睡眠比例减少，REM比例减少，提示患者夜间深睡眠减少，睡眠质量差。

（2）呼吸及相关事件：在整夜睡眠中，AHI达61.7次/时，最低和平均血氧饱和度分别为47%、91%，为重度缺氧；微觉醒指数达40.3次/时，多与呼吸异常事件有关，提示睡眠片段化；总共打鼾时间占总睡眠时间的37.2%，符合重度阻塞型睡眠呼吸暂停低通气综合征诊断标准。

四、下肢不宁综合征的评估

下肢不宁综合征的评估主要依靠患者的主诉，PSG检查可以作为参考的依据。

（一）主观评估

主要依据患者的主观感受，表现为腿部极度的不适感，有强烈的活动冲动，在睡眠中和不活动时出现或加重，活动时减轻，腿部有虫在爬的主观感受。

（二）客观评估

1. 血液检查　血常规检查有助于确认是否为缺铁性贫血继发的下肢不宁综合征；血尿素氮、肌酐检查有助于确认是否为慢性肾衰竭或者尿毒症继发的下肢不宁综合征；血糖或糖化检查有助于确认是否为糖尿病继发的下肢不宁综合征。

2. 肌电图　有助于将下肢不宁综合征与各种周围神经疾病或夜间腿部肌肉痉挛产生的不适区分开。

3. PSG　PSG不是下肢不宁综合征的常规检查项目，但是可以为下肢不宁综合征的评估、诊断及治疗提供客观数据，有着重要的参考价值。

PSG特点：周期性腿动指数≥5次/时。

PSG报告示例：

整夜睡眠呼吸监测报告（部分内容）

一般信息

姓名		性别	女	年龄	50岁
开始时间	20：38：43	结束时间	6：59：13	Epworth评分	4分

微觉醒

	总次数	伴随呼吸事件	伴随呼吸事件或氧减	腿动微觉醒	自发微觉醒
总共微觉醒	372	1	0	341	30
觉醒总次数	20				
微觉醒指数	46次/时				

腿动

	次数	指数（次/时）
腿部运动	597	73.5
周期性腿动	591	72.7

多导睡眠图诊断：睡眠维持障碍

从上述报告中，我们可以看到支持患者下肢不宁综合征诊断的数据：整夜睡眠中单次腿动共597次，腿动指数73.5次/时，周期性腿动为591次，周期性腿动指数为72.7次/时，

微觉醒指数达46次/时，绝大多数与腿动事件有关，造成睡眠的片段化，对患者的睡眠质量影响较大。

第三节　睡眠障碍的康复护理指导

睡眠障碍在失能老人中的发病率居高不下，严重影响他们的身心健康和现有疾病的恢复，并增加心脑血管等疾病的危险性。积极良好的睡眠障碍康复护理指导，对于失能老人是非常有意义的，良好的睡眠在失能老人疾病恢复和自理能力重建中发挥着积极作用。

一、失眠的康复护理指导

改善失能老人的失眠状况，不仅能恢复老人的精力和体力，还可以提高其免疫力，促进其生活能力的重建。关于失眠的康复护理，除了积极治疗原发疾病以外，我们还需要从以下几个方面努力。

（一）一般护理

1. 睡眠环境　老人睡眠较浅，对于睡眠的环境要求较高。首先就是环境要安静，噪声应≤50分贝；其次床铺的硬度要合适，床上用品要清洁干燥，不能翻身的失能老人要协助其定时翻身，以免形成压疮；因不少老人存在头、颈、肩、背等多方面的不适症状，颈椎枕比较符合人的生理曲线，是较好的选择，不能"高枕无忧"，枕头高的话，就可能会打鼾；最后，卧室还要有合适的温、湿度。

2. 睡眠姿势　一般建议采用侧卧位，尽量不要仰卧、俯卧，以免引起夜间打鼾、憋气等症状。

3. 饮食调节　晚餐应避免过饱，不要喝浓茶、咖啡以及饮酒，以免影响夜间深睡眠；睡前不要饮用过多的水，以免夜尿频繁而影响睡眠。

4. 用药护理　安眠药及镇静剂可帮助睡眠，但是也有很多副作用，还有可能形成依赖性和成瘾性，因此要尽量避免选用药物来辅助睡眠；必要时可在医生的指导下选择合适的药物，并注意有可能产生的副作用，比如血压降低、胃肠蠕动减慢及意识不清等。

5. 心理护理　失能老人失眠的原因除了躯体疾病以外，最主要的是心理因素，因此老人的情志也是调节的目标。一方面了解老人失眠发生的过程，让其认识到自己对睡眠的错误认知，比如在还不瞌睡的情况下，过早上床睡觉，以至于长时间无法进入睡眠状态，加重失眠；另一方面要增强老人控制失眠的自信心，慢性失眠虽然不容易治疗，但也不是无法可医，每个人都有喜、怒、忧、思、悲、恐、惊等情绪，睡觉先睡心后睡身，心睡不下来身体更难入睡，因此，要指导老人睡觉前清空大脑，调整好情绪，把不良情绪抛掉，用一颗正能量的心对待一些事情。

（二）中医护理

祖国医学博大精深，关于改善失眠的方法虽然短期效果不如镇静安眠类药物，但是远期效果要远远好于后者。

1. 甘麦大枣汤方　甘麦大枣汤方（图6-1）是医圣张仲景治疗睡眠障碍、调情绪的第一方，这个方子就简单的三样药：炙甘草12 g、小麦18 g、去核大枣9枚。熬水喝，早晚当茶饮。

2. 穴位按摩　俗话说床前洗洗脚，胜似安眠药。人的脚掌远离心脏，血液供应相对较少，用热水洗脚并按摩井穴能使血管扩张、下肢及足部血流加快，降低脑血流量，有效促进睡眠。

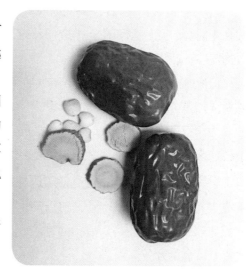

图6-1　甘麦大枣汤方

因此，可在老人睡觉前用热水洗脚，按摩足部井穴，每日一次，每次30分钟。足部井穴包括隐白、大敦、厉兑、足窍阴、至阴、涌泉穴，见图6-2。

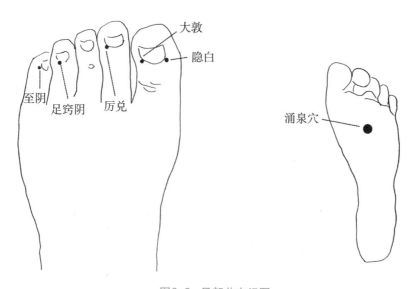

图6-2　足部井穴组图

3. 药枕　采用芳香、清凉、明目的中药制成药枕，不仅能够治疗头部疾病，也能够改善失眠。专家建议药枕应根据季节变换，并且要定期更换枕芯。

（1）春天是万物复苏之际，阳气渐渐升腾，人的阳气亦随之而上升，可选用桑叶青蒿枕，以明日清肝，安心怡神。

（2）夏季比较炎热，人容易出汗，也容易激动，烦躁不安，情绪难以平复，因此可选菊花蚕沙枕，以消除炎热和烦躁，安神助眠。

（3）秋季到了以后，阳气渐收，阴气生长，保养体内阴气非常重要，但养阴的关键在于防燥，这一原则在秋季应涉及老人生活的各个方面，因此，依据这个原则，秋季应选清凉枕，以清燥泻火。

（4）冬季天气寒冷，人体阳气收藏，易导致人体气机、血运不畅，而使许多旧病复发或加重。另外，气血趋向于里，但人体皮肤致密，水湿不易从体表排泄，除了少部分变为津液散布周身，大部分经肾、膀胱的气化，分化为水，下注膀胱成为尿液，无形中就加重了肾脏的负担，因此冬季宜选灯心枕，以透郁热而利尿。

4. 刮痧疗法 刮痧疗法是使用边缘钝滑的器具蘸取一定的介质在患者一定的体表部位或者穴位上进行反复刮动，使局部出现瘀斑或痧痕，脏腑污浊之气经腠理通达于外，从而达到气血流畅、防病治病的目的。大量的文献研究证实，刮痧疗法在改善失眠方面取得了可靠的疗效。

（1）刮痧工具。常见的刮痧工具有牛角、铜砭、砭石等。

（2）刮痧方法。

1）首先要暴露刮痧部位，可用软毛巾清洁局部皮肤。

2）手持刮痧工具，蘸取刮痧油，或者选用植物油，在选取的部位从上至下、由内向外朝单一方向刮拭，切忌来回刮动。选定部位若较长，可分段刮拭，用力大小以老人能耐受为度，出现紫红色斑点或斑块为出痧现象。

3）一般刮痧顺序为先头颈部，再后背部，最后刮胸部及四肢。

4）过于消瘦或有皮肤病的患者不宜刮痧，出血性疾病患者如凝血因子异常或者血小板减少症者禁止刮痧。

5）刮痧一般需要20分钟左右，刮痧后要休息30分钟后再离开房间，注意保暖，2次刮痧一般间隔3~5天，一般以痧痕消退为准。

（3）常用的刮痧穴位。

1）头颈部：太阳穴、额旁、额顶带后1/3，顶颞后斜线下1/3 （双侧）；胆经的双侧风池穴、奇穴四神聪、安眠穴。见图6-3至图6-5。

2）背部：膀胱经双侧心俞、脾俞、肝俞，见图6-6。

3）上肢：心经双侧神门穴，见图6-7。

4）下肢：脾经双侧三阴交穴，见图6-8。

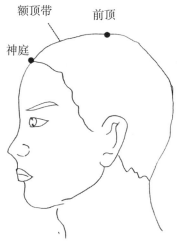

图6-3 额顶带

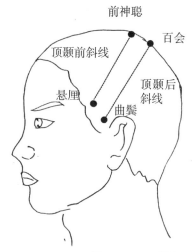

图6-4 顶颞斜线

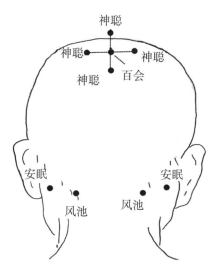

图6-5 四神聪、风池和安眠穴

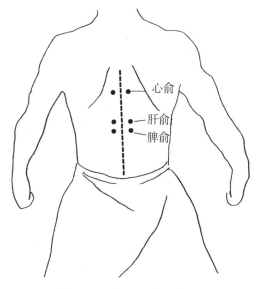

图6-6 心俞、肝俞和脾俞

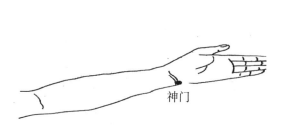

图6-7 神门穴

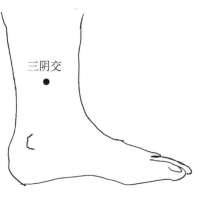

图6-8 三阴交穴

5.气功调理　气功是中医治疗疾病的重要方法之一，对于改善失眠也有可靠的疗效。八段锦是流传较广的气功养生操，被称为气功导引功。八段锦分为坐式和站式，失能老人因躯体疾病的原因活动多有不便，可在照顾者的帮助下选择坐式八段锦锻炼。根据老人的耐受程度，每日可锻炼1~2次。

坐式八段锦操作标准：

（1）宁神静坐：采用端坐或者盘膝坐式，两手轻握，置于小腹前，正头竖颈，两目平视，松肩虚腋，腰脊正直，放松静坐3~5分钟，见图6-9。

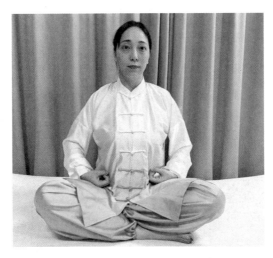

图6-9　宁神静坐

（2）手抱昆仑：舌舐上腭或搅动，牙齿轻叩二三十下，待唾液充满分三次咽下，谓之"吞津"。随后将两手交叉，自身体前方缓缓上起，经头顶上方将两手掌心紧贴在枕骨处，手抱枕骨向前用力，同时枕骨后用力，使头后部肌肉产生一张一弛的运动。如此反复，见图6-10。

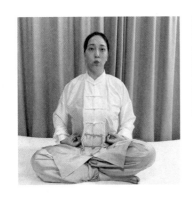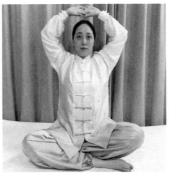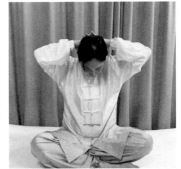

图6-10　手抱昆仑

（3）指敲玉枕：接上式，以两手心压住双耳，五指松开，两手的示指相对，贴于两侧的玉枕穴上，示指压在中指上，然后将示指滑下，用力一弹叩击玉枕穴，使两耳有咚咚之声。如此指敲玉枕穴24次，见图6-11。

（4）微摆天柱：头部略低，使头部肌肉保持相对紧张，扭颈，向左右转后看。如此一左一右地缓缓摆撼天柱穴20次左右，见图6-12。

（5）手摩精门：自然深呼吸数次后，闭息

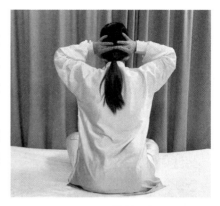

图6-11　指敲玉枕

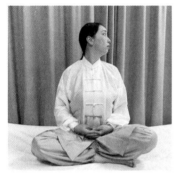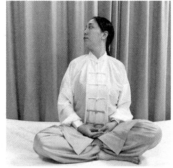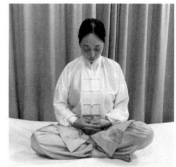

图6-12　微摆天柱

片刻，随后将两手搓热，双掌快速翻后，以双手掌推摩两侧肾俞穴20次左右，见图6-13。

（6）左右辘轳：接上式，两手自腰部顺势移向前方，两脚平伸，手指分开，稍屈曲，双手自胁部向上划弧如车轮形，像摇辘轳那样自后向前做数次运动，随后再按相反的方向向前向后做数次环形运动，见图6-14。

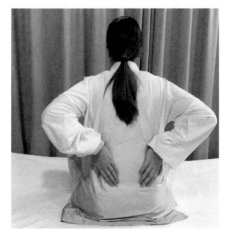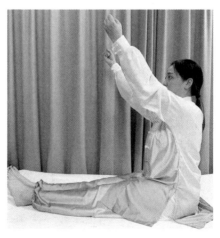

图6-13　手摩精门　　　　　　　图6-14　左右辘轳

121

（7）托按攀足：接上式，双手十指交叉，掌心向上，双手上托；稍停片刻，翻转掌心朝前，双手向前按推。稍停顿，即松开交叉的双手，顺势做弯腰攀足的动作，用双手攀两足的涌泉穴，两膝关节不要弯曲。如此锻炼数次，见图6-15。

（8）任督运转：正身端坐，鼓漱吞津，意守丹田，以意引导内气自中丹田沿任脉下行至会阴穴接督脉沿脊柱上行，至督脉终结处再循任脉下行，见图6-16。

对于肢体功能障碍的患者，照顾者可以协助其训练，完成规定动作。失眠患者施用气功疗法最好在医院中进行，以便出现气功偏差时及时治疗。

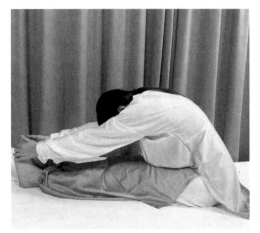

图6-15 托按攀足

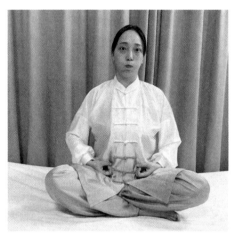

图6-16 任督运转

（三）重建健康的睡眠卫生习惯

失眠老人普遍存在着起居不规律、日间打盹等睡眠卫生问题，而失能老人因自理能力的下降，最常见的表现为卧床时间过长。不良的睡眠卫生问题严重影响着老人的睡眠效率及睡眠质量。近年逐渐兴起的认知行为治疗在治疗慢性失眠方面有着非常好的近期和远期疗效，是公认的慢性失眠"标准"疗法，它至少包括一种认知疗法和一种核心的行为治疗，也可以联合应用。它的主要着眼点在于患者对失眠现象的不合理认知，通过改变患者对失眠的错误认知而重建健康的睡眠卫生习惯。此方法可在专业医师的指导下，由照顾者来辅助进行。

1. 睡眠认知调整　耐心倾听失能老人对自己睡眠的认知，有针对性地纠正其对自己睡眠的错误认知。如老人一味地对睡眠时长期望值过高，要告知老人不能以睡眠时长来衡量睡眠质量的高低；有一些老人会把失眠的后果灾难化，把所有的不适都认为是失眠引发的；有些老人在睡不着时强行要求自己入睡，结果适得其反，越想睡越睡不着；还有一些老人过分关注睡眠，精神高度紧张，严重影响睡眠质量。

2. 睡眠健康教育　纠正了错误的睡眠认知以后，对于睡眠知识缺乏的失能老人来说，规范化的睡眠健康教育也显得非常重要。主要目的是让老人理解正确的睡眠卫生问题，减轻或者解除干扰睡眠的各种问题，以改善睡眠，并且为其他治疗措施提供支持和保障。可从以下几点进行睡眠卫生知识的指导。

（1）避免日间在床时间过长及打盹，尤其是傍晚或者临睡前，以免因加强睡眠努力而产生焦虑及睡眠挫败感。

（2）下午或者傍晚应避免摄入咖啡、浓茶、烟酒等刺激性物质，以免兴奋中枢神经而造成入睡困难或者睡眠质量下降等。

（3）规律饮食，尤其是晚餐，不可过晚及过饱，清淡饮食，以免胃肠负担过重而影响睡眠，并应在睡觉前2小时完成。

（4）适当且规律的身体锻炼，程度以身体不感到疲乏劳累为宜，并且不应在睡前3小时内进行，以免身体无法平稳过渡到睡眠状态。

（5）睡眠环境应安静，保持适宜的温、湿度，避免噪声，床铺舒适、整洁，以增加睡眠的舒适度，从而改善睡眠。

（6）起居有常，老人要保持规律的作息，过早或者过晚就寝及起床，容易造成睡眠节律紊乱。

（7）睡前避免在床上看电视、手机及听新闻广播等活动，也应避免回想白天的事情或者思考等思想意识活动，以免造成入睡困难或者干扰睡眠。

3. 睡眠刺激控制　失眠的发生，往往是睡眠失去了与以前的条件刺激之间的联系，而睡眠刺激控制的目的是重建或者加强睡眠与条件刺激之间的联系。可以通过几个方面来恢复睡眠与条件刺激之间的联系：首先，要避免过早上床，有睡意的时候再上床睡觉；其次，如果在床上超过30分钟睡不着，不要硬撑，要尽量让大脑放松，身体条件允许的话可以离床简单活动，或在床上简单活动，有睡意再睡觉，不过不管多晚睡着，早上要定点起床；另外，要知道任何补眠都是无效的，因此要指导老人避免日间小睡，包括午睡。

4. 睡眠限制　睡眠限制治疗法是由美国纽约州立大学睡眠研究中心主任史比曼发明的，目前被广泛用于改善失眠。所谓的睡眠限制，就是通过减少卧床时间来提高睡眠效率。失能老人可能因为身体原因卧床时间较长，所以有条件的话更要减少老人在床时间，睡眠效率达到85%以上认为比较理想。

5. 放松疗法　可根据老人的喜好采用不同形式的放松训练，如渐进式放松训练、太极、音乐疗法等。最常用的为渐进式放松训练，方法为深呼吸训练后，依照顺序调节全身肌群的紧张和松弛，如颈部、背部、上肢、下肢肌群等。

6. 矛盾意念法　是指在就寝时进行反向的意念控制，即努力让自己不进入睡眠状态，保持大脑清醒，以免睡着，目的是转移老人对睡眠过度关注的注意力，从而减轻老人因无法进入睡眠而产生的焦虑感。

二、鼾症的康复护理指导

（一）一般护理

1. 体位控制　在睡眠过程中，保持侧卧位或者上身抬高30°可以通过改善气道解剖因素而改善老人夜间通气，减轻呼吸问题。但体位在进入睡眠以后较难控制，有专家建议可以在老人后背固定一个硬物，如此在转换为仰卧位时因背部不适而养成侧卧位的睡眠习惯，也可在背后垫以软枕支撑。不管哪一种办法，应尽量定时帮助老人更换体位，以免局部组织长时间受压产生压疮。另外，应避免使用过高的枕头，以免加重气道的阻塞，可选择使用颈椎枕。

2. 戒烟　经研究发现，烟草里的物质不仅可以破坏睡眠结构而影响睡眠质量，还可以刺激气道使其炎性水平增加，造成水肿和分泌物增加，从而加重呼吸道阻力而产生呼吸问题，因此出现鼾声的老人，要尽早戒烟。

3. 戒酒　一些老人喜欢在睡前饮酒来帮助睡眠，这是不可取的。乙醇虽然可以加快进入睡眠的速度，但是会明显减少REM和慢波睡眠，进而影响睡眠质量。对于有呼吸睡眠障碍的老人来说，更重要的是乙醇会加重呼吸道肌肉松弛，影响大脑调节机制，从而加重气道阻塞，加重打鼾症状。

4. 慎用镇静安眠类药物　镇静安眠类药物有镇静安眠的作用，但是也会使呼吸肌肉松弛而加重气道的阻塞。因此，在出现鼾声时要建议老人慎用镇静安眠类药物，必要时遵医嘱使用。

（二）减重

1. 合理膳食　通过合理的饮食控制可以减轻咽部及腹部的脂肪堆积，增加咽腔空间和减轻腹部脂肪对肺的压迫，从而改善呼吸问题。遵循早上吃好、中午吃饱、晚上吃少和少量多餐的原则，合理控制饮食。

2. 适当运动　失能老人因身体原因，本身活动量就大大减少，因此要注重失能老人的被动和主动活动，增强机体的代谢能力，减轻身体脂肪的堆积。具体的活动推荐参见第二章失能老人运动障碍康复护理指导。

（三）口咽操

鼾症患者通常存在颈围超过正常范围、软腭及腭垂塌陷和拉长、舌体肥大、舌骨下移等解剖结构的异常，睡眠期间舌体后坠亦可阻塞气道。口咽训练一方面通过舌体的重新定位，促进气道重塑；另一方面，通过上气道咽扩张肌（翼状肌、腭帆张肌、颏舌肌、颏舌骨肌和胸骨舌骨肌等）的一系列等长等张运动，加强肌肉的功能。

口咽训练的具体方式是一系列的非发声训练和发声训练，具有主动性和功能修复的独特优势，对于改善气道阻力有着很好的帮助作用。

口咽训练每天做3~5次，一次10分钟左右。建议每天早上起床第一件事口咽训练、晨起洗漱后口咽训练、午餐漱口后口咽训练、晚饭漱口后口咽训练、晚上洗漱后口咽训练，闲时任何一个时间点均可进行口咽训练，患者亦可根据自身生活习惯调整居家练习的时间。有研究者把口咽训练的动作改编为口诀："一左右，二上前，三吸腭来四压面，还有一起打哈欠"，便于患者记忆。亨氏口咽训练见表6-1。

表6-1 亨氏口咽训练

训练项目		方法
非发声训练法	舌的稳定性	向前伸舌，舌尖超过双唇，不接触牙齿和唇，保持30秒；伸展舌体，舌边抵住上牙根部，维持30秒
	伸舌	伸出舌头，分别向前、下、上运动
	舌的侧伸	伸舌向左、右侧口角并保持此姿势
	舌抬高	舌尖尽量向上，贴住上腭；然后舌尖抵住上门牙，用力吸上腭
	伸舌吞咽	保持舌尖前伸，位于上下牙之间，同时做吞咽动作
	对抗疗法	用力伸舌，向上顶上腭，向两侧顶口腔颊部，手压面颊，用舌对抗手的压力
	软腭上抬	体会软腭的上抬：抬高上腭打哈欠或抬高上腭但不打哈欠
发声训练法	舌根音	舌背接触软腭，发舌根音，例如"g""k"，每音数次
	小舌音	腭垂收缩，发小舌音，例如"Y""X""Q"，每音数次

舌根音：舌面后部上升、靠着软腭发出的辅音，例如汉语拼音g、k、h等。小舌音：颤音的一种，音位和英语里的字母"r"相同，汉语和英语均无小舌音。

（四）佩戴口腔矫正器

睡眠时舌体后坠严重的老人，除了保持侧卧体位，也可以选用口腔矫正器来防止舌体后坠堵塞气道，比如舌保持器。但要做好器具的清洁，使用以后要清洗干净，保持干燥，并注意观察有无舌体过度压迫而造成的水肿、溃疡等不良反应。

（五）手术护理

部分患者因咽腔软组织占位严重而造成鼾声过大干扰睡眠，比如水肿、扁桃体肥大、颌骨畸形等，可在耳鼻喉科医生的建议下进行相关手术，按照手术护理常规进行护理即可。

三、阻塞型睡眠呼吸暂停低通气综合征的康复护理指导

（一）手术护理

对于上气道阻塞，尤其是鼻咽部阻塞的患者，如存在必须手术纠正的解剖结构异常，可以选择适宜的手术治疗，如扁桃体、舌根、鼻甲重度肥大，咽腔重度狭窄等。手术一方面可以降低患者上气道的阻塞程度；另一方面，也为持续正压通气的成功使用提供条件，可降低持续正压通气的使用压力，提高患者使用持续正压通气的舒适度。

手术护理按照相应的手术护理常规进行。

（二）持续正压通气的护理

持续正压通气（CPAP）在OSAHS患者中的长期疗效已得到证实。其原理为给予气道持续气流，提供一定水平的正压直接帮患者打开气道，见图6-17至图6-19。

CPAP治疗的工作原理是提供持续性的气道正压以消除睡眠期间各种使上气道发生阻塞的因素，另外，CPAP治疗还可以消除上气道软组织因长期的打鼾机械振动而造成的组织水肿，增大上气道口径，从而减轻上气道的塌陷。

AHI处在轻度水平，没有明显缺氧，日间功能亦未受到影响的患者，可以暂时采用体位控制、减重、口咽操等方式进行

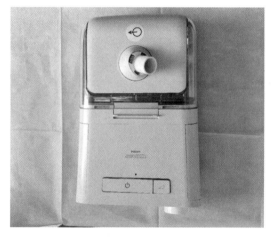

图6-17　无创呼吸机

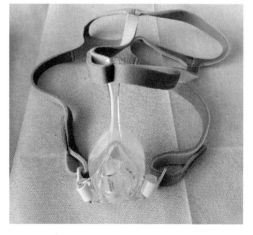

图6-18　无创呼吸机鼻罩

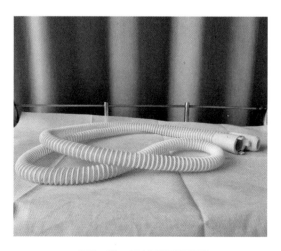

图6-19　无创呼吸机管道

调整，但要密切观察病情的进展变化，若出现记忆力减退、日间功能受到影响、夜间憋气，及时就医进行多导睡眠监测，以便及时调整治疗方案。

如患者AHI中度以上水平，缺氧明显时，一般的措施如体位控制、减重等已经无法较好地消除夜间睡眠呼吸暂停、低通气等呼吸事件，无创正压通气为首选的治疗方法（视频6-1）。

视频 6-1　中重度
OSAHS 的护理指导

常用无创呼吸机的类型及工作模式有固定压力持续气道正压通气、双水平气道正压通气、自动调节的持续正压通气、压力释放型持续气道正压通气、适应性伺服通气等，根据患者不同的情况，进行无创通气手动压力滴定后选择合适的模式治疗。

1. 压力滴定　决定使用 CPAP 治疗前，除了要进行耳鼻喉科会诊以确认是否需要手术治疗外，还需要一个重要的准备工作，即无创通气手动压力滴定。压力滴定的目的是为患者选择合适的治疗压力，基本消除不同体位状态下发生的睡眠呼吸暂停及低通气事件，消除微觉醒，恢复正常的睡眠结构等。它是 CPAP 长期有效治疗的前提和基础，一般在整夜睡眠监测后进行，在 PSG 监测下找到最理想的压力治疗值。

2. CPAP 适应证

（1）中重度OSAHS，AHI≥15次/时。

（2）轻度OSAHS，但伴有日间功能下降，如白天嗜睡、认知功能下降、记忆力减退等，或者临床已经确认存在心脑血管疾病者。

（3）不接受手术或者无法耐受手术的OSAHS患者。

（4）经手术治疗以后，仍然存在需要干预的OSAHS患者。

（5）重叠综合征，即OSAHS合并慢性阻塞性肺疾病的患者。

3. CPAP 禁忌证

（1）肺大疱。

（2）气胸、纵隔气肿患者。

（3）明显低血压患者（血压低于90/60 mmHg）。

（4）没有进行有效治疗的急性耳部、鼻部炎症感染者。

（5）青光眼。

（6）部分危重心脑疾病，如急性心梗血流动力学不稳定、脑脊液漏、颅脑外伤、颅内积气等。

4. 鼻面罩的护理　呼吸机的佩戴是个长期的过程，长时间的鼻罩或鼻面罩压迫，可能造成鼻周围皮肤明显的压痕、过敏甚至出现破溃。针对这个问题，首先，选择质地松软的面罩，或交替使用不同类型和尺寸的鼻面罩；其次，在停用呼吸机时可以用润滑膏涂抹按摩，以改善受压部位皮肤。

5. 呼吸机漏气的护理　呼吸机出现明显漏气，除明显降低疗效外，可造成大量气体进入消化道引起腹胀，并刺激眼睛，引发眼部不适。针对这个问题，最主要的是选用合适的鼻罩；其次，要保证鼻罩固定带松紧适宜；另外，鼻罩的下端依靠上牙弓的支撑，因此，上牙全部脱落的老人可以通过安装义齿或者改用鼻面罩来改善。

6. 鼻腔干燥的护理　因气流持续刺激鼻腔，有些患者可能会出现鼻腔干燥、炎症、水肿等现象，要每天清洁面罩和加湿装置，保持通道顺畅。建议使用加温湿化装置，另外，也可以使用温盐水湿润鼻腔。

7. 张口呼吸的护理　OSAHS 患者在睡前开始佩戴呼吸机时，为了对抗来自呼吸机的较高压力，会不自觉地张口呼吸，而此时呼吸机启动的补偿功能会加重不适感。我们应鼓励患者放松并逐渐尝试闭上嘴用鼻慢慢呼吸，有脑血管或神经肌肉病史者也可以考虑使用下颌带来辅助。

四、下肢不宁综合征的康复护理指导

周期性肢体运动常常出现在下肢不宁综合征中，夜晚睡眠的不适感严重影响着老人的睡眠质量，严重者可以引发严重的失眠。对于存在此病症的失能老人，建议以下几点：

（1）向老人详细讲解疾病的发生、发展和转归，疾病经过治疗后可以得到明显缓解，解除老人对疾病的紧张感、恐惧感，树立信心。

（2）去除引发下肢不宁综合征的诱因。如缺铁的老人可遵医嘱给予铁剂的补充，也可平日多吃绿叶蔬菜，如菠菜，加强铁剂的补充；糖尿病患者要加强血糖的管理等。

（3）停用诱发下肢不宁综合征的药物，如抗组胺药物苯海拉明，抗抑郁药物舍曲林，以及多巴胺能阻滞剂、止吐药、镇静剂等。

（4）保持良好的睡眠卫生习惯，起居有常，戒烟酒，睡前不要食用刺激性食物，如辛辣油腻性食物，以及咖啡、可乐等。

（5）白天进行规律适量的活动，以老人能耐受为度，可选择较为温和的方式，如散步、八段锦锻炼等。

（6）中医护理技术。选择足阳明胃经的下肢段进行穴位拍打。足阳明胃经下肢段（图6-20）位于下肢的前外侧面，包括犊鼻、足三里、丰隆等穴位。每日2次，每

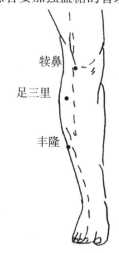

图6-20　足阳明胃经下肢段

次30分钟。另外要注意下肢的保暖，以免加重病情。睡觉前用热水洗脚，按摩井穴30分钟，可以有效促进睡眠。

（7）行为治疗。有研究发现，规范化的认知行为治疗后，患者腿部不适感等症状严重程度下降，睡眠质量得到有效改善，具体方法见前文。

参考文献

［1］赵忠新.睡眠医学［M］.北京：人民卫生出版社，2016.

［2］张斌.中国失眠障碍诊断和治疗指南［M］.北京：人民卫生出版社，2016.

［3］KRYGER M H，ROTH T，DEMENT W C.睡眠医学理论与实践［M］.张秀华，韩芳，张悦，等译.北京：人民卫生出版社，2010.

［4］孙秋华.中医护理学［M］.北京：人民卫生出版社，2012.

［5］化前珍，胡秀英.老年护理学［M］.4版.北京：人民卫生出版社，2017.

［6］张丽华，蒋颖.失能老人家庭照料指南［M］.上海：上海科学普及出版社，2014.

［7］赵忠新.睡眠的奥秘与调控技巧［M］.北京：北京大学医学出版社，2013.

［8］陆林.睡眠健康管理手册（漫画版）［M］.北京：中国人口出版社，2020.

［9］童茂荣，裴兰，童茂清，等.多导睡眠图学技术与理论［M］.北京：人民军医出版社，2004.

［10］中国中医科学院失眠症中医临床实践指南课题组.失眠症中医临床实践指南（WHO/WPO）［J］.世界睡眠医学杂志，2016，3（1）：8–25.

［11］于彤，霍晓鹏，王晓晶，等.坐式八段锦对高龄衰弱老年患者疲乏和衰弱的影响［J］.护理学报，2018，25（23）：54–57.

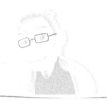

第七章　失能老人心肺功能障碍康复护理指导

第一节　心肺功能障碍概述

　　心肺功能障碍是指生理功能减退、疾病等导致的心脏收缩或舒张功能下降、心输出量明显减少，不能满足机体代谢的需要，同时出现肺循环和（或）体循环淤血，肺通气量与换气功能下降，缺氧和（或）二氧化碳潴留引发的以心悸、呼吸困难、体力活动受限或水肿等为主要表现的临床综合征。心肺功能障碍康复是指采用运动疗法、作业治疗、教育、危险因素干预及其他传统康复治疗方法等手段，达到改善心肺功能状况，缓解临床症状，提高生活质量，尽可能使患者功能恢复至最佳，延长寿命等目标的治疗。导致失能老人心肺功能障碍的原因包括循环系统疾病及呼吸系统疾病，具体如下。

一、冠心病

　　冠状动脉粥样硬化使血管狭窄、阻塞，或（和）因冠状动脉功能性改变（痉挛）导致心肌缺血缺氧或坏死而引起的心脏病称冠心病。冠心病的康复是综合性心血管病管理的医疗模式，已成为康复医学的一个重要组成部分。

（一）分类

　　1. 无症状性心肌缺血　　无症状，但静息、动态时或负荷试验中心电图有ST段压低、T波降低、变平或倒置等心肌缺血的客观证据。

　　2. 心绞痛　　发作性的胸骨后、胸骨略偏左处或剑突下的压榨性、闷胀性或窒息性疼痛和不适感，并可放射至左肩或上臂内侧，可达环指和小指。疼痛可持续1~5分钟，休息或含服硝酸甘油可缓解。

　　3. 心肌梗死　　出现较心绞痛更为严重和持久的胸痛，硝酸甘油不能缓解，多伴有发热、恶心、呕吐等症状，常并发心律失常、心衰和休克等。

4. 缺血性心肌病　表现为心脏增大、心力衰竭和心律失常，为长期心肌缺血或坏死导致心肌纤维化而引起。

5. 猝死　世界卫生组织定义为发病后6小时内死亡者为猝死，多数学者主张时限为1小时，但也有人将发病后24小时内死亡也列为猝死。

（二）主要功能障碍

1. 循环功能障碍　患者往往减少体力活动，从而降低了心血管系统的适应性，导致循环功能降低。这种心血管功能衰退只有通过适当的运动训练才能逐渐恢复。

2. 呼吸功能障碍　长期心血管功能障碍可导致肺循环功能障碍，使气体交换的效率降低，诱发或加重缺氧症状。呼吸功能的训练是需要引起重视的环节。

3. 运动障碍　因缺乏运动而导致机体吸氧能力减退、肌肉萎缩和氧化能力降低，从而限制了全身运动耐力。运动训练的适应性改变是提高运动功能的重要环节。

4. 代谢功能障碍　主要是脂质代谢障碍和糖代谢障碍，血胆固醇和甘油三酯增高，高密度脂蛋白胆固醇低。

 知识拓展

什么是冠心病康复?

冠心病康复是指综合采用主动积极的身体、心理、行为和社会活动的训练与再训练，帮助患者缓解症状，改善心血管功能，在生理、心理、社会、职业和娱乐等方面达到理想状态，提高生活质量。同时强调积极干预冠心病危险因素，阻止或延缓疾病的发展过程，减轻和减少疾病再次发作的危险。冠心病康复强调三个环节：①早期下床和运动训练；②对患者和其家属进行健康教育；③早期及重复运动试验。

二、原发性高血压

原发性高血压是以血压升高为主要临床表现的综合征，通常简称为高血压病。高血压病是多种心、脑血管疾病的重要病因和危险因素，影响重要脏器如心、脑、肾的结构与功能，最终导致这些器官的功能衰竭，迄今仍是心血管疾病患者死亡的主要原因之一。

（一）分类

目前，我国采用国际上统一的分类和标准，高血压定义为收缩压≥140 mmHg或

（和）舒张压≥90 mmHg。根据血压升高水平，又进一步将高血压分为1级、2级、3级（表7-1）。

表7-1　高血压的分级

类别	收缩压（mmHg）	舒张压（mmHg）
正常高值	130~139	85~89
高血压1级（轻度）	140~159	90~99
高血压2级（中度）	160~179	100~109
高血压3级（重度）	≥180	≥110
单纯收缩期高血压	≥140	<90

注：当收缩压和舒张压分属于不同级时，以较高的级别作为标准。

（二）主要功能障碍

1. 循环功能障碍　高血压患者心血管系统适应性下降，循环功能障碍。

2. 呼吸功能障碍　长期心血管功能障碍可导致肺循环功能障碍，使气体交换效率降低，诱发或加重缺氧。

3. 代谢障碍和运动耐力减退　脂肪、碳水化合物等能量物质摄入过多而缺乏运动是基本原因。缺乏运动还可促成高胰岛素血症和血脂升高。机体吸氧能力减退和肌肉萎缩，限制全身运动耐力。

 知识拓展

高血压康复的意义

近年来，随着康复医学的发展，康复治疗可以有效地辅助降低血压，减少药物使用量及对靶器官的损害，干预高血压危险因素，能最大限度地降低心血管发病率和病死率，提高患者体力活动能力和生活质量，是高血压治疗的必要组成部分。随着高血压患者数量的增多，高血压的康复越来越受到重视。

三、慢性充血性心力衰竭

慢性充血性心力衰竭是以循环功能衰竭为特征的临床综合征。其病理生理改变主要为心输出量减少，导致肌肉灌注不足，不能满足做功肌的需要，并造成乳酸堆积和肌肉疲劳，从而限制体力活动能力，如活动时气短、气促、胸闷、发绀等。严重时，在安静状态下也可发生上述症状。

（一）分类

1. 左心衰竭

（1）症状：以肺淤血和心输出量降低的表现为主。包括呼吸困难，咳嗽、咳痰和咯血，疲倦、乏力、头晕、心悸，以及少尿及肾损害症状。

（2）体征：肺部湿啰音，患者一般均有心脏扩大、舒张期奔马律及肺动脉瓣区第二心音亢进。

2. 右心衰竭

（1）症状：以体静脉淤血表现为主。可表现为消化道症状如腹胀、恶心、呕吐等，劳力性呼吸困难。

（2）体征：包括水肿、颈静脉怒张、肝脏增大、心脏杂音等。

3. 全心衰竭　右心衰竭继发于左心衰竭而形成全心衰竭。

（二）主要功能障碍

1. 循环功能障碍　心衰患者心功能下降，可导致循环功能障碍，表现为乏力。

2. 呼吸功能障碍　心衰患者多伴有肺循环功能障碍，表现为呼吸困难等。

3. 运动耐力减退　机体吸氧能力减退和肌肉萎缩，限制全身运动耐力，运动耐量下降。

四、慢性阻塞性肺疾病

慢性阻塞性肺疾病是一种可以预防、治疗的疾病，以不完全可逆的气流受限为特点，是呼吸系统疾病中的常见病和多发病，患病率和病死率均较高。

（一）临床表现

1. 有效呼吸降低　患者呼吸运动障碍，有效通气量降低，影响了气体交换功能；长期慢性炎症，呼吸道分泌物引流不畅，加重了换气功能障碍，常致缺氧和二氧化碳潴留。

2. 病理性呼吸模式　肺通气功能明显障碍，影响了患者平静呼吸过程中膈肌的上下移动，减少了肺的通气量。

3. 呼吸肌无力　患者有效呼吸减少，呼吸困难及病理性呼吸模式的产生，活动量减少，均影响膈肌、肋间肌、胸大肌等呼吸肌的运动，失代偿后产生呼吸肌无力。

4. 能耗增加和活动能力减退　气短、气促常使患者精神和颈背部乃至全身肌群紧张，使机体能量消耗增加，甚至导致部分患者丧失日常活动能力和工作能力。

（二）主要功能障碍

1. 咳嗽、咳痰和呼吸困难 活动甚至休息时喘息。

2. 活动量减少 社会活动、业余生活、户内和户外活动减少。

3. 活动受限 日常生活基本活动受限，独立性丧失。

4. ADL自理障碍 急性期、发作期ADL自理障碍。

5. 心理障碍 因长期阻塞性肺疾病使有效通气功能下降，机体供氧不足，造成乏力、气短、精神紧张、喘息，影响休息和睡眠，患者产生焦虑、压抑、恐惧心理。

五、慢性呼吸衰竭

慢性呼吸衰竭是指各种原因引起的肺通气和（或）换气功能严重障碍，以致在静息状态下亦不能维持足够的气体交换，导致低氧血症（伴或不伴高碳酸血症），进而引起一系列病理生理改变和相应临床表现的综合征。

 知识拓展

呼吸功能衰竭的判断

动脉血气分析常被用于诊断呼吸衰竭。在海平面大气压（760 mmHg）、静息状态呼吸空气并不伴有心内解剖分流等因素的条件下，动脉血氧分压（PaO_2）<8.0 kPa（60 mmHg），或同时伴有动脉血二氧化碳分压（$PaCO_2$）>6.67 kPa（50 mmHg），为呼吸衰竭的标准。

（一）临床表现

1. 呼吸困难 主要表现为呼吸频率、节律和幅度的改变。

2. 发绀 是缺氧的典型表现。当动脉血氧饱和度低于85%时，出现口唇、指甲和舌发绀。

3. 精神神经症状 慢性呼吸衰竭随着$PaCO_2$升高，出现先兴奋后抑制症状。兴奋症状包括烦躁不安、昼夜颠倒甚至谵妄。CO_2潴留加重时导致肺性脑病，出现间歇抽搐、嗜睡甚至昏迷。

4. 循环系统 CO_2潴留可使外周浅表静脉充盈，皮肤温暖多汗，眼部球结膜水肿，心率增快，血压升高。

5. 消化和泌尿系统 严重呼吸衰竭时可损害肝、肾功能。部分患者可引起应激性溃疡而发生上消化道出血。

（二）主要功能障碍

1. 呼吸困难　活动甚至休息时喘息。
2. 运动量减少　社会活动、业余生活、户内和户外活动减少。
3. 活动受限　日常生活基本活动受限，独立性丧失。
4. ADL 自理障碍　ADL不能自理。

六、肺癌

肺癌是一种发生于支气管黏膜的恶性肿瘤，已成为当前世界各地最常见的恶性肿瘤之一。

（一）临床表现

1. 刺激性咳嗽　干咳，无痰和少痰，常类似伤风感冒而延误诊治。常见痰中带血或少量血丝，大咯血较少见。肿瘤阻塞较大支气管时，产生阻塞性肺炎，患者会出现胸闷、哮鸣、呼吸困难、畏寒发热。

2. 肿瘤蔓延和转移所产生的症状　①侵犯膈神经，使膈肌麻痹导致膈肌上抬和反常呼吸；②压迫上腔静脉引起上腔静脉阻塞综合征，表现为头面部、颈部和上肢水肿以及前胸部淤血和静脉曲张；③压迫食管致吞咽困难；④心包受侵，使心包积血出现心脏压塞；⑤头痛、运动障碍为肿瘤颅内转移所致的压迫症状；⑥压迫喉返神经导致声嘶。

3. 副肿瘤综合征　①内分泌紊乱症状：少数患者可产生相应的内分泌症状，出现库欣综合征。②神经肌肉症状：表现为重症肌无力、小脑性运动失调、眼球震颤、多发性周围神经炎等，多见于小细胞肺癌。

（二）主要功能障碍

1. 肺功能障碍　术后因疼痛、麻醉药、肌松药及镇痛药等的影响，一次通气量减少，呼吸加快，通气效果差，CO_2潴留，肺功能下降。

2. 耗氧量增加　术后疼痛使肌张力增高、肺不张、肺切除、腹部胀气等使胸廓和肺顺应性下降；分泌物潴留等使气道阻力增大；炎症、发热等使代谢亢进；通气运动增加等使通气运动工作量增大，耗氧量增加。

3. 血氧分压降低　与肺容量下降、有效通气量降低有关，随年龄增大而加重。以术后数日至1周左右最明显，胸腹联合手术后2周也恢复不到术前水平。

4. 咳嗽、咳痰无力　在气管插管时咳嗽引起的胸膜腔内压上升幅度明显下降，即使拔管后，术侧也低于健侧，最大呼气流量术后1周内也往往不能恢复到术前水平。胸痛、咳嗽无力，使得气道分泌物潴留。

5. 肩关节活动障碍　胸廓成形术或累及局部诸组织的其他手术可破坏这种正常的关系。如不及时进行肩胛带和肩关节的活动，则以后可出现肩关节活动受限。

第二节　心肺功能的评估

一、6分钟步行试验

6分钟步行试验（6MWT）是让患者采用徒步运动方式，测试其在6分钟内以能承受的最快速度步行的距离。6分钟步行试验对多种老年人慢性疾病（如慢性呼吸系统疾病、心血管疾病等）的病情变化、生活质量、住院风险及死亡风险等都具有良好的预测价值，可以成为老年人群生存及预后的重要预测工具。

（一）意义

（1）6分钟步行试验是心肺运动试验的补充，可以客观评估患者运动能力。

（2）用于心脏康复过程中运动前风险评估、制定运动处方、评价康复效果。主要针对一期康复人群、老年患者、运动能力差患者。

（3）指导心功能分级。

（4）评价心衰患者的严重程度和预后。多项研究表明，6分钟步行试验是判断严重心衰患者死亡率和住院率的独立预测因子。

（5）评价心衰康复效果。

（6）评价肺康复效果。

（二）适应证和禁忌证

1. 适应证　评价中、重度心肺疾病患者的疗效，测量患者的功能状态，可作为临床试验的重点观察指标之一。

2. 禁忌证

（1）绝对禁忌证：近1个月内出现的不稳定性心绞痛或心肌梗死。

（2）相对禁忌证：静息心率>120次/分，收缩压>180 mmHg和舒张压>100 mmHg。

（三）试验准备

1. 做好解释工作　向患者及其家属说明检查的必要性及注意事项。

2. 心电图检查　试验前应查看患者近6个月的静息心电图。

3. 药物准备　有症状的患者应准备好相关抢救药物以便随时应用。

4. 试验场地准备

（1）室内封闭走廊（天气适宜时可在户外），应少有人走动。

（2）地面平直坚硬，路长应达50 m，若无条件亦可20 m或30 m，过短会降低步行距离。

（3）折返处置锥形标记，起始的地板上有鲜艳的彩带，标记每圈的起始。

5. 设备准备　6分钟步行试验监测装置一套、氧气源（如需要）、血压计、除颤仪、记录表、便于推动的椅子、标记折返点的标记物。

6. 患者准备

（1）穿舒适的衣服和鞋子。

（2）晨间和午后进行试验的患者试验前可少量进餐。

（3）试验前2小时内患者不要做剧烈运动，试验前不应进行热身活动。

（4）患者应继续应用原有的治疗。

（5）可以使用日常的行走工具（如拐杖等）。

（四）试验方法

（1）对每一位患者的每次试验应在一天中的相同时间进行。

（2）试验前患者在起点旁坐椅子休息至少10分钟，核查有无禁忌证，测量脉搏和血压，有条件时测血氧饱和度，填写记录表，向患者介绍试验过程。

（3）让患者站起，用主观用力程度分级评价患者运动前呼吸困难和全身疲劳情况。

（4）计时器设定到6分钟。

（5）请患者站在起步线上，一旦开始行走，立即启动计时器。患者在区间内尽自己体能往返行走。行走过程中不要说话，不能跑跳，折返处不能犹豫，医务人员不能伴随患者行走。允许患者必要时放慢速度或停下休息，但监测人员要鼓励患者尽量继续行走。监测人员每分钟报时一次。用规范的语言告知和鼓励患者。在患者行走过程中，需每分钟重复说："您做得很好，坚持走下去，您还有几分钟。"如患者中途需要休息，可以说："如果需要，您可以靠在墙上休息一会儿，但一旦感觉可以走了就请继续行走。"

（6）试验即将结束时，提前15秒告知患者："试验即将结束，听到停止后请原地站住。"结束时标记好停止的地点。如提前终止，则要患者立即休息并记录提前终止的地点、时间和原因。试验结束后用主观用力程度分级评价患者的呼吸困难和全身疲劳情况，并询问患者感觉不能走得更远的最主要原因。

（7）如果无6分钟步行试验监测系统，则记录计数器显示的圈数。统计患者总步行距离，四舍五入，精确到米，监测并记录患者血压、心率，有条件者测血氧饱和度，认真填写记录表。

（8）6分钟步行试验会受到监测场地以及受试者的个人意愿所影响，可以通过数字心肺步行试验（DCW）来弥补传统6分钟步行试验的不足，让心肺疾病患者功能状态评估更加智能、安全，监测指标全面、精确，具有很强的临床指导意义。

（五）注意事项

（1）操作者要熟练掌握心肺复苏技术，能够对紧急事件迅速做出处理。

（2）长期吸氧者应按照原先速率吸氧，或按照医嘱、试验方案给氧。

（3）不要暗示患者。

（4）将抢救车安放于适当位置，出现胸痛、难以忍受的呼吸困难、下肢痉挛、步履蹒跚、出汗、面色苍白等要及时终止。

（5）测试前不应进行热身运动。

（6）患者目前服用的药物不要停用。

（7）操作者注意力要集中，不可数错折返次数。

（8）为减小不同试验日期之间的差异，测试应在同一时间点进行。

（9）如果同一天进行两次测试，至少要间隔两小时，不能在一天内进行3次。

二、心肺运动试验技术

（一）意义

心肺运动试验是国际上普遍使用的衡量人体呼吸和循环功能水平的检查之一，它可用于功能性运动容量的评价、疾病的诊断及判断疗效。心肺运动试验技术是通过监测机体在运动状态下的摄氧量、二氧化碳排出量、心率、每分通气量等来评价心、肺等脏器对运动的反应。可用于指导慢性病管理和康复治疗。

（二）适应证与禁忌证

1. 适应证　评价运动耐力及鉴别不明原因的呼吸困难；评价运动功能受损程度；评价运动功能受损的原因及病理生理机制。静息状态下心肺运动试验结果不能评价呼吸困难症状。

2. 禁忌证　急性心肌梗死、不稳定性心绞痛、急性心包炎、严重主动脉瓣狭窄、严重左心功能受损、急性肺动脉栓塞或肺梗死、严重下肢脉管炎或肢体功能障碍。

（三）过程

（1）介绍检查的目的、步骤、意义及可能发生的危险，签署知情同意书。

（2）查看受试者的病史、症状、以往重要的心脏检查结果及其他临床资料，评估心肺运动试验的风险度。

（3）采集12导联心电图，测量血压，进行肺容量、流速容量环、最大自主通气量测定。

（4）佩戴合适的面罩，骑行于踏车上，开始心肺运动试验，包括静息、热身、运动、恢复四个阶段。整个过程中严密观察患者的心电信息及气体代谢指标变化。

（四）注意事项

1. 患者教育与配合　训练前要做好健康教育，告知检查的整个过程需要患者的主动配合，必要时医护人员协助。

2. 仪器及患者准备

（1）本检查需要消耗一定的体力，检查当日正常饮食，常规服用降压、降糖药物。

（2）禁止空腹检查，且进食后不能立即进行检查，餐后1~2小时进行检查。

（3）携带病历资料，以及近期心电图和超声检查结果。

（4）检查前安静休息15分钟以上，禁烟、酒及刺激性食物（浓茶、咖啡、槟榔等）2小时以上。

（5）着装要求：最好穿宽松透气的棉质衣服，穿方便运动的鞋。

（6）应备有必要的急救药物、器械、氧气等，以便应急使用。

心肺功能是人体新陈代谢和运动耐力的基础，泛指由氧运输系统通过肺呼吸和心脏活动推动血液循环向机体输送氧气和营养物质，从而满足人体生命活动中物质与能量代谢需要的生理学过程。

三、其他常见心肺康复评定工具

（一）心功能评定分级

心功能分级目前主要采用美国纽约心脏病学会（NYHA）的分级方案。该方案根据患者自觉的活动能力将心功能划分为四级。

心功能分级活动原则如下。

（1）心功能Ⅰ级：不限制患者一般的体力活动，但要避免剧烈运动和重体力劳动。应动静结合，循序渐进增加活动量。告诉患者若活动中有呼吸困难、胸痛、心悸、疲劳等不适时应停止活动，并以此作为限制最大活动量的指征。

（2）心功能Ⅱ级：体力活动应适当限制，增加午睡时间，强调下午多休息，可做轻体力工作和家务劳动。

（3）心功能Ⅲ级：一般的体力活动应严格限制，每天休息时间要充分，增加卧床休息时间，可以自理日常生活或在他人帮助下自理。

（4）心功能Ⅳ级：绝对卧床休息，生活由他人照顾，对卧床休息的患者需加强床边护理，照顾患者日常生活。

（二）自我感知劳累程度分级法

自我感知劳累程度分级采用半定量指标，根据运动者自我感觉劳累程度来衡量相对运动水平，多通过主观用力程度分级来进行评分。主观用力程度分级让参与者凭借运动时的自身感觉（心跳、呼吸、排汗、肌肉疲劳等）来估计运动时的强度（表7-2），分值范围是6~20分。适用于正在服用药物，而该种药物又会影响到心率的患者。不过使用者必须明白主观用力程度分级中各数值的意义，并且对自己运动时整体的感觉进行准确的评估。

表7-2　主观用力程度分级

您感觉现在有多用力？请打分（6~20分）

自我理解的用力程度	主观运动感觉特征	相应心率（次/分）
6级	极轻	60
7级		70
8级		80
9级	很轻	90
10级		100
11级	比较轻	110
12级		120
13级	有点用力	130
14级		140
15级	用力	150
16级		160
17级	很用力	170
18级		180
19级	极用力	190
20级		200

（三）博格评分（表7-3）

由0~10级构成，量表的顶端即10级（10分）用于描述患者在极度剧烈运动情况下的呼吸努力程度，量表的底端即0级（0分）用于描述患者在休息时的呼吸情况。患者在运动时被要求选择最能描述他们呼吸努力程度的等级。

表7-3　博格评分

0分	一点也不觉得呼吸困难或疲劳
0.5分	非常非常轻微的呼吸困难或疲劳，几乎难以察觉
1分	非常轻微的呼吸困难或疲劳
2分	轻度的呼吸困难或疲劳
3分	中度的呼吸困难或疲劳
4分	略严重的呼吸困难或疲劳
5分	严重的呼吸困难或疲劳
6~8分	非常严重的呼吸困难或疲劳
9分	非常非常严重的呼吸困难或疲劳
10分	极度呼吸困难或疲劳，达到极限

此量表应在6分钟步行试验后使用，6分钟步行试验开始前让患者阅读量表并询问患者呼吸困难级别，运动后重新评价呼吸困难的级别。

（四）日常生活活动能力评估（表7-4）

表7-4　日常生活活动能力评估

0级	虽存在不同程度的肺气肿，但活动如常人，对日常生活无影响，活动时无气短
2级	平底步行无气短，较快行走、上坡或上下楼梯时气短
3级	慢走不及百步即有气短
4级	讲话或穿衣等轻微动作时即有气短
5级	安静时出现气短、无法平卧

第三节　心肺康复技术及护理指导

一、增强肌力与耐力的训练技术

（一）目的及意义

1. 增强肌力　使原先肌力减低的肌肉通过训练，肌力得到增强。

2. 增强肌肉耐力　增强肌肉的耐力，使肌肉能够维持长时间的收缩。

3. 功能训练前准备　为以后的平衡、协调、步态等功能训练做准备。

（二）方法

1. 辅助主动运动

（1）徒手辅助主动运动：当患者肌力为1级或2级时，护理人员或照顾者帮助患者进行主动运动。

（2）悬吊辅助主动运动：利用绳索、挂钩、滑轮等简单装置，将运动的肢体悬吊起来，以减轻肢体的自身重量，然后在水平面上进行训练。

（3）滑板上辅助主动运动：滑板可减少肢体运动时的摩擦力，肢体在滑板上主动滑动可达到训练目的。

2. 自主主动运动　适用于肌力达3级以上的患者，通过患者主动收缩肌肉完成运动。训练时选择正确的体位和姿势，将肢体置于抗重力体位，防止代偿动作，对运动的速度、次数及间歇予以适当的指导。常见的主动运动形式为徒手体操练习。

3. 抗阻力主动运动

（1）徒手抗阻力主动运动：阻力的方向总是与肌肉收缩使关节发生运动的方向相反，阻力通常加在需要增强肌力的肌肉附着部位远端，这样较小的力量即可产生较大的力矩。加阻力的部位，要根据患者的状况来定。

（2）利用哑铃、沙袋、滑轮、弹簧、重物、摩擦力等作为运动的阻力：施加阻力的大小部位及时间应根据患者的肌力大小、运动部位进行调节。如直接用手拿重物或把重的东西系在身体某部位进行练习。

4. 等长运动　指导患者全力收缩肌肉并维持5~10秒，重复3次，中间休息2~3分钟，每天训练一次。如骨折手术后石膏制动的早期训练中，为避免给损伤部位造成不良影响，可选用这种方法进行肌力增强训练。

5. 肌肉耐力训练　肌力训练也同时具有部分肌肉耐力训练的作用，但二者在训练方法上有所不同。临床上常将肌力训练与耐力训练结合起来进行，从而使肌肉训练更为合理。

（三）注意事项

1. 合理选择训练方法　根据自身情况选择适合自己的训练方法。

2. 合理调整运动强度　运动强度包括重量和重复频率，根据患者的状况随时调整训练的强度、时间等。

3. 避免过度训练　肌力训练时应该在无痛的前提下进行。肌力训练后短时间内的肌肉酸痛是正常现象，而次日晨酸痛或疲劳增加说明运动量过大，应及时咨询并调整训练方案。

4. 训练前准备　训练前进行准备活动和放松活动。

5. 注意心血管反应　运动时心血管将有不同程度的应激反应。高血压、冠心病或其他心血管疾病者应禁忌在等长抗阻运动时过分用力或憋气。

二、日常生活活动训练技术

日常生活活动（ADL）既包括人在独立生活时每天必须反复进行的最必要的、基本的、具有共同性的动作群，还包括与他人的交往，以及在社区内乃至更高层次上的社会活动。

ADL训练遵循从易到难的原则，可结合晨晚间护理进行。要根据患者实际生活情况选择适当的方法进行训练指导。为代偿患者残存或已丧失的功能，可对自助器具进行一些改良，以实现患者在ADL方面的自理。指导依从发育顺序进行，即首先指导患者恢复进食动作，最后恢复如厕能力。要循序渐进，逐步提高患者的生活自理能力。具体参见第二章，此处仅做补充介绍。

1. 个人卫生训练　能在轮椅上坐位坚持30分钟以上，健侧肢体肌力良好，全身症状稳定的患者，应尽快进行个人卫生训练，较大程度地重建自理生活的能力，增强自信心。

（1）修饰：尽量鼓励老人自主完成梳头、洗脸和口腔卫生（刷牙、漱口）。

（2）如厕：可通过使用便盆、坐厕椅和如厕转移来完成。

（3）洗澡：建议使用淋浴，淋浴较容易进行。老人坐在淋浴凳或椅子上，先开冷水管，后开热水管调节水温。洗浴时，用健手持毛巾擦洗；用长柄的海绵浴刷擦洗背部和身体的远端；对于患侧上肢肘关节以上有一定控制能力者，将毛巾一端缝上布套，套于患臂上协助擦洗；拧干毛巾时，将其压在腿下或夹在患侧腋下，用健手拧干。

（4）注意事项：训练时应根据个人具体情况而调整，并对家居环境给予一定的指导性意见和建议，保证患者回归家庭后的生活安全。训练时一定有护理人员或照顾者在旁，转移时尤其是由坐位站立时，防止直立性低血压的发生。洗澡时间不宜过长，以免发生意外。

2. ADL训练的注意事项

（1）训练前做好各项准备：如帮助患者排空大小便，避免训练中排泄物污染训练器具；固定好各种导管，防止训练中脱落等。

（2）循序渐进的训练原则：训练时应从易到难，循序渐进，切忌急躁，并注意保护，以防发生意外。可将日常生活活动的动作分解为若干个细小的动作，反复练习。

（3）训练时要给予充足的时间和必要的指导：操作者要有极大的耐心，对患者的每一个微小进步，都应给予恰当的肯定和赞扬，从而增强患者的信心。

（4）训练后要注意观察：观察患者精神状态和身体状况是否过度疲劳，有无身体不适，以便及时给予必要的处理。

（5）辅助用具指导训练：适当的辅助用具可以给患者极大帮助。护理人员要为残疾程度不同的患者选用适当的辅助用具。必要时对环境条件做适当调整，对患者的家居环境给予建设性指导意见。

 知识拓展

日常生活活动训练不仅有助于恢复功能，还是消耗能量的好办法

有运动营养专家表示，做家务、遛狗等日常微运动消耗的能量也不容小觑。以体重60千克的成人为例，用抹布擦地60分钟所消耗的能量，几乎等同于跑步30分钟消耗的热量。近年欧美、日本等地区和国家的健康组织都开始推广以代谢当量（MET）为计算基准的日常微运动，鼓励高健康风险的久坐者在无法固定每周至少3次从事某项运动的状况下，也要减少坐式生活对健康的危害。1 MET大约相当于一个人在安静状态下坐着时每分钟氧气消耗量。MET值越大，代表消耗的能量越多，亦代表运动强度越高。而日常微运动和运动所消耗的能量，更可利用以下公式简单估算：活动消耗能量（焦）＝代谢当量（MET）×体重（千克）×时间（分钟）×73.5

三、日常生活指导

指导患者尽早恢复日常活动，也是心脏康复的主要任务之一。应根据运动负荷试验测得患者最大运动能力，以最大代谢当量（METmax）表示，将目标活动时的MET值与患者测得的METmax比较，评估进行该活动的安全性。各种活动的能量消耗水平见表7-5。

表7-5　各种活动的能量消耗水平

能量消耗水平（MET）	日常生活活动	职业相关活动	休闲活动	体育锻炼活动
<3	洗漱，剃须，穿衣，案头工作，洗盘子，开车，轻家务	端坐（办公室），打字，案头工作，站立	高尔夫（乘车），编织，手工缝纫	固定自行车，很轻松的健美操
3~	耙地，使用自动除草机，铺床或穿脱衣服，搬运6.75~13.50 kg重物	摆货架（轻物），修车，轻电焊，木工	交际舞，高尔夫（步行），帆船，双人网球，6人排球，乒乓球，夫妻性生活	步行（速度4.8~6.4 km/h），骑行（速度10~13 km/h），较轻松的健美操
5~	花园中最简单的挖土，手工修剪草坪，慢速爬楼梯，搬运13.5~27.0 kg重物	户外木工，铲土，锯木，操作气动工具	羽毛球（竞技），网球（单人），滑雪（下坡），低负荷远足，篮球，橄榄球，捕鱼	步行（速度7.2~8.0 km/h），骑行（速度14.5~16.0 km/h），游泳（蛙泳）
7~	锯木，较重的挖掘工作，中速爬楼梯，搬运27.5~40.5 kg重物	用铲挖沟，林业工作，干农活	独木舟，登山，乒乓球，步行（速度8 km/h），跑步（12分钟跑完1600 m），攀岩，足球	游泳（自由泳），划船机，高强度健美操，骑行（速度19.0 km/h）
≥9	搬运大于40 kg的重物爬楼梯，快速爬楼梯，大量的铲雪工作	伐木，重体力劳动者，重挖掘工作	手球，足球（竞技），壁球，越野滑雪，激烈篮球比赛	跑步（速度>10 km/h），骑行（速度>21 km/h），跳绳，步行上坡（速度8 km/h）

四、呼吸训练

对于慢性呼吸功能障碍的患者，活动时易出现呼吸困难的症状，长此以往患者渐渐习惯于胸式呼吸。但是长期的胸式呼吸可造成呼吸效率低下，加重呼吸困难，引发恶性循环。呼吸训练的目的是预防恶性循环发生，指导患者进行高效的呼吸。

（一）缩唇呼吸

缩唇呼吸指的是吸气时用鼻子，呼气时嘴呈缩唇状施加一些抵抗，慢慢呼气的方法。对抗阻力呼吸训练可以延缓呼气，使气流速度下降，提高气管内压，防止支气管和小支气管过早压瘪。

1. 适应证和禁忌证

（1）适应证：因胸部、腹部的疼痛所造成的呼吸障碍；肺部、胸部扩张受限；胸部、腹部手术的术前、术后；原发性、继发性肺部疾患；正在接受运动康复或呼吸肌锻炼者。

（2）禁忌证：意识不清，无法配合者；支气管痉挛、气道不稳定者；自感疲劳、呼吸困难的重症患者。

2. 训练方法

（1）体位：取端坐位，双手扶膝盖。

（2）舌尖轻顶上腭，用鼻子慢慢吸气，由1默数到3。

（3）舌尖自然放松，嘴唇噘起如吹口哨状，使气体轻轻吹出，由1默数到6，维持吐气时间是吸气时间的2倍。

（4）每天练习3~4次，每次15~30分钟。

3. 注意事项

（1）吸气时让气体从鼻孔进入，这样吸入肺部的空气经鼻腔黏膜吸附、过滤、湿润、加温，可以减少对咽喉、气道的刺激，并有防止感染的作用。

（2）吹口哨状呼气能使呼吸道保持通畅，防止过多气体潴留在肺内，从而提高呼吸效率。每次吸气后不要急于呼出，宜稍屏气片刻再行缩唇呼气。吸气和呼气时间比为1：2。

（3）训练开始时不要让患者长呼气，这是导致呼吸急促的原因。吸气初期不要让呼吸辅助肌收缩。

（4）重症患者应该在出现疲劳、呼吸困难前终止缩唇呼吸训练。

（二）腹式呼吸功能训练

1. 体位的选择　选用放松、舒适的体位。可分为仰卧位腹式呼吸和坐位腹式呼吸。

2. 仰卧位腹式呼吸操作方法

（1）操作：让患者髋关节、膝关节轻度屈曲，全身处于舒适的姿势。患者把一只手放在腹部，另一只手放在上胸部。先嘱咐患者进行缩唇呼吸。精神集中，让患者在吸气和呼气时感觉到手的变化，吸气时尽力挺腹，呼气时腹部内陷，尽量将气呼出，一般吸气2秒，呼气4~6秒。吸气与呼气时间比为1：2或1：3，用鼻吸气，用口呼气要求缓呼深吸，不可用力，每分钟呼吸速度保持在7~8次，开始每日2次，每次10~15分钟，熟练后可增加次数和时间，使之成为自然的呼吸习惯。

（2）指导要点：把握患者的节奏和规律；开始时不要进行深呼吸，腹式呼吸绝不是腹式深呼吸，开始时指导患者进行集中精力的深呼吸会加重患者的呼吸困难。

3. 坐位腹式呼吸操作方法

（1）操作：坐位腹式呼吸的基础是仰卧位的腹式呼吸。患者采用的体位是坐在床上或者椅子上，足跟着地，让患者的脊柱尽量伸展并保持前倾坐位。患者一只手放在膝外侧支撑体重，另一只手放在腹部。护理人员或家属可将一只手放在患者颈部，触及斜角肌的收缩，另一只手放在患者的腹部，感受膈肌的收缩，以便及时发现患者突然出现的意外和不应该出现的胸式呼吸。

（2）指导要点：可在座位前面放一面镜子，让患者自主观察并训练；最大限度地前倾位，并保持平衡。

（三）强化呼吸肌训练

1. 腹肌训练　训练时患者取仰卧位，上腹部放置1~2 kg的沙袋，吸气时肩和胸部保持不动并尽力挺腹，呼气时腹部内陷。沙袋重量逐步增加至5~10 kg，但必须以不妨碍膈肌活动及上腹部鼓起为宜。也可在仰卧位下做双下肢屈髋屈膝、两膝尽量贴近胸壁的训练，以增强腹肌力量。

2. 吹蜡烛法（视频7-1）　将点燃的蜡烛放在口前10 cm处，吸气后用力吹蜡烛，使蜡烛火焰飘动（不要吹灭）。每次训练3~5分钟，休息数分钟，再反复进行。每1~2天将蜡烛与口的距离加大，直到距离增加到80~90 cm。

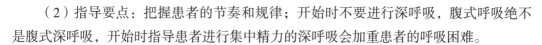

视频 7-1　吹蜡烛法

五、有效咳嗽排痰训练

（一）雾化吸入技术

雾化吸入技术是指利用雾化装置将药液（或药粉）分散成细小的微粒呈气雾状喷出，随着者吸气经鼻或者口进入呼吸道而产生疗效的方法。包括超声雾化吸入、氧气雾化吸入、手压式雾化器雾化吸入等。

1. 目的

（1）预防、治疗呼吸道感染。

（2）解除支气管痉挛，改善通气功能。

（3）气道湿化。

（4）间歇吸入抗癌药物治疗肺癌等。

2.适应证和禁忌证

（1）适应证：

1）上呼吸道水肿（冷的气雾剂）、声门下水肿、拔管后水肿和术后上呼吸道的管理。

2）咽喉炎、支气管炎、支气管扩张、支气管哮喘等患者的治疗。

3）人工气道患者。

4）痰标本采集的需要。

（2）禁忌证：

1）呼吸衰竭、支气管狭窄、有气道高反应病史或雾化吸入可能导致病情恶化的其他临床情况。

2）严重的认知缺陷或其他精神类疾病、依从性差或不愿意配合的患者。

3.操作

（1）超声雾化吸入（视频7-2）：

1）按照要求安装超声雾化吸入器，水槽内加入冷蒸馏水或灭菌注射用水。

2）将药液加入雾化罐内，检查无漏水后放入水槽中，盖紧水槽盖。

3）接通电源，预热3分钟，调节定时开关及雾量大小。

4）指导患者口含雾化器喷嘴，用嘴吸气，用鼻呼气。

5）治疗完毕，取下含嘴，关雾化器开关，关电源。

（2）氧气雾化吸入：

1）按照要求安装好供氧装置，检查无漏气。

2）将药液注入雾化器罐内，装喷嘴，连接雾化管道。

3）调节氧流量为6~10 L/分，确定氧气流出通畅，观察气雾大小。

视频 7-2　超声雾化吸入

4）指导患者口含雾化器喷嘴，用嘴吸气，用鼻呼气。

5）治疗完毕，取下含嘴，关雾化器开关，关氧气开关。

（二）叩击技术

叩击又称胸部叩拍，是指通过双手或者器械设备在胸壁上有节奏地叩击拍打，促使分泌物排出的一种排痰技术。

1.目的

（1）促进呼吸道分泌物的松动及排出。

（2）预防肺不张。

2.适应证和禁忌证

（1）适应证：

1）长期卧床或建立人工气道等导致咳嗽无力、痰液黏稠不易排出的患者。

2）慢性气道阻塞、发生急性呼吸道感染及急性肺脓肿患者。

3）长期不能清除肺内分泌物者，如支气管扩张、肺囊性纤维化患者。

（2）禁忌证：

1）胸廓骨折、近期脊柱损伤或脊柱不稳和严重骨质疏松的患者。

2）胸壁疼痛剧烈、叩击部位有肿瘤等、明显呼吸困难或不愿意配合的患者。

3）病情不稳定、体力无法耐受、大咯血、肺栓塞或可能导致病情恶化的其他临床情况。

3.操作

（1）操作者手指并拢，掌心空虚呈杯状，掌指关节屈曲120°。

（2）利用腕关节的力量在患者呼气时对相应肺段的胸壁部位进行有节奏的叩击。

（3）每个部位2~5分钟，120~180次/分。

（4）叩击顺序：从下至上，由外向内，从背部第十肋间隙、胸部第六肋间隙开始。

（5）叩击完毕，协助患者排痰并安置患者。

（三）有效咳嗽技术

有效咳嗽技术是指通过指导患者掌握有效咳嗽的正确方法将气道分泌物有效排出的一种技术。临床常用哈气咳嗽、泵式咳嗽、主动辅助咳嗽、连续咳嗽等技术。哈气咳嗽技术指深吸气后快速强力收缩腹肌并使劲将气呼出，呼气时配合发出"哈""哈"的声音。该法可以减轻疲劳，减少诱发支气管痉挛，提高咳嗽排痰的有效性。

1.目的

（1）保持呼吸道通畅，利于改善肺通气。

（2）有效排出气道分泌物，改善患者肺功能。

（3）预防感染，减少术后并发症。

2.适应证和禁忌证

（1）适应证：神志清醒、能够配合，痰多且黏稠、不易咳出和手术的患者。

（2）禁忌证：

1）未引流的气胸、近期有肋骨骨折或脊柱不稳和严重骨质疏松的患者。

2）胸壁疼痛剧烈、局部肿瘤、明显呼吸困难或不愿意配合的患者。

3）病情不稳定、体力无法耐受、大咯血、肺栓塞或可能导致病情恶化的其他临床情况。

3. 操作

（1）指导患者根据病情调整能够成功咳嗽的体位，尤其需保持躯干直立，身体前倾，颈部稍微屈曲。

（2）指导患者行5~6次缓慢深吸气（吸气时腹肌上抬），深吸气末屏气3秒。

（3）迅速打开声门，用力收缩腹肌做爆破性咳嗽2~3声将气体排出，或用自己的手按压上腹部，帮助痰液咳出。

（4）停止咳嗽，并缩唇将余气尽量呼出。

（5）重复以上动作2~3次后，正常呼吸儿分钟再重新开始，必要时结合叩击。

（6）操作者协助擦痰，保持患者面部清洁，体位舒适，并进行肺部听诊。

（四）体位引流技术

体位引流技术也称支气管引流技术，是通过调整患者的体位，利用重力的作用使分泌物引流到中心气道的一种技术。

1. 目的

（1）利用重力原理，促进呼吸道分泌物的松动及排出。

（2）保持呼吸道通畅，利于改善肺通气。

（3）减少感染，改变患者肺功能。

（4）改善呼吸肌肌力和效力，产生咳嗽反射。

2. 适应证和禁忌证

（1）适应证：

1）长期卧床或建立人工气道等导致咳嗽无力、痰液黏稠不易排出的患者。

2）慢性气道阻塞、急性呼吸道感染及急性肺脓肿患者。

3）长期不能清除肺内分泌物者，如肺不张、支气管扩张、肺囊性纤维化患者。

4）支气管碘油造影检查前后。

（2）禁忌证：

1）胸廓骨折、近期脊柱损伤或脊柱不稳和严重骨质疏松的患者。

2）脑水肿、主动脉和脑动脉瘤、近期手术或头颈部外伤后未稳定的患者。

3）病情不稳定、严重心功能不全、高血压、近期大咯血、胃食管反流的患者或可能导致病情恶化的其他临床情况。

3. 操作

（1）明确需要排痰的部位，根据病变或可能病变所在部位，采取相应的体位引流。

（2）引流时间：引流宜在饭前1小时或饭后1~2小时进行，以免引起呕吐。每次引流10~15分钟，每日1~3次。一般安排在早晨起床时、晚餐前及睡前。

（3）观察：引流中注意观察患者反应，若出现咯血、头昏、发绀、呼吸困难、出汗、脉搏细速、疲劳等情况应立即停止引流。注意观察引流痰液的颜色、量、性质以及静置后是否分为三层。

（4）排痰：引流过程中鼓励患者做深呼吸及有效咳嗽，在呼气时配合叩击。应在一次呼气过程中快速多次叩击，叩击总时间一般持续2~3分钟，避免吸气期叩击。咳嗽时配合振动、摇动等使痰咳出。

（5）引流完毕：嘱患者休息，并用漱口水彻底漱口，以保持口腔清洁，增进食欲，减少呼吸道感染机会。记录排出的痰量和性质，必要时将痰液送检。痰液用漂白粉等消毒剂消毒后再弃去。

4. 注意事项

（1）训练时机选在早餐前、晚间睡前进行为宜，绝对不能在餐后直接进行体位排痰训练。

（2）如果患者体位排痰5~10分钟仍未咳出分泌物，则进行下一个体位训练。

（3）体位排痰训练的过程中，应密切观察患者生命体征的变化。

（4）近期有肋骨骨折、肩滑囊炎等者慎用侧卧位训练。

（5）认真做好宣教，使患者认识到引流时未咳出痰液未必无效，松动的痰液可能需要30~60分钟才能咳出，坚持训练则利于痰液咳出。

（6）体位排痰训练结束后让患者缓慢坐起并休息一会儿，防止出现直立性低血压的征兆。

（7）保持室内空气新鲜。

六、心脏康复

心脏康复的主要内容包括药物、运动、饮食、心理、戒烟五大处方。

（一）药物治疗

康复护理治疗目标要确切，如针对明显焦虑症状或抑郁症状；全面考虑患者的症状谱特点、年龄、躯体疾病状况、有无合并症、药物的耐受性等，尽量做到个体化用药；采用最低有效量，使出现不良反应的可能性降到最低，与患者有效沟通治疗方法和药物的性质、作用、可能的不良反应。

（1）注意心血管用药与运动反应之间的关系。

（2）使用血管活性药物时要注意对靶心率的影响。

（3）应用洋地黄类药物要测脉搏。

（4）指导患者使用硝酸甘油的注意事项及药物保管。

（5）观察心血管药物的作用及副反应。

（二）运动处方

运动处方是指由医生、康复治疗师、体育指导者等为患者、运动员、健身者根据年龄、性别、身体健康状况、锻炼经历以及心肺功能状态及运动器官的功能水平等，用处方的形式制订的系统化、个体化运动方案。运动处方总体上应遵循安全、有效、科学和个体化的原则。基本内容应包括运动方式、运动强度、运动时间、运动频率和注意事项。

1. 意义　运动处方是患者康复安全有效的保障。心血管疾病的运动处方应根据患者病情发展的时期，结合病史资料、体格检查、辅助检查、健康评估等全面评估的结果，确定个体化的治疗目标与循序渐进的治疗方案。

2. 注意事项

（1）选择适当的运动，避免竞技性运动。

（2）只在感觉良好时运动。感冒或发热后，要在症状和体征消失2天以后才能恢复运动。

（3）注意周围环境因素对运动反应的影响，包括：寒冷和炎热天气时要相对降低运动量和运动强度；选择宽松、舒适、透气的衣服和鞋；上坡时要减慢速度；饭后不做剧烈运动。

（4）强调运动处方个体化。患者需要理解个人能力的限制，应定期检查和修正运动处方，避免过度训练。药物治疗发生变化时，要注意相应地调整运动方案。

（5）警惕症状：运动时如发现下述症状，应停止运动，及时就医。症状包括上身不适（包括胸、臂、颈或下颌，可表现为酸痛、烧灼感、紧缩感或胀痛）、无力、气短、骨关节不适（关节痛或背痛）等。

（6）教会患者在恢复期自我监测，如计算每分钟心率（计10秒的心率然后乘以6），未达到预期指标而又有潜力者，可加快运动速度，感觉疲劳、气急或有其他不适，则宜减慢速度。

知识拓展

运动最大心率及心脏康复目标心率计算方法

在运动过程中，最大心率的计算方法为220减去年龄。比如20岁的年轻人，他在运动中可以达到的最大心率是200次/分；如果是70岁的老年人，他在运动中最大的心率则为150次/分。在实际运动过程中并不需要达到最大心率，只需要达到最大心率的60%~70%即可，这样对于运动者是有益的。

目标心率计算方法如下：目标心率=（最大心率-静息心率）×运动强度（%）+静息心率。例如，患者最大心率为160次/分，静息心率为70次/分，选择运动强度为60%，目标心率=（160-70）×60%+70=124次/分。

运动治疗前需综合评估，运动方案须循序渐进：从被动运动开始，逐步过渡到床上坐位、坐位双脚悬吊在床边、床旁站立、床旁行走、病室内步行、上一层楼梯或固定路线训练。

这个时期患者运动康复和恢复日常活动的指导必须在心电和血压监护下进行。运动强度宜控制在较静息心率增加20次/分左右，同时患者感觉不明显费力（主观用力程度分级评分<12）。

3.运动程序　包括三个步骤。

第一步：准备活动，即热身运动。多采用低水平有氧运动，持续5~10分钟。

第二步：训练阶段，包含有氧运动、抗阻运动、柔韧性运动、平衡功能等各种运动训练。其中有氧运动是基础，抗阻运动和柔韧性运动是补充。

第三步：放松运动，根据病情轻重持续5~10分钟，病情越重时间宜越长。

4.制定原则　结合患者的兴趣、需要及健康状态制定运动处方，并遵循个体化处方进行运动治疗。

5.有氧运动处方　常见的有行走、慢跑、骑自行车、游泳、爬楼梯，以及在器械上完成的行走、划船等。每次运动20~40分钟，建议初始从20分钟开始，逐步增加运动时间，运动频率3~5次/周。强度因人而异，体能差者可设定为最大运动能力的50%，并逐步增加，体能好者可提高至80%。

知识拓展

> **美国心脏协会急性心肌梗死住院患者7步康复程序**
>
> 1. 呼吸、卧床做主动及被动四肢运动：自己进餐，自行在床上抹脸、洗手及用便盆，升高床头坐起，可在医护人员或照顾者协助下尝试坐（时间15~30分钟），每日2~3次。
>
> 2. 与第一步相同，但在床上坐起，在床边抹身（上身及私处）、自行梳洗（梳头，剃须）、短时间阅读（少于15分钟）、坐起（时间15~30分钟），每日2~3次，坐式八段锦锻炼（动作幅度小）每日1套。
>
> 3. 热身运动、用缓慢步伐行走30 m，松弛运动，自行坐起，可尝试自行到洗手间（冲身除外），床旁练习太极拳基本步（可耐受独立站立患者）5~10分钟。
>
> 4. 热身运动、步行原地踏步运动10~15次，松弛运动，自行到洗手间，可尝试用温水冲身（宜先向医护人员咨询及量力而为），床旁练习太极拳基本步，5~10分/次，每日2~3次。
>
> 5. 热身运动、步行150 m，尝试爬几步楼梯，松弛运动（每日2次），可自行到洗手间及进行各种清洗活动，床旁练习太极拳基本步，5~10分/次，每日2~3次，同时病房走廊练习站立式八段锦每日1套。
>
> 6. 热身运动、步行150 m、上1段楼梯（1/2层），松弛运动，每日2次，继续以上活动。
>
> 7. 热身运动、步行150 m、上2段楼梯（1层），松弛运动，每日2次，继续以上活动，制订院外运动计划。

（三）饮食指导

膳食治疗是预防和治疗心血管疾病的基石，是二级预防和综合治疗措施重要组成部分之一。

1. 治疗原则

（1）食物多样化，粗细搭配，平衡膳食。

（2）总能量摄入与身体活动要平衡：保持健康体重，体重指数在18.5~24.0 kg/m²。

（3）低脂肪、低饱和脂肪酸膳食：膳食中脂肪提供的能量不超过总能量的30%，减少摄入肥肉、肉类食品和奶油，尽量不用椰子油和棕榈油。

（4）减少反式脂肪酸的摄入：控制其不超过总能量的1%；少吃含有人造黄油的糕

点、含有酥油的饼干和油炸油煎食品。

（5）摄入充足的多不饱和脂肪酸（总能量的6%~10%）。

（6）低胆固醇：膳食胆固醇摄入量不应超过每天300 mg。限制富含胆固醇的动物性食物，如肥肉、动物内脏、鱼子、鱿鱼、墨鱼、蛋黄等。

（7）限盐：每天食盐不超过6 g，适当增加钾的摄入。

（8）足量摄入膳食纤维：每天摄入25~30 g，从蔬菜水果和全谷类食物中获取。

（9）足量摄入新鲜蔬菜（每天400~500 g）和水果（每天200~400 g）：包括绿叶菜、十字花科蔬菜、豆类、水果，可以减少患冠心病和高血压的风险。

2. "4A"原则

（1）评价（assessment）：对患者日常膳食方式和食物摄入情况进行评价。

（2）询问（ask）：了解患者的想法和理念，了解改变不良生活方式的障碍。

（3）劝告（advice）：指导并鼓励患者从现在做起，循序渐进，改变不良生活方式。

（4）随访（arrangement）：定期随访，设定下一目标。

3. 注意事项 将行为改变模式与贯彻既定膳食方案结合起来。饮食指导和生活方式应根据个体的实际情况考虑可行性，针对不同危险因素进行排序，循序渐进，逐步改善。

（四）心理康复护理

1. 一般患病反应的处理 开展认知行为治疗。心血管疾病患者常因对疾病不了解、误解和担忧导致情绪障碍，需要从心理上鼓励患者重新认识疾病，同时了解精神心理障碍对心脏疾病发生的影响，恢复自信。

2. 心理支持 医生、护士要对患者的病情表示理解和同情，耐心倾听，详细询问，给予合情合理的安全保障及适当的健康保证，打消其顾虑，以取得患者对疾病诊断的充分理解和对治疗的积极配合。

3. 掌握高危因素 知道控制高血压、高血脂、肥胖、糖尿病及戒烟的重要性，建立健康生活习惯，积极预防及控制动脉粥样硬化。

4. 自我调整 调整工作压力，生活放松。这有利于睡眠的改善，并协助控制血压。

（五）戒烟处方

1. 处方流程

第一步（询问）：每次就诊询问患者烟草使用情况及被动吸烟情况。

第二步（建议）：使用清晰强烈的个性化语言，积极劝说每一位吸烟患者戒烟，如"戒烟是保护身体健康最重要的事情"。

第三步（评估）：评估尝试戒烟的意愿，评估烟草依赖程度。

第四步：对于有戒烟意愿的患者，重点放在帮助制订戒烟计划、处理出现的戒断症状、指导使用辅助戒烟药物、监测戒烟药物治疗效果和不良反应、咨询指导服务、提供戒烟药物资料和戒烟自助资料等，并安排随访。

第五步：对于没有戒烟意愿的患者采用"5R"法进行干预。①相关（relevance），让吸烟者认识到戒烟与其自身和家人的健康密切相关；②危害（risk），让吸烟者意识到吸烟的短期及长期危害；③益处（rewards），让吸烟者意识到戒烟的短期及长期益处；④障碍（roadblocks），了解戒烟过程中的可能障碍并教授处理技巧；⑤反复（repetition），每次接触时反复重申建议、不断鼓励。

2. 烟草依赖的识别　烟草依赖程度可根据国际通用的尼古丁依赖检验量表得分确定（表7-6），其中"晨起后5分钟内吸第一支烟"是烟草依赖最有效的判断方法。当尼古丁依赖检验量表得分≥4分时，提示戒烟过程中易出现戒断症状，且容易复吸，需戒烟药物辅助治疗及持续心理支持治疗。

表7-6　尼古丁依赖检验量表

评估内容	0分	1分	2分	3分
晨起后多长时间吸第一支烟	>60分钟	31~60分钟	6~30分钟	≤5分钟
在禁烟场所是否很难控制吸烟需求	否	是		
哪一支烟最不愿放弃	其他时间	晨起第一支		
每天吸多少支烟	≤10支	11~20支	21~30支	>30支
晨起第一个小时是否比其他时间吸烟多	否	是		
卧病在床时仍吸烟吗	否	是		

注：分值范围0~10分。0~3分为轻度依赖；4~6分为中度依赖；≥7分提示高度依赖。

参考文献

[1] 中医康复临床实践指南·心肺康复制定工作组，刘西花，李晓旭，等. 中医康复临床实践指南：心肺康复[J]. 康复学报，2020，30（4）：259-265，269.

[2] 李际强，白晓辉，蔡倩，等. 肺康复运动处方指南解读（ATS/ERS、BTS、ACSM及AACVPR）[J]. 临床肺科杂志，2020，25（1）：151-154.

[3] 和玲玲，刘丽丹. 以肺康复指南为指导的慢性阻塞性肺疾病康复方案研究[J]. 中国初级卫生保健，2014，28（2）：111-112.

[4] 李平东，黄丹霞，宫玉翠. 以肺康复指南为指导的肺移植术后康复研究现状[J]. 中华护理杂志，2012，47（8）：755-757.

［5］袁涛，李浩冉，魏莉莉，等.康复临床实践指南：发展现状研究［J］.中国康复理论与实践，2020，26（2）：136-143.

［6］白松杰，曾冰，黄志勇.2019年欧洲加速康复外科协会《心脏手术围术期管理指南》解读［J］.中国胸心血管外科临床杂志，2020，27（2）：206-208.

［7］袁丽霞，丁荣晶.中国心脏康复与二级预防指南解读［J］.中国循环杂志，2019，34（z1）：86-90.

［8］伍贵富，陈怡锡，陈子奇.2018 ACC/AHA心脏康复质量控制指南修订指标解读［J］.中国循环杂志，2019，34（z1）：111-114.

［9］陈齐，杨飞，鲁迪，等.基于PubMed数据库及共词聚类分析的心脏康复研究热点［J］.岭南心血管病杂志，2020，26（1）：79-83，87.

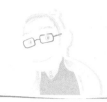

第八章　失能老人认知障碍康复护理指导

第一节　认知障碍概述

认知是指大脑接收外界信息，获得知识和应用知识的过程，包括信息的输入、编码、储存、提取几个过程，是人类最基本的心理过程，包括知觉、学习、记忆、语言、视空间、执行、计算、理解判断等。认知障碍是指在学习、思考、推理、判断等认知过程中发生的损伤，同时伴有失语、失用、失认或失行等改变的病理过程。最新的荟萃分析显示，我国老年人认知障碍率为22.0%。认知障碍的表现形式多为轻度认知障碍（MCI）、痴呆、局灶性功能缺损导致的认知障碍（失语、失用、格斯特曼综合征）和其他等。MCI是指记忆力或其他认知功能进行性减退，但不影响日常生活能力，且未达到痴呆的诊断标准。MCI可分为4个亚型，即单认知域遗忘型MCI、多认知域遗忘型MCI、单认知域非遗忘型MCI和多认知域非遗忘型MCI。痴呆是一种以认知功能缺损为核心症状的获得性智能损害综合征，认知损害可涉及记忆、学习、语言、执行、视空间等认知域，其损害的程度足以干扰日常生活能力或社会职业功能，在病程某一阶段常伴有精神、行为和人格异常。最新的全国性调查显示，痴呆的患病率为6.0%，MCI的患病率为15.5%。

一、认知障碍的常见影响因素

（一）危险因素

1. 人口学方面的因素　高龄、女性、低教育程度等。

2. 基因因素　包括位于21号染色体的淀粉样蛋白前体基因（APP）、位于14号染色体的早老蛋白1基因（PSEN1）、位于1号染色体的早老蛋白2基因（PSEN2）和位于19号染色体的载脂蛋白E基因（Apo E）等。

3. 疾病因素 包括脑卒中、帕金森病、多发性硬化、慢性阻塞性肺疾病、阿尔茨海默病、糖尿病、肥胖、癫痫、焦虑、抑郁、精神分裂症、亚临床性甲状腺功能减退症、慢性肾小球肾炎、纤维肌痛、代谢性疾病等。

4. 精神危险因素 如抑郁、睡眠障碍、晚期生活焦虑、创伤后应激障碍、危害回避等。

5. 生活方式和环境危险因素 如在环境和职业中的暴露、吸烟、有害饮酒、超重或肥胖等。

6. 其他 颅脑损伤、视听觉障碍等。

（二）保护性因素

1. 教育和认知活动 如高等教育、熟悉两种以上的语言或者认知方面的活动都有助于保护我们的认知功能。

2. 药物因素 通过合理适当的药物（如非甾体抗炎药）治疗可以有效地改善认知障碍的相关疾病。

二、认知障碍的临床表现

认知障碍的临床表现主要包括记忆障碍、执行功能障碍、注意力障碍、定向障碍、语言障碍、心理和行为障碍等，其他皮质功能障碍包括失认、失用、偏瘫、理解障碍等，严重影响老人的社会、生活和职业功能。

（一）记忆障碍

主要为学习新信息能力缺陷，不能准确回忆以前学会的东西。老人表现出遗忘、行为重复、容易找不到物品等。

（二）执行功能障碍

首先是计算困难，此后逐渐发展为理解能力受损、判断力差、概括等能力丧失，表现出组织、计划和制订策略困难。

（三）注意力障碍

注意力障碍是指进行一项工作时不能持续注意，不能充分地注意比较基本的问题，但对简单刺激如声音或物体有反应；比较严重的注意力障碍包括不能把注意力从一件事转到另一件事上，或不能分别注意同时发生的两件事情。注意力代表了基本的思维水平，这个过程的破坏对其他认知领域有负面影响。

（四）定向障碍

定向障碍是指对时间、地点、人物以及自身状态认识能力方面的障碍。主要表现为环境定向力障碍，不能绘画或复制图案，严重时容易迷路。进行韦氏智力测验时老人的视空间能力测验得分最低。

（五）语言障碍

因脑部病变引起的语言能力受损有多种表现，老人的表达、理解、复述、命名、阅读和书写都可受到损害。阿尔茨海默病老人表现为经皮质性感觉性失语，言语流畅但命名障碍、听觉性理解力损害、重复等。老人虽然能够大声朗读，但对所阅读的东西理解有限，交流时往往很难找到合适词汇，有时词不达意。

（六）心理和行为障碍

老人可以很早就出现行为举止改变，且不与认知障碍的严重程度呈线性关系。老人日渐被动、退缩，情感不再细腻，自主性减退。某些症状很像抑郁，但与抑郁不同之处在于老人并不能自我认识到情感压抑，也缺乏无价值感、无助感或罪恶感等体验。另外，老人会出现不忠、偷窃、伤害或被抛弃妄想。幻觉也可以发生，但相对少见。其他行为症状包括动作散漫、激越、焦虑、易激惹、攻击性行为、失眠等。

第二节　认知障碍的评估

一、认知障碍的神经心理评估

认知障碍老人的神经心理评估是康复训练和护理的基础，应根据老人的特点和需求选择合适的评估工具和方法。

（一）总体认知功能评估

1. 简易精神状态检查量表（表8-1）　该表作为认知障碍的筛查量表，应用范围广，可用于社区人群痴呆的筛选（视频8-1）。

2. 蒙特利尔认知评估量表　覆盖视空间执行能力、命名、记忆、注意、语言流畅、抽象思维、延迟记忆、定向力等认知域，旨在快速筛查MCI人群。此量表已在高教育程度老人（平均受教育年限13年）中验证其发现MCI的能力，但该量表中许多项目受教育程度影响较大，因此，专家研制了蒙特利尔认知评估基础量表（表8-2），评估的认知域包括执行功能、语

视频 8-1　简易精神状态检查量表评估

言、定向、计算、抽象思维、记忆、视知觉、注意和集中。

表8-1　简易精神状态检查量表

项目		得分					
定向力 （10分）	1.今年是哪一年？					1	0
	现在是什么季节？					1	0
	现在是几月份？					1	0
	今天是几号？					1	0
	今天是星期几？					1	0
	2.你住在哪个省？					1	0
	你住在哪个县（区）？					1	0
	你住在哪个乡（街道）？					1	0
	咱们现在在哪个医院？					1	0
	咱们现在在第几层楼？					1	0
记忆力 （3分）	3. 告诉你三种东西，我说完后，请你重复一遍并记住，稍后还会问你（各1分，共3分）			3	2	1	0
注意力和计算力（5分）	4. 100-7=？ 连续减5次（93、86、79、72、65。各1分，共5分。若错了，但下一个答案正确，只记一次错误）	5	4	3	2	1	0
回忆能力 （3分）	5. 现在请你说出我刚才告诉你让你记住的那些东西。			3	2	1	0
语言能力 （9分）	6. 命名能力 出示手表，问：这个是什么东西？					1	0
	出示钢笔，问：这个是什么东西？					1	0
	7. 复述能力 我现在说一句话，请跟我清楚地重复一遍（四十四只石狮子）					1	0
	8.阅读能力 请你念念这句话，并按上面意思去做：闭上你的眼睛					1	0
	9.三步命令 我给你一张纸，请按我说的去做，现在开始："用右手拿着这张纸，用两只手将它对折起来，放在你的左腿上。"（每个动作1分，共3分）			3	2	1	0
	10.书写能力 要求受试者自己写一句完整的句子					1	0
	11.结构能力 请你照下面图案画下来					1	0

注：总分范围0~30分。正常与异常的分界值与受教育程度有关：文盲（未受教育）组17分，小学（受教育年限≤6年）组20分，中学或以上（受教育年限>6年）组24分；分界值以下为有认知功能障碍，以上为正常。

表8-2 蒙特利尔认知评估基础量表

执行功能		得分
		开始时间 ____
		(/1)

即刻回忆		梅花	萝卜	沙发	蓝色	筷子	
即使第一次测试所有词语均能回忆，也需完成第二次测试	第一次						不计分
	第二次						

流畅性	在1分钟内尽可能多地说出水果的名字	N= ____ 个 N≥13 计2分 N=8~12 计1分 N≤7 计0分	
	1~15秒　　　16~30秒　　　31~45秒　　　46~60秒		(/2)

定向	[ ]时间(±2小时) [ ]星期几 [ ]月份 [ ]年份 [ ]地点 [ ]城市	(/6)

计算	用1元、5元、10元钱购买"13元"的物品，说出3种付款方式 （说出3种正确付款方式计3分，2种计2分，1种计1分，未说出计0分） 正确方式：① ② ③ ④　错误方式：_____	(/3)

抽象	下面的事物属于什么类别？　（例如：香蕉-橘子=水果） [ ]火车-轮船　　　　　[ ]锣鼓-笛子　　　　　[ ]北方-南方	(/3)

延迟回忆	回忆时不提示	梅花 [ ]	萝卜 [ ]	沙发 [ ]	蓝色 [ ]	筷子 [ ]	
未经提示自由回忆正确的词计分（每词1分）	分类提示	[ ]	[ ]	[ ]	[ ]	[ ]	(/5)
	多选提示	[ ]	[ ]	[ ]	[ ]	[ ]	

视知觉 图片识别，时间60秒 图片见图8-1	剪刀　T恤　香蕉　台灯　蜡烛 手表　杯子　叶子　钥匙　勺子	N=9~10 计3分 N=6~8 计2分 N=4~5计1分 N=0~3 计0分 (N=)	(/3)

命名	动物命名，图片见图8-1　　　[ ]斑马 [ ]孔雀 [ ]老虎 [ ]蝴蝶	(/4)

注意	朗读圆形中的数字 数列见图8-1　　1 5 8 3 9 2 0 3 9 4 0 2 1 6 8 7 4 6 7 5	错误数___ 错误数≤1个计1分	(/1)
朗读圆形和正方形中的数字 数列见图8-1	3 8 5 1 3 0 2 9 2 0 4 9 7 8 6 1 5 7 6 4 1 5 8 3 9 2 0 3 9 4 0 2 1 6 8 7 4 6 7 5	错误数___ 错误数≤2 计2分 错误数=3 计1分 错误数≥4 计0分	(/2) 结束时间 ____

总分　　　　　　　　(/30)
总时间　　分　　秒

视知觉

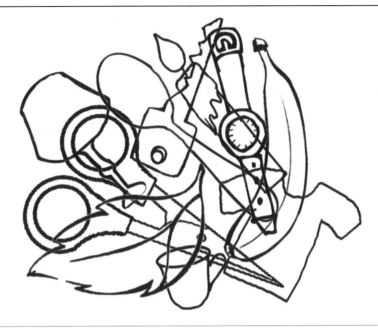

命名

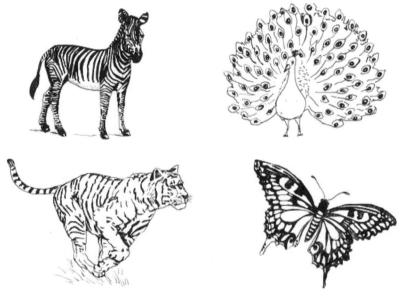

注意

①58③⑨20③9④②16⑧⑦46⑦5

图8-1　蒙特利尔认知评估基础量表附录

163

3. 老年认知减退知情者问卷　由于老人本人可能存在认知损害及自知力缺乏，因此病史应尽可能获得知情者证实或补充。根据知情者提供的信息完成量表，对MCI的筛选具有较高的参考价值。对于知情者，应选择熟悉老人病情并与其共同生活的亲属或朋友。问卷包括16个问题，评估者对知情者进行询问，评价老人现在的认知功能与十年前相比，下降的程度如何（表8-3）。

表8-3　老年认知减退知情者问卷

请大声地读给知情者听：

我希望您能记起老人十年前的情形，来和他现在的情形相比较。

首先我要请教您老人记忆力方面的情形，包括他对现在的日常生活和以前所发生的事情的记忆力。请记住，我们主要是比较他现在和十年前的情况。所以，假如他在十年前就常常忘记东西放在哪里，而现在仍然如此，就请您回答"没有什么变化"。

与十年前相比	好多了	好一点	没变化	差一点	差多了	不知道（拒答）
1. 记得家人和熟人的职业、生日和住址	1	2	3	4	5	9
2. 记得最近发生的事情	1	2	3	4	5	9
3. 记得几天前谈话的内容	1	2	3	4	5	9
4. 记得自己的住址和电话号码	1	2	3	4	5	9
5. 记得今天是星期几、几月份	1	2	3	4	5	9
6. 记得东西经常放在什么地方	1	2	3	4	5	9
7. 东西未放回原位，仍能找得到	1	2	3	4	5	9
8. 使用日常用具的能力（如电视机、铁锤等）	1	2	3	4	5	9
9. 学习使用新的家用工具与电器的能力	1	2	3	4	5	9
10. 学习新事物的能力	1	2	3	4	5	9
11. 看懂电视或书本中讲的故事	1	2	3	4	5	9
12. 对日常生活事务自己会做决定	1	2	3	4	5	9
13. 会用钱买东西	1	2	3	4	5	9
14. 处理财务的能力（如管理退休金、到银行）	1	2	3	4	5	9
15. 处理日常生活中的计算问题（如知道要买多少食物，知道朋友或家人上一次来访有多久了）	1	2	3	4	5	9
16. 了解正在发生什么事件及其原因	1	2	3	4	5	9

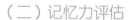

（二）记忆力评估

记忆的过程主要由编码、储存、提取三个部分组成。根据提取内容的时间长短，又分为瞬时记忆、短期记忆、近期记忆、长期记忆。老人认知障碍的首发表现为记忆功能障碍，需要对老人的记忆状况进行客观评估，主要是应用各种记忆量表，从言语记忆和视觉记忆方面进行评定。韦氏记忆量表是应用较广的全面评估记忆功能的最具权威性的成套记忆测验。共有10项分测验，分测验A~C测长时记忆，D~I测短时记忆，J测瞬时记忆，MQ值表示记忆的总水平。

（三）执行功能评估

执行功能指有效地启动并完成有目的活动的能力，涉及计划、启动、顺序、运行、反馈、决策和判断，其核心成分包括抽象思维、工作记忆、定势转移和反应抑制等，是人类智力功能的最高水平。画钟试验和连线试验是常用的评估方法。

1. 画钟试验　画钟试验能够初步反映受试者的执行功能和视觉结构能力，易操作，耗时短，评分方法简单，受文化程度、种族、社会经济状况等干扰小。要求受试者在白纸上画出一个钟表的表盘，把数字放在正确位置，并用表针标出8:20位置。常用4分法评定：画出闭锁的圆得1分，表盘上标出全部12个正确数字得1分，将数字安放在正确位置得1分，将指针安放在正确位置得1分。≤3分为异常。画钟试验是目前国内常用的评估方法。

2. 连线试验　连线试验是国际上目前主要用于检测执行功能的量表之一。连线试验分A、B两部分，A部分要求受试者将从1到25的数字按照从小到大的顺序连起来，B部分将数字置于圆形和正方形两种图形中，要求受试者连接数字时在两种图形间交替进行。A部分主要检测受试者的信息处理速度，B部分主要检测受试者的推理和转换能力。以所耗时长计分，单位为秒，正常值<200秒。

（四）注意力评估

注意力是把感知和思维等心理活动指向和集中于某一事物的能力。常用的注意力评估包括数字广度测试和斯特鲁普色词测验。

1. 数字广度测试　该测验非常简单，分为顺背和倒背，共14个题目。评估者按评估表中的数字，以每秒读一个数字的速度读，然后让老人重复说出来。顺背从3位至9位数字，倒背从2位到8位数字。计分以最高位数为准，如正确回答第七位数，便记7分。国际上以小于6分和小于4分作为顺序和倒序的划界值。

2. 斯特鲁普色词测验　该测验常用于评估选择性注意。分为单纯颜色字的测读、对颜色命名、字与颜色的干扰测试3个部分，斯特鲁普效应就明显地出现在第3部分。

（五）失认症评估

失认症是指丧失了对物品、人、声音、形状或者气味的识别能力。常见的失认症类型及其评价方法如下。

1. 单侧忽略　是指老人对脑损害部位对侧一半的身体和空间内的物体不能辨认的症状。常用的评定方法如下。

（1）平分直线：评估者在一张白纸上画一条横线，让老人用一垂线将其分为左右两段，如果老人画的垂线明显偏向一侧，即为阳性。

（2）看图说物：用一张由左至右画有多种物品的图片，让老人看图说出物品的名称。如果漏说一侧的物品，甚至因对一个物品的半侧失认而说错，即为阳性。

（3）绘图：评估者先在纸上画一个人、一座房子或一朵花，然后让老人去模仿着画。如果画出来的缺少一半，或者明显偏歪，即为阳性。也可以让老人模仿画一个钟面，如果只画钟面的一半，或者将1~12的数字集中在一侧，即为阳性。

（4）删字：将一组阿拉伯数字放在老人面前，让其用笔删去指定的数字，如仅删去一侧，另一侧未删，即为阳性。

2. 触觉失认　是指触觉、温度觉、本体感觉功能正常，但不能通过手触摸的方式来辨认物体的形态。评估方法如下：在老人面前放置各种物品，如球、积木块、硬币等，先让老人闭眼用手认真摸其中一件，辨认是何物，然后放回桌面。再睁开眼，从物品中挑出刚才触摸过的物品。能在适当的时间内将所有物品辨认清楚者为正常。

3. 疾病失认　老人否认自己有病，对自己的病漠不关心，主要依靠临床表现进行评估。

4. 视觉失认　老人对所见的物体、颜色、图画不能辨别其名称和作用，但经触摸或听到声音或嗅到气味，则能正确说出。评估方法如下：

（1）形状失认：取三角形、菱形的模型块各两块，杂乱地混放于老人面前。让其分辨，辨认不正确者为阳性。

（2）物品失认：将多种东西混放在一起。其中有同样的物品，让老人将同样的物品挑选出来，能够正确完成者为正常，不能完全挑出来的为异常。也可将梳子、牙刷、钢笔、硬币、手表等日常生活用品摆放在一起，评估者说出物品名称或模仿使用动作，让老人选出相应的物品，能在适当的时间内正确完成为正常，反之为异常。物品的分类检查是将多种物品混放在一起，让老人根据物品的形态、材料、颜色、用途等进行分类。评估者可以任意提出以上分类的要求，老人能在适当的时间内正确完成为正常，反之为异常。

（3）颜色失认：给老人一张绘有苹果、橘子、香蕉的无色图形，让老人用彩色笔在每张图上描上相应的颜色，不正确者为阳性。

（六）失用症评估

失用症是指在运动、感觉、反射均无异常的情况下，患者不能完成某些以前通过学习而会用的动作。常见的失用症类型及其评价如下。

1. 结构性失用 老人无视力、肢体运动障碍，但存在结构性材料的运演过程障碍，可以通过用笔画空心"十"字试验和用火柴棒拼图试验两种方法来进行检查评价。用笔画空心"十"字试验是给老人纸和笔，让其照着画一个空心"十"字图形，如果不成空心、边缘歪扭、形状怪异则为阳性。用火柴棒拼图试验是由评估者用火柴棒拼成各种图形，让老人照样复制，不能完成者为阳性。

2. 运用失用 检查以下4个方面的动作：①面颊：吹火柴；②上肢：刷牙、钉钉子；③下肢：踢球；④全身：做拳击姿势，正步走。评定标准为正常、阳性和严重损伤。正常：即使没有实物也可以根据描述和指令完成动作。阳性：只有在给一实物的情况下才能完成大多数动作。严重损伤：即使给一实物也不能完成指定的动作。

3. 穿衣失用 老人无肢体障碍，但由于对衣服部位辨认不清，自己不能穿上衣服。评估时让老人给自己穿衣、系扣、系鞋带，如对衣服的正、反、左、右不分，手穿不进袖子，系扣、系鞋带困难，为阳性，不能在合理时间内完成上述指令者亦为阳性。穿衣失用可能与大脑右侧半球病变导致的对侧忽视、半侧身体失认症、外部空间定向障碍、视觉想象、心理操作程序等有关。

4. 意念性失用 意念中枢受损时，不能将任务概念化和不能自动或按要求进行有目的的运动，称为意念性失用。可完成单个简单的动作，但是不能完成一系列组合动作，特别是对复杂精细的动作失去应该有的正确观念，致使各种动作的逻辑混乱。如患者做挤牙膏刷牙动作时可表现为直接用牙刷刷牙而不挤牙膏等。可通过活动逻辑试验对意念性失用进行评定，如果动作的顺序错乱则为阳性。

5. 意念运动性失用 意念中枢与运动中枢之间的联系受损时，运动的意念不能传达到运动中枢，因此老人不能执行运动的口头指令，也不能模仿他人的动作，即知道要做什么但不知道如何做。但由于运动中枢对过去学会的运动仍有记忆，有时能无意识地、自动地进行常规的运动，但有意识的运动则不能。如给他牙刷时他能自动去刷牙，但告诉他去刷牙时，他却又不能去刷牙。评定时可以让老人按口头命令动作，让老人执行检查者的口头动作指令，不能执行者为阳性。

二、神经心理评估的流程

（一）评估前的准备

交谈中，如需要不断重复问题，老人反应迟钝，则先排除听力障碍的影响，而后再考虑老人可能存在注意力障碍等；此外，如需要反复依靠照顾者的帮助回答问题，提示老人可能存在记忆力障碍。回避老人，与照顾者单独交谈的情况把握：只有当老人出现明显的不安和易激惹，或照顾者明显不情愿当着老人的面描述老人相关情况时，才可以考虑单独和照顾者进行交谈，通常可选择在老人进行神经心理评估的过程中与照顾者交谈。如果老人无法完成神经心理评估，在保证老人情绪稳定和安全（有人照顾）的前提下，可以与照顾者交谈了解病情。根据初步临床印象和老人的表现，预估老人对神经心理测评的耐受力，选择难易程度合适、顺序合理的一组（套）神经心理量表，评估时间最长不超过3小时，评估量表的顺序以最重要的放在最前面，次要的放在后面为宜。

（二）正式开始评估

1. 听力和视力的筛查　在正式开始神经心理评估之前，需要对老人进行听力和视力的初步筛查，避免老人因为听力和视力的障碍而引起评估的"假阳性"。由于受试者为失能老人，需要常规准备老花镜和助听器以帮助完成神经心理评估。以正常音量和语速询问后老人无法对答，评估者可适当提高音量，如音量提高后老人反应改善，提示存在听力障碍可能；但如果提高音量、减慢语速后老人仍然无法理解评估者的意图，需要考虑老人存在失语、注意力缺陷可能；对于主诉视力有问题的老人，可以用视力检查表初筛视力（视敏度），通常视敏度低于20/50提示完成神经心理评估存在困难。检查过程中，老人如无法固定注视评估者指示的图标，眼光反复跳跃，通常提示注意力障碍；如无法识别一侧（左或右侧）图标而能识别对侧，提示单侧忽略。

2. 评估环境　开展神经心理评估的房间需要安静，物品不要过多，避免老人坐在朝向窗户的方向，室内温度要舒适，检测用具（如卡片、铅笔等）先放在老人视野之外，老人的座椅要相对舒适，可有一名照顾者陪伴坐在老人旁边。

3. 评估前指导语　自评神经心理量表：强调如实填写，填写时有任何问题可随时咨询评估者。他评神经心理量表：在正式评估前，检查者需要用清楚的声音朗读一段检查前指导用语，如"王阿姨，为了进一步了解您的病情，现在为您进行认知功能评定，需要问您一些问题，请您回答。这些问题有的很容易，您很快便可回答，有的可能需要想一想才能回答，您想好了便可以回答。我说明白了吗？"

（三）评估过程中的注意事项和要点

1. 评估准备　预先了解老人病史（尤其是年龄和文化程度），提供合适环境，注意老人听力和视力。注意方言问题：评估者需要能熟练掌握当地的方言，避免交流障碍引起的假阳性。

2. 评估时间　老人一次性坐位接受评估的耐受时间为45～60分钟，如果要完成2～3小时的神经心理评估，中间必须有10～20分钟的休息时间。一次性接受神经心理评估的

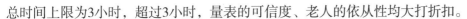

总时间上限为3小时，超过3小时，量表的可信度、老人的依从性均大打折扣。

3. 良好评估的标准　完成所有评估项目；收集信息全面可靠；与老人及其照顾者的交流和谐通畅；生成评估方案。

4. 评估结果的解释和保存　评估者应向失能老人及其照顾者做出解释交代。评估结果原件应作为医疗文档保存。

第三节　认知障碍的康复护理指导

一、康复训练

认知障碍康复是一种以识别和解决个人的需求为目标，通过辅助记忆等训练方法来代偿认知功能下降的方法，能够改善患者的日常生活能力，减少照顾者负担。它的狭义概念主要是针对获得性（后天性）脑损伤导致的认知功能（如注意力、记忆力、执行能力等）障碍而采取的系统处理方法；从广义上说，还包括个人精神疗法、职业咨询、职业训练及个人或家庭的咨询服务在内的各种内容。随着医学和其他学科的发展，对认知障碍康复的研究也越来越深入。将计算机、多媒体、远程通信、虚拟现实等高新技术运用于认知障碍康复是国际趋势。

（一）记忆力训练

记忆力训练被称为脑细胞的"体操运动"，可预防脑的老化，减慢记忆功能丧失进程。护士及老人照顾者要经常与认知障碍老人进行回忆交流，当认知障碍老人由衷地回忆往事时，他们的心情变得愉悦，语言也会较流畅，能改善记忆状况。

1. 视觉记忆　根据老人记忆障碍的类型进行针对性训练。如老人对于人物记忆有障碍，应选择人物类照片进行训练；如果老人对于日常用品有记忆障碍，应选择该类图片作为训练工具。或者根据老人记忆障碍的严重程度进行训练，如记忆力受损不严重，应选择风景类、动物类图片；记忆力受损比较严重，应选择日常用品的图片训练；记忆力受损非常严重，可降低难度，训练亲人图像记忆功能，选取一些亲人的照片，训练老人对亲人相貌的记忆能力。每天的图片选择要难易结合，既要保证训练效果，又要增强老人治疗的信心和积极性。此外，每天让老人说出自己的名字、年龄、照顾者姓名、家庭住址、电话号码等，反复训练老人记忆居住的环境、物品放置、周围的人和事物。督促老人制定生活作息时间表，让其主动关心日期、时间的变化。

2. 地图作业　在老人面前放一张大的、有街道和建筑物而无文字标注的城市地图，先由照顾者用手指从某处出发，沿其中街道走到某一点停住，让老人将手指放在照顾者

169

手指停住处，从该处回到出发点，反复10次。连续两日无错误，再增加难度，如设置更长的路程、绕弯更多等。

3. 彩色积木排列　借助6块2.5 cm×2.5 cm×2.5 cm的不同颜色的积木和一块秒表，以每3秒一块的速度向老人展示木块，展示完毕，让老人按所展示的次序展示积木块，正确记"+"，不正确记"-"，反复10次。连续两日均10次完全正确时，加大难度进行（增加木块数量或缩短展示时间等）。

4. 怀旧疗法　随着近期记忆衰退，语言、思维、运算、理解和判断能力也会减退，老人会渐渐减少沟通交流，与现实脱节。怀旧疗法利用老人所拥有的记忆作媒介，回顾过去的事件、情感及想法，鼓励老人与人沟通，具有促进积极情绪和增强社会联系的功能。可借助老照片、日记等展开不同形式的活动，如个别叙事、小组分享、观看展览和话剧等（详见第九章第三节）。

（二）注意力训练

1. 平衡功能训练仪　通过平衡功能训练仪的监视屏向老人展示身体重心变化，利用视觉和听觉反馈信息实现对身体重心的控制，老人通过前后左右方向上的重心摆动及主动调整进行注意力训练。该训练中包含了注意五大基本特征的训练：注意广度、注意维持和警觉、注意选择、注意转移、注意分配。

2. 时间感训练　给老人一块秒表，让老人按照顾者口令启动并于10秒内由老人自动停止它。然后将时间由10秒逐步延长至1分钟，当误差小于1~2秒时改为不让老人看表，启动后让老人心算到10秒时停止，然后将时间延长，到2分钟时停止。每10秒误差应不超过1.5秒，即30秒时允许范围为30秒±（3×1.5）秒。当误差在允许范围内时再改为一边与老人交谈一边让老人进行上述训练，让老人尽量控制自己，不受交谈影响而分散注意力。

（三）定向力训练

老人一般都有脱离环境接触的倾向，而且由于病理原因致使部分大脑停止活动。因此，应该经常予以刺激，反复进行环境的定向练习。与老人接触时反复讲解基本的生活知识，而且每次接触老人时技巧性地请其回答曾经讲过的内容，及时表扬。定向力训练包括对时间的定向、对人物的定向、对地点的定向3个方面，具体如下。

1. 时间定向　利用小黑板、图片和醒目的标识等在日常生活护理时反复向老人讲述日期、时间、上下午、地点、天气等，使认知障碍老人逐渐形成时间概念。

2. 人物定向　在日常生活护理时反复向老人讲述亲人及照顾者的姓名、特征等，并要求老人能够记忆。

3. 地点定向　在老人的房间内及常用活动场所设置易懂、醒目的标志，设置老人

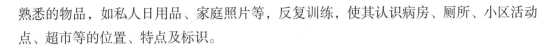

熟悉的物品，如私人日用品、家庭照片等，反复训练，使其认识病房、厕所、小区活动点、超市等的位置、特点及标识。

（四）解决问题能力的训练

解决问题的能力涉及推理、分析、综合、比较、抽象、概括等多种认知过程。可通过物品分类进行简易的训练，如给老人一张列有30项物品名称的清单，要求老人按照物品的类别如家具、食物、衣服等分类。如果老人有困难，可给予适当帮助。训练成功后，可增加分类的难度，如将食物细分为植物、动物、奶类、豆制品等。

（五）失认症训练

1. 触觉失认　训练方法包括刺激增强-衰减法和暗箱法。

（1）刺激增强-衰减法：让老人看着物体，先用健手触摸，再用双手触摸，最后用患手触摸。反复多次后，闭目进行。

（2）暗箱法：可将多种物体放入一个暗箱中，让老人按指令找出正确的物体，或让老人看图片在暗箱中找出相应的物体。

2. 听觉失认　根据检查出的障碍类型，针对性训练。可在放录音的同时展示相应内容的字卡或图片，例如听狗叫时看狗的图片或字卡等。

3. 视觉失认　包括颜色失认、物品失认、形状失认、面容失认和视空间失认。

（1）颜色失认：提供各种色板让老人配对，或提供各种物体的轮廓图，让老人填上正确的颜色。

（2）物品失认：可将多种物品放在一起，其中有相同的物品，护士或照顾者先拿出一个，让老人拿出相应的另一个，同时告诉老人该物品的名称、作用等。

（3）形状失认：可用各种图形的拼板拼出图案，让老人模仿复制，或要求老人按图纸拼出图案（图8-2）。

（4）面容失认：护士或照顾者可拿知名人物或熟悉人物（如家人、挚友等）的照片让老人辨认，或让其将照片和写好的名字配对。

（5）视空间失认：包括二维法和三维法。①二维法：让老人在地图上找出本省、本市位置，从本市的地图中查找曾经去过或熟悉的地方的位置或路线。或让老人在地图上用手指指出从某处出发到某处的路线，再令其手指停放于终止处，原路找回出发点。②三维法：让老人从重叠图中找出是何种物品重叠在一起，或让其从白纸上拿出白毛巾；穿衣服时找出袖子、衣领、扣子、扣眼等；在一堆衣服中辨别出哪件是长袖的，哪件是短袖的等。

4. 一侧空间失认（单侧忽略）　如果老人存在单侧忽略现象，护士及照顾者在日常生活中应给予及时的提醒。①对忽略侧经常提供触摸、拍打、挤压或冰刺激等感觉刺

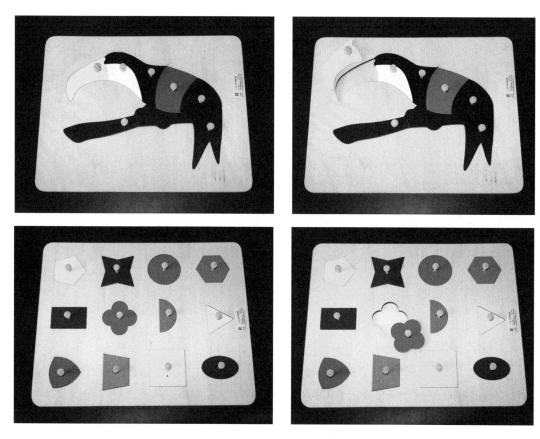

图8-2 图形插板

激。②将老人急需的物品故意放在其忽略侧，让老人用另一只手越过中线去取它，反复进行训练。③在忽略侧内用移动的颜色鲜艳的物体或手电筒光提醒老人对该侧的注意。④阅读时为避免读漏，可在忽略侧的极端放置颜色鲜艳的规尺，或让老人用手摸着书的边缘，从边缘处开始阅读。⑤各项训练及活动尽可能在其忽略侧进行，使老人更多地向患侧转头或转动眼睛，增强对忽略侧的注意力。

5. 身体失认　包括以下几种训练方法：①刺激老人身体的某一部位（例如轻轻拍打瘫痪的手），让他说出其名称；②说出老人身体名称时让他指出其部位；③让老人先指出护士或照顾者身体的某一部位，然后指出他自身相应的部位；④描绘身体各部分的位置，画人的轮廓，组装小型的人体模型，拼配人体和面部的拼板玩具等。

（六）失用症训练

1. 意念性失用　这类老人在训练时，护士或照顾者应该遵循从易到难、从简单到复杂的原则。护士可选择一些在日常生活中常见的，由一系列分解动作组成的完整动作来进行训练，如泡茶后喝茶，洗菜后切菜等。由于次序常混乱，护士除将分解动作分开训练以外，还要对一个步骤后的下一个步骤给予提醒。

2. 意念运动性失用　训练这类老人时，护士或照顾者的口令应尽可能简短明确，清晰缓慢。护士或照顾者可边说边结合动作让老人模仿，如老人不能模仿，把实物放在他面前或手中。可先从面部动作开始，如轻咳、用鼻子吸气、闭眼、皱眉、吹蜡烛、鼓腮、伸舌、微笑等，肢体动作可包括招手再见、握手、敬礼、点头、摇头、刷牙等。

3. 运动性失用　对这类老人进行训练时，护士或照顾者要给予大量暗示、提醒或手把手地教老人做。症状改善后可减少暗示和提醒，并加入复杂的动作。

4. 结构性失用　护士或照顾者可先给老人示范画图或拼搭积木（图8-3），让老人复制，遵循从易到难、从平面到立体的原则，起初给予较多的提醒和暗示，待有进步后再逐步减少提醒和暗示的数量，并增加作业的难度。

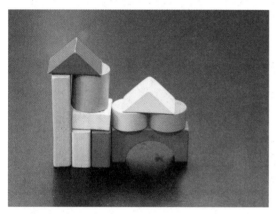
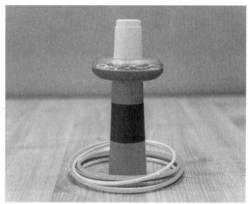
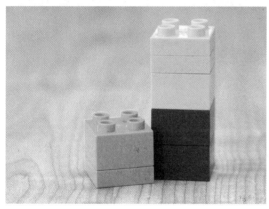
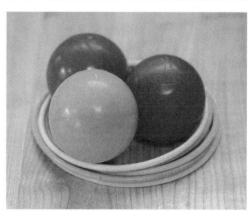

图8-3　拼搭积木

5. 穿衣失用　护士或照顾者最好在上衣、裤子等衣服的左右做上明显的记号，在领口、袖口处贴上颜色鲜艳的标签以便老人易于找到。老人穿衣时，护士或照顾者可在旁暗示、提醒，甚至一步步地用言语指示同时用手教老人进行，症状有改善后再逐渐减少帮助，直到能自己独立穿衣为止（图8-4）。

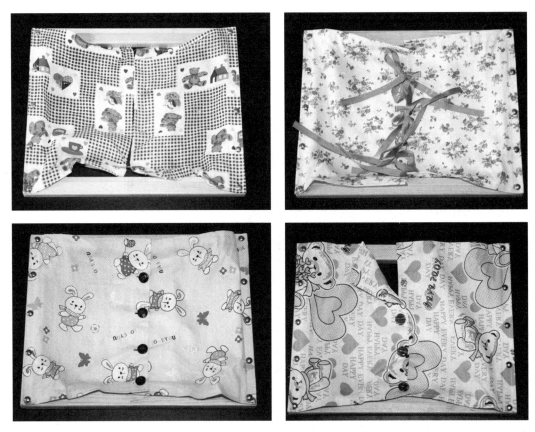

图8-4　教老人穿衣

6. 步行失用　护士或照顾者可给老人预备一根"L"形的拐杖。当老人不能迈步时，将拐杖的水平部横在足前，形成障碍诱发迈步。开始行走后，可喊口令配合行走，鼓励老人摆动手臂以帮助行走。

（七）进食训练

1. 食物分辨　教会老人识别蔬菜、水果，并练习将食物按照种类或者颜色进行分类。

2. 餐具选择　首先，应根据老人情况选择合适的餐具。针对认知障碍的失能老人，餐具应颜色鲜艳，通过强烈的颜色设计促进老人进食。碗底最好有倾斜，让食物会自动聚集到碗的同一侧，方便老人舀取。碗壁设计要与碗底垂直，防止使用者直接将食物拨出盘子外面。勺子选择粗把手、有弧度的，方便握持和盛饭。水杯杯底应有高低差，配有杯盖，以保证吸管自然稳定在杯中，让认知障碍老人不会因吸管滑动而影响喝水的意愿。汤匙的设计和碗的弧度互相吻合，减少舀取食物的难度，也让使用者更容易握住（图8-5）。餐具底座最好有防滑垫，增加稳固性。

3. 训练方法　训练进食时，可分为喂食→自喂加协喂→自行进食三个步骤。在此过

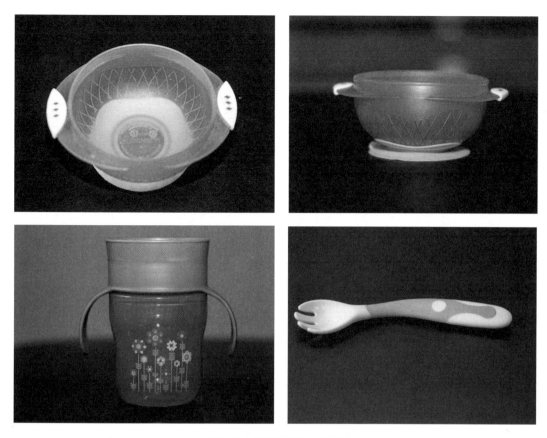

图8-5　认知障碍老人的餐具

程中，把每一步的具体动作加以分解进行训练。先训练握勺动作，再训练将小勺送到嘴边，最后训练向嘴里填送食物。当用勺进食的几个步骤熟练后，再进行系统的练习，即握勺→到碗中盛饭→把装有饭的小勺送到口边→再送到口中。

（八）计算机辅助认知障碍康复

计算机辅助认知障碍康复是基于脑可塑性原理，以计算机作为训练媒介的康复技术，可根据老人认知障碍程度和兴趣爱好提供简便易行、灵活多样的训练项目，同时可客观监测老人的执行情况。它在阿尔茨海默病患者及轻度认知障碍人群中得到广泛应用，以软件和网络平台为主。

二、康复护理

对于认知障碍的失能老人，护理的重点是将医院、社区和家庭联系起来。失能老人常患多种慢性病，这些慢性病多数不可能痊愈，只在急性发作期短期住院，在疾病相对稳定期主要在家中疗养，故有以下建议。

（一）专家指导，定期随诊

对于认知障碍老人，需要在康复医师和护士指导下建立家庭病房，医师定期上门服务，送医送药，进行定期检查随访。

（二）生活护理

1. 穿衣指导　衣服简单宽松，避免纽扣过多，最好用拉链代替纽扣；用松紧裤带代替皮带；袜子成双放在一起，不易穿混；少佩戴装饰品；鞋子大小合适，不选择系带鞋。

2. 个人卫生　照顾认知障碍老人洗脸时，从后面或旁边进行帮助，因为面对面为老人洗脸，常使老人感到很勉强而拒绝或不合作；如老人不肯刷牙或不会刷牙，可用棉棒蘸盐水擦洗，达到清洁的效果。有义齿的老人要检查义齿和牙槽是否吻合，餐后要清洁义齿。

3. 注意饮食　认知障碍老人的护理要注意合理调制饮食。均衡摄取膳食纤维、蛋白质、维生素和矿物质。常吃富含胆碱的食物，如豆类及其制品、蛋类、花生、核桃、鱼、瘦肉等；富含维生素B的食物，如贝类、海带等。饮食需注意低盐、低动物性脂肪、低糖，降低血脂，减少动脉硬化，降低血管性痴呆的发生率。一次提供太多种类的食物老人会不知所措。不使用锐利的刀叉进食，不吃黏性的食物，固体和液体的食物分开给。吃饭时老人会弄脏衣服，应避免责备。喂食卧床老人时应将其扶起，避免呛噎。

4. 睡眠指导　让老人保持规律的生活，白天多活动，消耗体力，晚上保持良好的睡眠；老人的房间应保持温暖，床铺干净舒适、经常换洗晾晒；老人夜间起床次数多时，应在走道安装小夜灯，防止老人害怕黑暗。

（三）安全护理

认知障碍是老人跌倒的独立危险因素。认知障碍老人由于平均年龄大、体弱、关节不灵活、骨质疏松、肌力下降、定向力不全等多种原因，导致各种生理功能衰退，生活自理能力差，容易发生跌倒。跌倒的相关护理指导见第十二章第二节。

随着认知功能的下降，老人的定向力逐渐减退，走失成为危及认知障碍老人健康的另一个安全问题。全国每年走失老人约50万人，平均每天走失约1370人。预防认知障碍老人走失的措施包括：对走失的风险进行准确评估、避免老人独处、使用特殊颜色或具有身份识别功能的腕带（图8-6）及带GPS追踪功能的鞋或衣服等。另外，可对居家环境进行改造，预防老人走失，如利用装饰物来隐藏门或门把手、安装密码锁、妥善保管钥匙、家里安装监控系统等。

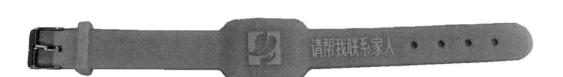

图8-6　具有身份识别功能的腕带

（四）用药护理

老人服药时要有人在旁，帮助老人将药全部服下，以免遗忘或错服；伴有抑郁症、幻觉或自杀倾向的认知障碍老人，照顾者一定要将药品管理好，放到老人拿不到或找不到的地方；遇到老人不愿服药时，应耐心说服，药吃下后，让老人张开嘴看是否咽下，也可将药碾碎放在饭中；卧床老人应将药碾碎后溶于水中服用。

（五）心理护理

加强认知障碍老人的心理护理。督促老人自己料理好生活、积极参加社会活动。开展社会心理治疗，与老人及其家属建立良好的合作关系。应对老人的临床诊断、认知障碍严重程度、精神行为症状、躯体健康状况及药物治疗情况进行详细的评价。通过社会心理治疗尽可能维持失能老人的认知功能和社会生活功能，同时保证安全和舒适。

（六）健康生活方式指导

积极乐观的生活态度和生活方式是认知障碍防治的基础，可以让头脑得到活动的机会，保持大脑的灵活性，保持积极乐观的心态，增强与人交往的能力，树立应对老化的信心，提高生活质量。老人可以积极参加社会活动、购物，多与亲朋邻里交流；读书写字，主动做一些计算，如超市买东西回来后可计算账单；听广播、看报纸，每日也可安排一定时间看电视。护士及照顾者应鼓励老人不吸烟、不酗酒、多听音乐、多锻炼。老人可以根据自己的健康状况和体质条件，选择不同的体育项目，保证充足的锻炼，特别是带有音乐的广场舞，可以对身心进行全面良性刺激。另外，老人可培养自己的业余爱好，多进行桥牌、围棋、摄影、旅游、烹饪、养宠物、义工等活动。养宠物可以通过与宠物进行多种形式交流，预防认知障碍的发生和进展；而旅游可以通过各种景点新奇环境刺激，减缓大脑退化速度；烹饪或从事园艺活动，需要涉及更多的思考和策划，可有效减缓和预防大脑退化。

（七）家庭积极参与

随着年龄增长，老人的心理逐渐发生变化，出现抑郁、孤独、焦虑等情绪，可增加认知障碍发生风险。为了帮助认知障碍康复，首先，子女要挤出时间常陪伴老人，或带老人出去游玩，对于失能的老人，子女更要挤出时间陪伴。皮肤是社交器官，而且是面积最大的社交器官，可以通过抚摩增加与老人亲密度。特别是丧偶老人，更加需要陪伴和交流，陪伴和交流有助于活跃大脑神经细胞，有效减缓和预防大脑退化。其次，给老人提供适宜的居住环境，老人适宜居住在易于锻炼、易于接触人群、阳光充足、室内光线明亮和空气优良的地方。另外，医护人员要与老人家庭保持密切联系，并且要教会家庭照顾者基本的互利原则，包括：回答老人的问题时，语言要简明扼要，以免使老人迷惑；老人生气和发怒时不必与之产生争执；如果老人吵闹应冷静坚定地予以劝阻；不要经常变换对待老人的方式；功能明显减退或出现新症状时应及时找医生诊治；尽可能提供有利于老人定向和记忆的提示或线索，如日历，使用物品标注名称，厕所、卧室给予适当的图示。此外，家属或照顾者也可向医生学习一些处理行为问题的心理学方法和技巧。

（八）照顾者支持

与其他障碍相比，失能老人出现认知障碍时，照顾者的压力更大、负担更重、抑郁倾向更高，因此，需加强对照顾者的管理和支持。制定有效的应对策略，建立相应的医疗保障系统和社会支持网络，赋能照顾者，使照顾者了解更多的认知障碍相关知识，为照顾者提供更多的照顾技能学习机会，帮助照顾者正确面对负面情绪（详见第九章第三节），可能有助于减轻照顾者负担，提高失能老人的照顾质量。

参考文献

［1］王振杰，于海军，唐婧，等.中国老年人认知障碍率的Meta分析［J］.中国循证医学杂志，2020，20（11）：1295-1300.

［2］JIA L，DU Y，CHU L，et al. Prevalence，risk factors，and management of dementia and mild cognitive impairment in adults aged 60 years or older in China：a cross-sectional study［J］.Lancet Public Health，2020，5（12）：661-671.

［3］中国痴呆与认知障碍诊治指南写作组，中国医师协会神经内科医师分会认知障碍疾病专业委员会.中国阿尔茨海默病一级预防指南［J］.中华医学杂志，2020，100（35）：2721-2735.

［4］中国痴呆与认知障碍诊治指南写作组，中国医师协会神经内科医师分会认知障碍疾病专业委员会.2018中国痴呆与认知障碍诊治指南（三）：痴呆的认知和功能评估［J］.中华医学杂志，2018，98（15）：1125-1129.

［5］中国痴呆与认知障碍诊治指南写作组，中国医师协会神经内科医师分会认知障碍疾病专业委员会.2018中国痴呆与认知障碍诊治指南（五）：轻度认知障碍的诊断与治疗［J］.中华医学杂志，2018，98（17）：1294-1301.

［6］中国痴呆与认知障碍诊治指南写作组，中国医师协会神经内科医师分会认知障碍疾病专业委员会.2018中国痴呆与认知障碍诊治指南（七）：阿尔茨海默病的危险因素及其干预［J］.中华医学杂志，2018，98（19）：1461-1466.

［7］徐勇，谭琪，孙宏鹏，等.阿尔茨海默病早期预防策略的中国指南建议［J］.阿尔茨海默病及相关病，2018，1（01）：38-41.

［8］熊贵彬.中国走失老人总量测算与区域分布特征分析——基于全国救助站随机抽样调查［J］.人口与发展，2017，23（06）：103-108.

［9］王刚.痴呆及认知障碍神经心理测评量表手册［M］.北京：科学出版社，2014.

［10］燕铁斌，尹安春.康复护理学［M］.4版.北京：人民卫生出版社，2017.

［11］陈立典.认知功能障碍康复学［M］.北京：科学出版社，2018.

第九章　失能老人常见心理问题康复护理指导

第一节　失能老人心理健康概述

世界卫生组织（WHO）将健康定义为"不仅是没有疾病，而且包括躯体健康、心理健康、社会适应良好和道德健康"。心理健康是指个体内部心理和谐一致，与外部适应良好的稳定的心理状态，具体包括五个维度：认知效能、情绪体验、自我认识、人际交往和适应能力。

一、老年人心理健康的标准

中国科学院心理研究所的吴振云教授从心理学角度出发，认为判定老年人群心理健康的标准应包括五个主要方面：

（1）性格健全，开朗乐观。

（2）情绪稳定，善于调适。

（3）社会适应良好，能应对应激事件。

（4）有一定的交往能力，人际关系和谐。

（5）认知功能基本正常。

二、失能老人心理健康的现状

（一）消极情绪

随着我国居民生活水平的提升以及社会保障体系的日益完善，对失能老人而言，长期护理保障得到较多的关注与重视，其在日常生活护理方面已受到较为全面的照顾，生理的需求得到了一定的满足，但在心理方面的需求容易被大众所忽视，从而较难获得足够的支持与慰藉。因为失能，很多老人不能独立完成基本的生活自理方面的活动，需要在别人的协助下完成，易让失能老人产生一种无能感，失去对事物的兴趣。由于日常生活能力部分丧失、生理机能日益退化，加上长期病痛折磨，失能老人常常出现自我认知偏差，产生病耻感，并常伴有抑郁、焦虑、孤独等负面情绪。据WHO统计显示，老年人患有躯体方面疾病时发生抑郁的可能性高达50%，失能是老年人抑郁发生的重要预测因素。研究显示77.9%的高龄失能老年人存在严重孤独心理，且大多处于中等及以上水平。失能老人身心健康状况不容乐观，严重影响晚年生活质量，需要关注其心理状态，满足其护理服务的迫切需求。

（二）积极情绪

当前，国家倡导推进"积极老龄化"，主张以"积极的老龄观"代替"消极的老龄观"，有利于消除老年歧视主义的不利影响，使老年人生活更加舒适、更有尊严、更有价值；此外，随着积极心理学的发展，从积极的角度看问题，可以促进个体身心健康日益受到关注。心理弹性作为一种积极的内在潜能，在改善焦虑及忧郁等负性情绪方面发挥着积极的作用。心理弹性水平高的人更倾向于采取积极的适应性行为来应对生活中的创伤性事件，这有利于提升其生活质量及主观幸福感。然而，目前我国失能老人的心理弹性水平处于中等偏低的状态，其积极情绪随着身体状况变化和年龄增长而降低且对生活的满意度不高，失能老人的主观幸福感明显低于正常老人。

因此，针对失能老人心理健康状况不佳的现状，关注失能老人的心理及情感状态尤为重要，也可从积极心理学的角度出发，引导失能老人从创伤后成长、疾病获益感等角度关注自身健康变化情况，以有效应对其负性情绪。

三、失能老人常见心理问题

（一）抑郁

1. 概念　抑郁是由各种原因引起的以心情低落为主要症状的一种疾病，表现为兴趣丧失、自罪感、注意困难、食欲下降和自杀观念，并有其他认知、行为和社会功能异常，患病率高，复发率高，致残率高。

2. 表现　抑郁的表现可分为核心症状和非核心症状。

抑郁的核心症状：①大部分时间内总是感到不开心、闷闷不乐，甚至痛苦。②兴趣及愉快感减退或丧失，对平时所爱好、有兴趣的活动或事情不能像以往一样愿意去做并从中获得愉悦。③易疲劳或精力减退，每天大部分时间都感到生活枯燥无意义，度日如年；经常想到活在世上没有什么意义，甚至生不如死；严重者有自杀的倾向。

抑郁的非核心症状：①生理症状，如体重减轻、入睡困难、眠浅多梦、易惊醒和早醒、不明原因疼痛、食欲减退或亢进、性欲减退等；②可伴紧张不安、焦虑和运动性激越等；③其他症状，如犹豫不决、自我评价降低、自责、自罪、无价值感、自杀和自伤、注意力下降。

（二）焦虑

1. 概念　焦虑是指个人对即将来临的、可能会造成的危险或威胁所产生的紧张、不安、忧虑、烦恼等不愉快的复杂情绪状态。焦虑的定义既包括使用有效的评估量表筛选出的相关症状及严重程度（如医院焦虑和抑郁量表），也包括使用诊断标准来定义的症状（例如一般焦虑症、社交恐惧症）。临床上最常见的焦虑症是广泛性焦虑症，其次是恐惧症、恐慌症和强迫症。

2. 表现　常表现为持续性精神紧张，伴有头晕、胸闷、心悸、呼吸困难、口干、尿频、尿急、出汗、震颤及运动性不安等。

（三）孤独感

1. 概念　孤独感是一种封闭心理的反映，是感到自身和外界隔绝或受到外界排斥所产生出来的孤伶苦闷的情感。孤独是个体对实际拥有的人际关系与期望得到的人际关系之间存在差距时所形成的一种消极的情绪情感体验，会对失能老人的康复产生负面影响。

2. 表现　常有烦躁和恐惧的表现。老人情绪不稳定，悲伤，易怒，不仅对当前的事烦躁，也容易导致对过去的感情压抑的愤怒。恐惧是老人常见的心理状态，表现为害怕，也有受惊的感觉，严重时恐惧，会出现血压升高、心悸、呼吸急促、尿频、食欲不振等症状。

（四）自卑感

1. 概念　自卑感是个体由于某种生理或心理上的缺陷或其他原因所产生的对自我认识的态度体验，表现为对自我评价偏低，轻视甚至无视自己的存在，渴望被理解被尊重，害怕他人不尊重自己的复杂心态。

2. 表现

（1）敏感：过分敏感，自尊心强。失能老人非常希望得到他人的重视，害怕被人忽略，过分看重别人对自己的评价，任何负面的评价都会导致内心激烈的冲突，甚至扭曲别人的评价。

（2）失衡：由于失能造成的弱势地位，使老人在社会的方方面面都体验不到自身价值，甚至还会遭到社会的厌弃。强烈的自卑心理极易导致自杀行为。

（3）情绪化：失能老人易将负性情绪压抑在内心，当受到不公正待遇时，会认为他人瞧不起自己，难以忍受，往往产生过激言行。有时当他们无力应对危机时，还会自残，用极端的方式表达自己的情绪。

（五）病耻感

1. 概念　病耻感指"被剥夺全部社会认可资格的个人情况"，是一种负性情绪体验，其本质是把一个整体或正常的人贴上标签、做上标记，标志着他们是不同的，导致他们在别人眼中贬值，被广泛诋毁，严重影响失能老人社会功能的康复。

2. 表现　常表现为自我轻视，采取社会退缩、隐瞒疾病、自行停药、拒绝就医等消极行为。

第二节　失能老人常见心理问题评估

一、抑郁的筛查和评估

（一）90秒四问题提问法

若90秒四问题提问法（表9-1）回答均为阳性，则需要使用抑郁症状评估量表进一步评估抑郁严重程度。

表9-1　90秒四问题提问法

问题	阳性回答
1. 过去几周（或几个月）是否感到无精打采、伤感，或对生活的乐趣减少了	是
2. 除了不开心之外，是否比平时更悲观或想哭	是
3. 经常有早醒吗（事实上并不需要那么早醒来）	是（每月超过1次为阳性）
4. 近来是否经常想到活着没意思	是

注：如果回答均为阳性，则需要进一步评估。

（二）患者健康问卷-9项

患者健康问卷-9项（PHQ-9）是一种抑郁症状自评量表（表9-2），用于抑郁症状的快速筛查和症状评估。量表共包含9项，对应第四版《精神疾病诊断与统计手册》中抑郁症的9项诊断标准。

表9-2 患者健康问卷-9项

问题	A	B	C	D
1.做什么事都没兴趣，没意思				
2.感到心情低落，抑郁，没希望				
3.入睡困难，总是醒着，或睡得太多、嗜睡				
4.常感到很疲倦，没劲				
5.口味不好，或吃得太多				
6.自己对自己不满，觉得自己是个失败者，或让家人丢脸了				
7.无法集中精力，即便是读报纸或看电视时，记忆力下降				
8.行动或说话缓慢到引起人们的注意，或刚好相反，坐卧不安，烦躁易怒，到处走动				
9.有不如一死了之的念头，或想怎样伤害自己一下				

　　A：没有或很少时间（过去一周内，出现这类情况的日子不超过1天）。

　　B：小部分时间（过去一周内，有1~3天有过这类情况）。

　　C：相当多时间（过去一周内，4天左右有过这类情况）。

　　D：绝大部分或全部时间（过去一周内，有5~7天有过这类情况）。

　　对于经以上筛查后阳性的失能老人，需进一步进行抑郁量表的评估，以判断抑郁症状的严重程度，指导临床诊断和治疗。

（三）宗氏抑郁自评量表

　　宗氏抑郁自评量表可用于门诊患者的初筛、情绪状态评定及调查等，分为四组特异性症状：精神性情感障碍、躯体性障碍、精神运动障碍、抑郁的心理障碍。该量表使用简单，无须经专门训练即可指导自评者进行有效评定，且易于分析。能相当直观地反映抑郁患者的主观感受，主要适用于具有抑郁症状的成年人，用于衡量抑郁状态的轻重程度及其在治疗中的变化，但对严重迟缓症状的抑郁评定有困难。如用于评估疗效，应在治疗前后进行测评，且时间间隔可由医护人员自行安排，通过量表总分变化可分析自评者的症状变化情况。该量表较难评定具有严重迟缓症状的抑郁，同时，对于文化程度较低或智力水平稍差的人使用效果不佳（表9-3）。

表9-3 宗氏抑郁自评量表

问题	偶尔	有时	经常	持续
1. 我感到情绪沮丧、郁闷				
2. 我感到早晨心情最好				
3. 我要哭或想哭				
4. 我夜间睡眠不好				
5. 我吃饭像平时一样多				
6. 我的性功能正常				
7. 我感到体重减轻				
8. 我为便秘烦恼				
9. 我的心跳比平时快				
10. 我无故感到疲劳				
11. 我的头脑像往常一样清楚				
12. 我做事情像平常一样不感到困难				
13. 我坐卧不安，难以保持平静				
14. 我对未来感到有希望				
15. 我比平时更易激动				
16. 我觉得决定事情很容易				
17. 我感到自己是有用的和不可缺少的人				
18. 我的生活很有意义				
19. 假如我死了别人会过得更好				
20. 我仍旧喜欢自己平时喜欢的东西				

偶尔：过去一周内，出现这类情况的日子不超过1天。

有时：过去一周内，1~2天有过这类情况。

经常：过去一周内，3~4天有过这类情况。

持续：过去一周内，5~7天有过这类情况。

（四）抑郁状态问卷

宗氏抑郁自测量表的编制者又创编了与宗氏抑郁自评量表相应的检查者用表，称为抑郁状态问卷。该问卷操作方便，容易掌握，能有效地反映抑郁状态的有关症状及其严重程度和变化，适用于综合医院已发现的抑郁患者（表9-4）。

表9-4 抑郁状态问卷

问题	偶尔	有时	经常	持续
1. 你感到情绪沮丧、郁闷吗				
2. 你要哭或想哭吗				
3. 你感到早晨心情最好吗				
4. 你夜间睡眠不好吗？经常早醒吗				
5. 你吃饭像平时一样多吗？食欲如何				
6. 你感到体重减轻了吗				
7. 你的性功能正常吗？乐意注意有吸引力的异性，并想和对方在一起、说话吗				
8. 你为便秘烦恼吗				
9. 你的心跳比平时快吗				
10. 你无故感到疲劳吗				
11. 你的头脑像往常一样清楚				
12. 你做事情像平常一样不感到困难				
13. 你坐卧不安，难以保持平静				
14. 你对未来感到有希望				
15. 你比平时更易激动				
16. 你觉得决定事情很容易				
17. 你比平时更容易激怒吗				
18. 你仍旧喜欢自己平时喜欢的事情吗				
19. 你感到自己是有用的和不可缺少的人				
20. 你曾想到过自杀吗				

偶尔：过去一周内，出现这类情况的日子不超过1天。

有时：过去一周内，1~2天有过这类情况。

经常：过去一周内，3~4天有过这类情况。

持续：过去一周内，5~7天有过这类情况。

（五）老年抑郁量表

老年抑郁量表去除了有可能随增龄而出现的躯体症状条目，专用于老年抑郁的筛查，针对老年人一周以来最切合的感受进行测评。为了进行快速大样本筛查，现已衍生出简版如老年抑郁量表-15（表9-5）。

表9-5 老年抑郁量表-15

问题	是	否
1. 您对自己的生活基本满意吗		
2. 您是否放弃了很多以往的活动和爱好		
3. 您是否觉得自己生活不够充实		
4. 您是否常常感到心烦		
5. 您是否多数时候感到精神好		
6. 您是否担心有不好的事情发生在自己身上		
7. 您是否多数时候都感到幸福		
8. 您是否常常感到无依无靠		
9. 您是否宁愿在家，也不愿去做自己不太熟悉的事情		
10. 您是否觉得自己的记忆力比其他老人差		
11. 您是否认为活到现在真是太好了		
12. 您是否觉得自己很没用		
13. 您是否感到精力充沛		
14. 您是否觉得自己的处境没有希望		
15. 您是否觉得多数人比自己富		

本量表是56岁以上者的专用抑郁筛查量表，而非抑郁症的诊断工具，每次检查需15分钟左右。临床主要评价以下症状：情绪低落、活动减少、易激惹、退缩，以及对过去、现在和将来的消极评价。但56岁以上者主诉食欲下降、睡眠障碍等症状属于正常现象，使用该量表有时易误评为抑郁症。因此分数超过11分者应做进一步检查。

（六）贝克抑郁自评量表

贝克抑郁自评量表是临床常用的抑郁症状自评量表，评分越高，抑郁倾向或程度越深。该量表对评定轻至中度的抑郁症及非精神病性抑郁最为有效，对评定躯体疾病或生理功能障碍伴发的抑郁状态也有较好的效果。

（七）汉密尔顿抑郁评分量表

汉密尔顿抑郁评分量表由汉密尔顿于1960年设计制定，是临床上应用最普遍的经典抑郁症状他评量表，适用于有抑郁症状的成年患者。原始量表有17项，后经更新出现了

21项和24项版本，主要对7类因子进行评估：焦虑/躯体化、体重、认识障碍、阻滞、睡眠障碍、绝望感、日夜变化。

应由经过训练的两名评定员对老人进行量表联合检查。一般采用交谈与观察方式，检查结束后，两名评定员分别独立评分。若需比较治疗前后抑郁症状和病情的变化，则应评定治疗当时或治疗前一周的情况，治疗后2~6周再次评定，以资比较。

（八）蒙哥马利抑郁评定量表

蒙哥马利抑郁评定量表是临床上应用广泛的抑郁症状他评量表之一。该量表评分相对简单，但对患者的症状变化较敏感，可以反映抗抑郁治疗的效果，监测患者的病情变化。

（九）流行病学研究中心抑郁量表

流行病学研究中心抑郁量表是由美国国立精神卫生研究所于1977年设计的抑郁症状自评量表，在临床上多用于流行病学调查、抑郁筛查和抑郁症状评估。与其他抑郁自评量表相比，此量表更着重于个体的情绪体验，较少涉及抑郁时的躯体症状。

二、焦虑的筛查和评估

（一）广泛性焦虑自评量表

若广泛性焦虑自评量表总分大于或等于5分，即表明存在焦虑症状，需要进一步观察（表9-6）。

表9-6　广泛性焦虑自评量表

在过去的一周内，有多少时候您受到以下任意问题的困扰	完全不会	好几天	一半以上天数	几乎每天
1. 感觉紧张、焦虑或急切				
2. 不能够停止或控制担忧				
3. 对各种各样的事情担忧过多				
4. 很难放松下来				
5. 由于不安而无法静坐				
6. 变得容易烦恼或急躁				
7. 感到似乎将有可怕的事情发生而害怕				

（二）宗氏焦虑自评量表

宗氏焦虑自评量表适用于具有焦虑症状的成年人，具有较广泛的适应性；能准确反映有焦虑倾向的精神病患者的主观感受，可作为门诊了解焦虑症状的主要测评工具。该量表的条目数、计分原则、症状划分标准及注意事项与宗氏抑郁自评量表相似（表9–7）。

表9–7　宗氏焦虑自评量表

问题	没有或很少时间	小部分时间	相当多时间	绝大部分或全部时间
1. 我觉得比平时容易紧张和着急（焦虑）				
2. 我无缘无故地感到害怕（害怕）				
3. 我容易心里烦乱或觉得惊恐（惊恐）				
4. 我觉得我可能要发疯（发疯感）				
5. 我觉得一切都很好，也不会发生什么不幸（不幸预感）				
6. 我手脚发抖打战（手足颤抖）				
7. 我因为头痛、颈痛和背痛而苦恼（躯体疼痛）				
8. 我感觉容易衰弱和疲乏（乏力）				
9. 我觉得心平气和，并且容易安静坐着（静坐不能）				
10. 我觉得心跳很快（心悸）				
11. 我因为一阵阵头晕而苦恼（头昏）				
12. 我有晕倒发作，或觉得要晕倒似的（晕厥感）				
13. 我呼气吸气都感到很容易（呼吸困难）				
14. 我手脚麻木和刺痛（手足刺痛）				
15. 我因胃痛和消化不良而苦恼（胃痛或消化不良）				
16. 我常常要小便（尿意频数）				
17. 我的手常常是干燥温暖的（多汗）				
18. 我脸红发热（面部潮红）				
19. 我容易入睡并且一夜睡得很好（睡眠障碍）				
20. 我做噩梦（噩梦）				

　　没有或很少时间：过去一周内，出现这类情况的日子不超过1天。

　　小部分时间：过去一周内，1~2天有过这类情况。

　　相当多时间：过去一周内，3~4天有过这类情况。

　　绝大部分或全部时间：过去一周内，5~7天有过这类情况。

（三）汉密尔顿焦虑评分量表

汉密尔顿焦虑评分量表主要用于评定神经症及其他患者的焦虑症状的严重程度，但不大适宜估计各种精神病发作时的焦虑状态。与汉密尔顿抑郁评分量表相比，该量表存在重复的项目，如抑郁心境、躯体性焦虑、胃肠道症状及失眠等，故对于焦虑症与抑郁症不能很好地进行鉴别（表9-8）。

表9-8　汉密尔顿焦虑评分量表

问题	无症状	轻	中等	重	极重
1. 焦虑心境：担心、担忧，感到有最坏的事情将要发生，容易激惹					
2. 紧张：紧张感、易疲劳、不能放松、易哭、颤抖、感到不安					
3. 害怕：害怕黑暗、陌生人、一人独处、动物、乘车或旅行及人多的场合					
4. 失眠：难以入睡、易醒、睡得不深、多梦、梦魇、夜惊、醒后感到疲倦					
5. 认知功能：注意力不能集中，记忆力差，或称记忆、注意障碍					
6. 抑郁心境：丧失兴趣、对以往爱好缺乏快感、忧郁、早醒，昼重夜轻					
7. 肌肉系统症状：肌肉酸痛、活动不灵活、肌肉抽动、肢体抽动、牙齿打战、声音发抖					
8. 感觉系统症状：视物模糊、发冷发热、软弱无力感、浑身刺痛					
9. 心血管系统症状：心动过速、心悸、胸痛、血管跳动感、昏倒感、心搏脱漏					
10. 呼吸系统症状：胸闷、窒息感、叹息、呼吸困难					
11. 胃肠道症状：吞咽困难、嗳气、消化不良（进食后腹痛、胃部烧灼痛、腹胀、恶心、胃部饱感）、肠鸣、腹泻、体重减轻、便秘					
12. 生殖泌尿系统症状：尿意频数、尿急、停经、性冷淡、过早射精、勃起不能、阳痿					
13. 自主神经系统症状：口干、潮红、苍白、易出汗、易起"鸡皮疙瘩"、紧张性头痛、毛发竖起					
14. 会谈时行为表现：①一般表现：紧张、不能松弛、忐忑不安、咬手指、紧紧握拳等。②生理表现：吞咽、打嗝、安静时心率快、呼吸快（20次/分以上）等					

（四）贝克焦虑自评量表

贝克焦虑自评量表是临床常用的含有21个条目的焦虑自评量表，该量表和宗氏焦虑自评量表相似，采用4级评分，主要评定受试者被多种焦虑症状烦扰的程度，适用于具有焦虑症状的成年人，能比较准确地反映主观感受到的焦虑程度。1分表示无；2分表示轻度，无多大烦扰；3分表示中度；4分表示重度，只能勉强忍受的状态。

（五）状态-特质焦虑问卷

状态-特质焦虑问卷为自评问卷，适用于具有焦虑症状的成年人。可广泛应用于评定内外科、身心疾病及精神疾病患者的焦虑情绪，也可用来筛查各种特定人群的焦虑问题，以及评价心理治疗、药物治疗的效果。由状态焦虑量表和特质焦虑量表两个分量表组成。前者描述一种不愉快的短期的情绪体验，如紧张、恐惧、忧虑等，常伴有自主神经系统功能亢进；后者则用来描述相对稳定的、作为一种人格特征且具有个体差异的焦虑倾向。

受试者一般需具有初中文化水平。若受试者无法自行完成，可由测试者逐条念于其听，并让其根据自己的体验从分级标准中选择合适的回答。填写结束后应检查填写是否完整，防止遗漏或重复。评定没有时间限制，一次评定需10~20分钟。

三、孤独感的评估

孤独感的主观性决定其评估只能通过被调查者的自述性评价来完成，最直接的判断方法是根据"你是否感到孤独？"的答案做出判断。但是由于人群对于"孤独""抑郁"等消极词汇的敏感性，以及每个人的主观环境不同，一般此类问题得到的结果信度和效度都比较低。因此众多专家学者制定了一系列的量表用来评估孤独感。目前，UCLA（加利福尼亚大学洛杉矶分校）孤独量表应用最为广泛。该量表为自评量表，分数越高，孤独程度越高，即精神照顾需求越高（表9-9）。

表9-9 UCLA孤独量表

问题	从不	很少	有时	一直
1.你常感到与周围人的关系和谐吗				
2.你常感到缺少伙伴吗				
3.你常感到没有人可以信赖吗				
4.你常感到寂寞吗				
5.你常感到属于朋友中的一员吗				
6.你常感到与周围的人有许多共同点吗				

续表

问题	从不	很少	有时	一直
7. 你常感到与任何人都不亲密了吗				
8. 你常感到你的兴趣和想法与周围的人不一样了吗				
9. 你常感到想要与人来往、结交朋友吗				
10. 你常感到与人亲近吗				
11. 你常感到被人冷落吗				
12. 你常感到你与别人来往毫无意义吗				
13. 你常感到没有人很了解你吗				
14. 你常感到与别人隔开了吗				
15. 你常感到当你愿意时你就能找到伙伴吗				
16. 你常感到有人真正了解你吗				
17. 你常感到羞怯吗				
18. 你常感到人们围着你但并不关心你吗				
19. 你常感到有人愿意与你交谈吗				
20. 你常感到有人值得你信赖吗				

四、病耻感的评估

病耻感是指患者因患病而产生的一种内心的耻辱体验，反映了患者的一种心理应激反应，与患者的疾病状态显著相关。由于造成老人失能的疾病多为脑卒中、痴呆、癌症等慢性病，因此针对失能老人病耻感的测量多选用慢性病病耻感量表，包括内在病耻感和外在病耻感2个维度，经修订现为8条目的简短版本（慢性病病耻感量表-8），得分越高表示病耻感程度越高（表9-10）。

表9-10　慢性病病耻感量表-8

问题	从不	很少	有时	经常	总是
1. 因为我的病，有些人回避我					
2. 因为我的病，我感觉被遗弃和忽略了					
3. 因为我的病，人们避免直视我					
4. 因为我的病，有些人跟我在一起时，他们似乎不舒服					

续表

问题	从不	很少	有时	经常	总是
5. 因为我的病，人们对我不友好					
6. 有些人的表现让我觉得生病是我的错					
7. 我对自己的病感到难堪					
8. 因为自己身体活动障碍，我感到难堪					

五、自杀的评估

目前我国75岁以上老年人的自杀率已达到40/10万，居于全球前三。一方面，失能老人因生活不能自理和病痛折磨，常伴有抑郁、悲伤等负性情绪；另一方面，失能老人需要子女照料，经济负担重且预后差，常常产生较大的思想压力，认为自己拖累子女，容易发生自杀的人间悲剧。因此，及时发现失能老人的自杀倾向，预防老年人自杀尤为重要。做好预防需要首先识别自杀信号，美国心理学会及相关机构归纳出的自杀信号见表9-11。

表9-11　10个自杀信号

1. 言语或者文字表示过要自杀。比如：我不想活了，我想消失，我想从某个高处跳下去等
2. 在搜集或者思考自杀工具，如药片、刀等
3. 性格突然大变：比如性格平和的突然变得暴虐，一向活泼的突然沉默等
4. 远离家人朋友，封闭自己
5. 开始写遗愿，把珍贵的东西送人，替家人另作安排
6. 自我伤害行为加剧。虽然自我伤害跟自杀不同，但如果自我伤害行为加剧如过量饮酒，以及丝毫不计风险的冲动轻率行为有时也是自杀的信号
7. 突然变得异常平静。在长期抑郁后突然平静有时是已经在挣扎后做了最后的自杀决定
8. 饮食和睡眠的改变
9. 无助感和对未来没有希望是自杀的最大信号之一
10. 在重要节日或者纪念日（亲人的忌日等）孤独感增加

第三节　失能老人常见心理问题的康复护理指导

失能老人出现的抑郁、焦虑和孤独感等心理问题，会影响老人参与康复的意愿和行为，降低功能康复水平和生活质量，甚至会引起死亡率增加。失能老人由于自理能力的降低及负性情绪问题，需要更加细心周到的照料。对存在心理问题的失能老人，应当及早给予护理干预指导。目前常见的护理干预指导有认知行为疗法、支持性干预、正念减压疗法、放松训练、叙事疗法、怀旧疗法、中医情志护理等方法。除此之外也要注意预防自杀和对照顾者的心理问题进行护理指导。

一、认知行为疗法

1. 概念　认知行为疗法是一种心理治疗的取向、一种谈话治疗，以目标导向与系统化的程序协助个体解决功能丧失带来的情绪、行为与认知问题；通过改变患者的思维、信念或行为来改变不良认知，达到消除不良情绪和行为的目的。目前已被广泛应用于各种类型的焦虑症、抑郁症、失眠症等精神疾病等，对疾病的延缓和预后有重要帮助。

2. 具体技术　认知行为疗法的具体技术包括认知疗法、情绪疗法和行为疗法。

（1）认知疗法：通过识别情绪、驳斥非理性信念、改变认知偏差及改变个体的内在语言来纠正患者的不良情绪状态。

（2）情绪疗法：包括角色扮演和羞愧攻击练习。其中，可采用提问的方式对非理性信念进行驳斥，也可通过让患者书写情绪日志来发现不合理的信念。例如，运用认知行为治疗技术与患者交流，找出导致其产生焦虑和抑郁情绪的不合理信念，如生活自理能力丧失后自觉一无是处，会被家人朋友嫌弃，成为家庭和社会负担。其不合理信念是失能后失去自我价值，被他人嫌弃。通过谈话，使其明白失能虽然会造成自理能力降低，但并不是失能之后就会失去自身价值，依据现在的医疗条件和积极康复锻炼可以把残疾程度降到最低，帮助患者找出并消除不合理的认知，减少或消除焦虑、抑郁情绪。

（3）行为疗法：行为疗法包括系统脱敏、厌恶疗法、冲击治疗、阳性强化、生物反馈等。

二、支持性干预

社会支持是影响失能老人负性情绪的一个重要因素，对于失能老人而言，其社会支持系统越完善，心理健康状况也就越好。因此，从社会支持的角度入手，对失能老人进行多方面的支持性干预治疗，将能有效改善失能老人的负性情绪。

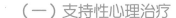

（一）支持性心理治疗

1. 概念　支持性心理治疗是医护人员与患者接触时有意识地与患者建立一种良好的人际关系，让患者感到温暖和被关心，赢得患者信任、取得合作，了解患者的内心感受，进行安慰和鼓励，帮助患者表达焦虑和抑郁情绪，对患者取得的进步和学会的技能及时给予肯定和表扬，指导患者有效地适应和应对各种困境，主动积极地与疾病斗争。

2. 具体方式

（1）支持与鼓励：个人面对困难时，常会胆怯、失去自信，甚而变得心志颓丧，不知所措。在此情况下急需他人帮助与支持，以度过危机，应付困难。因此，支持与鼓励一方面是让患者了解到治疗者会支持他、帮助他应付面前的困难；另一方面则鼓励患者看到自己的优点，恢复其自信心。

（2）细听倾诉：一些人心理上的痛苦、怨恨，常不敢告诉他人，藏在心里极度难受与痛苦。因此，耐心、诚恳地听其倾诉，这个过程本身就能产生治疗作用。

（3）解释与指导：患者的某些心理问题，可能来自不正确的认识，也可能是由于缺少必要的应对方法所致。提供实事求是的解释可以消除患者的疑虑，增强治愈疾病的信心；教会患者合理安排生活和处理各种问题的方法，则可使患者增强自尊和自信。

（4）保证和促进环境改变：患者的某些问题，可能与患者的社会生活环境有关，治疗者应当尽可能地为患者创造一个有利于问题解除的人际环境，必要时也应安排家庭治疗或请患者工作单位的领导和同事参与治疗。

3. 注意事项　在使用支持性心理治疗时要先以关切的语气、开放性提问与患者交流，当患者倾诉时要认真倾听，并进行共情和恰当的情感和价值反应。让患者的负性情绪充分宣泄后再向患者讲解疾病的常识、治疗及康复知识，解除患者心理顾虑，指导患者应对身体和心理问题，并对患者关注的问题给予积极的解释和适当的保证，鼓励其树立战胜疾病的信心，从而缓解患者的不良心理。

（二）支持性小组

1. 概念　支持性小组通过采用协调的方式促进患者之间相互支持、应对各自压力事件。

2. 具体方式　小组工作者指导和协助小组组员讨论自己生命中的重要事件，表达经历这些事件时的情绪感受，建立互相理解的共同关系，达到相互支持的目的。小组工作者还能帮助组员通过经验的合法化、确认和正常化来克服异己感、耻辱感和疏离感。小组工作者在小组工作中设计一些活动唤起组员分享和回忆他们共同的人生经历，产生共情和归属感，组员在小组活动中形成支持关系，改变缺少交往的状态，可改善和缓解内心的孤独感。

（三）家庭心理治疗

1.概念 通过让家属学习与患者进行积极的互动，给患者提供更多家庭支持，有助于改善其负性情绪。患者家属有时也有明显的焦虑和抑郁情绪，带有这种负性情绪的家属往往会把这种情绪传递给患者；有一些患者家属不懂得如何与患者有效沟通，他们常常以教育儿童的方式对待患者或给患者提较多要求，这种不恰当的沟通方式也会给患者的心理造成影响。

2.具体方式 将患者与其生活中的重要人员聚在一起，由心理工作者带领进行家庭式的心理交流，让家庭成员之间分享各自的心理感受、想法和期待，认识家庭成员有效沟通的重要性和成员之间不恰当的交流给每个人的心理造成负面影响，并探讨家庭中新的交流模式给患者和家庭成员带来的积极影响。

三、正念减压疗法

1.概念 正念减压疗法作为积极心理学常用的方法之一，以正念改变自我认知来处理压力、疼痛和疾病，以此帮助患者缓解或消除已有的负性情绪。虽然它不能避免负面思维和情绪的产生，但通过在训练中运用自己内在的身心力量和逐渐增强的正态意念来调控人的呼吸，培育正念，可以改变原来的错误认识，同时增加积极的认识。正念训练使患者通过自身建立正念思想，让患者对自己有一个全新的认识，树立积极向上的信念和应对方式，消除不良心理。正念减压疗法可以帮助患者管理情绪，减轻消极情绪和痛苦心理，帮助患者避免陷入心理困扰和盲目的反应模式中，以积极向上的心态面对疾病给身体带来的危害，增加他们的内心幸福指数，增强免疫功能，降低复发恐惧感，增强自我效能，从根本上改善患者对身体疾病的看法和态度，进而降低患者的心理压力，缓解抑郁症状。

2.具体方式 此处仅对正念呼吸进行示例介绍。

具体操作示例——正念呼吸

正念呼吸是通过对呼吸的关注，减少头脑中的杂念，缓解焦虑，从而使内心清净、放松，促进睡眠。

（1）坐姿：

1）盘腿而坐：盘腿的方式有双盘（两只脚均置于对侧大腿上）、单盘（一只脚置于对侧大腿上、另一只脚置于对侧大腿下）、散盘（双腿交叉，双脚均不置于大腿上）等，任何盘腿方式都可以。腿脚需覆盖衣服等以保暖。臀下垫一

6~8 cm米厚的硬垫。坐的地方不能太软。如果实在无法盘腿而坐，也可以坐于椅子上，但应避免瞌睡时摔倒。坐在椅子的前1/3，不要依靠椅背，双腿自然下垂，双脚与肩同宽，平放到地面上。

2）双手叠放（建议右手在上），掌心朝上，拇指相抵，置于丹田（大约位于肚脐下4横指的地方）。

3）身体保持正直，双肩放平、放松。

4）舌尖轻抵上腭（上牙根后），嘴唇轻轻闭合。

5）眼睛微闭或全闭，观看鼻尖方向。

6）头颈保持正直，微收下颌。

需注意的事项：环境应安静。

（2）要点：用鼻呼吸，勿用嘴呼吸；腹式呼吸（呼吸时腹部有起伏），并尽可能让气流往下沉（气沉丹田）；呼吸尽可能缓慢；意念专注于呼吸。对于失眠者，建议意念专注于呼吸时下腹部的起伏（意守丹田），促进"心肾相交"，从而改善睡眠。走神时，温和地用呼吸把意念拉回来，不要自责，因为发现走神就是进步；面部保持微笑，并尽可能让内心喜悦；练习中如果看到、听到、感受到一些异常现象，不去关注，并告诉自己这些异常现象都是虚幻的。

谨记正念呼吸练习最主要的任务是专注于呼吸；练习结束时，搓手并以掌心捂眼，拍打腿脚以缓解盘腿所致的疼、麻感。腿脚疼、麻感减轻或消失后再站起。站起时应缓慢，以避免突然改变体位导致头晕、眼花，谨防摔伤。

（3）练习时间：

1）只要环境安静，任何时间都可以做正念呼吸练习。

2）每次正念呼吸练习时间以45~60分钟为佳。盘腿初期，因为腿脚疼、麻等原因而无法坚持很长时间，可以循序渐进，逐步增加正念呼吸练习时间。

3）对于失眠患者，睡前进行30~45分钟正念呼吸练习，有利于身心放松，从而促进睡眠。上床后20分钟无法入睡，或者睡眠中间醒来后20分钟内不能再次入睡，均可以离开床进行30~45分钟正念呼吸练习，然后再重新上床尝试入睡。如果仍然无法入睡，可以继续进行正念呼吸练习，如此反复。

四、放松训练

1. 概念　放松训练也称松弛疗法，是由行为医学领域发展而来的一种治疗方法，通过一些固定的程式使人达到身体放松状态，从而达到心理上的松弛。常用的放松训练方法包括渐进性肌肉松弛方法、引导想象、沉思等，以及由其演变而来的生物反馈放松训练、漂浮疗法等。音乐、按摩、太极拳、瑜伽等也可以作为放松的技巧选择使用。

2. 具体方式　此处仅对想象放松训练进行示例介绍（视频9-1）。

视频9-1　放松训练

具体操作示例——想象放松训练

想象一：

在一间安静的房子里以最舒服的姿势坐着，闭上眼睛，用鼻呼吸，尽可能慢且深。想象自己正处在某一平时自己最喜欢的自然景观，如：在美丽宽阔的大草原上，我静静地坐在一个蒙古包前，眼前的草原像一张绿色的地毯一直铺到天边，和蔚蓝色的天空连成一片，四周是这样的寂静，只是偶尔随风送来几声牛羊的叫声，我呼吸着草原上清新的空气，感觉放松、放松，从未有过的放松。

想象二：

仰卧在床上，手脚舒适地伸展放平，闭上眼睛，缓慢而深深地呼吸。如果你觉得心中有不快，深深地吸气，长长地呼气，烦恼也将随着呼出的气而消散净尽；深深地吸气，缓慢地完全呼出，你的烦恼被分散开来了；深深地呼气，完全地呼出，你的烦恼消失了，你感到轻松了。你仰卧在水清沙白的海滩上，沙子细而柔软，你躺在温暖的海滩上，感到非常舒服，闭上双眼感受到温暖的阳光，耳边响着海浪拍岸的声音，你感到温暖舒适，微风徐来，使你有说不出来的舒畅感受。微风带走了你的一切思想，温暖的阳光照得你全身暖洋洋，海浪不停地拍打着海岸，思绪也随着它的节奏而飘荡，涌上来又退下去。温暖的海风轻轻吹来，又悄然离去，也带来了你心中的思绪，你只感到细沙的柔软，阳光的温暖，海风的轻缓，只有蓝天、碧海笼罩着你的身心。你闭着眼睛，安然躺卧在大自然的怀抱里，你的呼吸有节奏地慢下来，变得又长又慢，你的眼皮也沉重了，越来越沉重了，睁不开了，你的四肢沉重了，你的心里安详极了，你的头脑里完全平静了，你睡着了，你睡着了。

想象三：

在一望无际的大草原上散步。在一个暮春的下午，夕阳西下，余晖相映，你踩在柔软的草地上，清新的野草味、花香味以及田园味阵阵扑鼻，不时还有鸟儿鸣叫、蜂蝶飞舞。你身临其境，微风拂面，就像小时候妈妈的温柔抚摸；柔光沐浴，就像出远门时父母的谆谆叮咛；高天远山令你心旷神怡，你此时舒展全身，慢慢地做深呼吸，感到无比轻松舒坦。

指导者在给出上述指导语时，要语气柔和、语调适中，节奏要逐渐变慢，配合对方的呼吸。指导者也要具有想象力，使语言指导具有形象性。想象结束时，静静地坐一会儿，进行5次慢而深的呼吸，然后慢慢睁开眼睛。体验当前的感觉，观察自己的身心变化，观察自己的呼吸。

五、叙事疗法

1.概念　叙事疗法作为一种后现代主义心理治疗，通过"问题外化""寻找特例事件""重写故事"等方法，使人变得更自主。叙事疗法就是咨询师在倾听来访者故事的基础上，采用恰当的方法帮助来访者找出具有积极意义但是被来访者忽略的生命故事，并且以此为契机重新构建来访者的生活意义，以及唤起来访者内在力量的过程。采用叙事疗法进行健康教育，通过形式多样、生动的叙事方法，保证了更好的教育效果，有利于提高患者的自我管理效能感，进而促使患者采取积极的自我管理行为，改善健康状况，提高生活质量。

2.具体方式　叙事疗法的基本方法参见表9-12。

表9-12　叙事疗法的基本方法

故事述说——重新编排和诠释故事
叙事疗法主要是让当事人先讲出自己的生命故事，以此作为主轴，再通过治疗者的重写，丰富故事内容。对一般人来说，说故事是为了传达自身经历或将听来的、阅读来的事情给别人了解
问题外化——将问题与人分开
叙事治疗的另一个特点是"外化"，也就是将问题与人分开，把贴上标签的人还原，让问题是问题，人是人。如果问题被看成是和人一体的，要想改变相当困难，改变者与被改变者都会感到相当棘手。问题外化之后，问题和人分离，人的内在本质会被重新看见与认可，进而有能力去解决自己的问题
由薄到厚——形成积极有力的自我观念
叙事疗法的治疗原理之一是在消极的自我认同中，寻找隐藏在其中的积极的自我认同。叙事疗法认为，当事人积极的资产有时会被自己压缩成薄片，甚至视而不见。如果将薄片还原，在意识层面加深自己的觉察，这样由薄而厚，就能形成积极有力的自我观念

运用叙事疗法可以使失能老人直接回忆及构建失能经历并计划未来的生活，在此过程中找到新的生命旅程中的可能性。失能老人通过支持性的交谈，表达出自己的忧虑和需求，发现自己的价值和兴趣。研究发现，叙事疗法可以提高失能老人对自己的认知，与他人的互动，从而获得更多的幸福感，注意力由之前单纯对病痛的焦虑和压力感转移到如何获得未来更有意义的生活上。

六、怀旧疗法

1. 概念　怀旧疗法是通过对过去事件、情感及想法的回顾，帮助人们增加幸福感、提高生活质量及对现有环境的适应能力。怀旧疗法除改善抑郁外，对提高自尊、生活满意度、心理幸福感以及改善孤独感等均有效。由于怀旧疗法对促进心理健康具有效果显著、成本低、副作用小、便于实施等优点，目前已被作为一种心理社会干预手段运用于不同老年人群。可通过让患者及其照顾者一起怀念过去的美好事情，从而帮助患者更好地应对疾病。

2. 具体方式　怀旧疗法中可回忆的热点话题包括生活中快乐的事、一生的成就等，常见的引导物包括照片、来往信件、经典电影、歌曲、戏曲等。

此外，也可以根据患者的不同情况，实施个体或者团体的怀旧疗法，还可以针对患者夫妻二人同时实施怀旧疗法（表9-13）。

表9-13　怀旧疗法实用小技巧

热点话题	引导物
生活中快乐的事：自己成长过程中的趣事、兴趣爱好；难忘的开心时刻；喜欢的歌曲、电影、戏曲等；其他家庭成员为自己所做的令人感动的事情，自己在生病或者困境时得到的一些帮助等	老照片、来往信件、经典电影、歌曲、戏曲等
一生的成就：多与患者回忆曾经的理想、照顾子女的体验、工作中的努力及成绩、一生中经历的最有成就感和最感欣慰的事情等	老照片、来往信件、日记、奖状、老的物品等

七、中医情志护理

1. 概念　中医情志护理以中医"因人、因时、因地"理论为指导，可根据老年人的特点辨证施护，通过一种或多种情绪调节，控制和克服另外一种情绪或多种情绪，使负性情绪得以宣泄和消除，能有效改善老年人心理情绪健康，提高生活质量。中医情志护理为中医护理模式的重要组成部分，以中医基础理论为指导，秉承中医护理整体观念和辨证施护的基本特点，通过掌握患者的情志变化，设法防止和改善其不良情绪，从而达到预防和治疗疾病目的。

2. 具体方式　目前，中医情志护理的内容包括说理开导法、顺情从欲法、移精变气法、暗示法等多种方法，涉及太极拳、八段锦、针灸等多项技术，多数学者将两种或两种以上中医情志护理方法联合应用于老年人，能够改善老年人不良心理状态，使其在心理和生理上处于接受治疗的最佳状态，促进疾病的早日康复。

八、自杀的预防

在照顾失能老人的过程中，照顾者应注意聆听和关怀老人的需求，使老人能感受到生命的价值；拓展老人的社交网络，加强老人与其他人的联系；时刻注意老人的言行举止，发现不良信号要及时处理；陪伴老人度过情绪低潮时期，使之得到情绪上的安宁，从而打消自杀的念头。可从以下方面进行自杀预防。

（1）对可能存在自杀倾向的失能老人进行重点管理。

（2）对失能老人所处环境的布置应光线明亮，空气流通，整洁舒适，墙壁以明快色彩为主，挂上壁画，摆放适量的鲜花等。

（3）工具及药物的管理：凡能成为失能老人自伤工具的物品都应管理起来，妥善管理好老人的药物，避免老人一次性大量吞服，造成急性药物中毒。

（4）与失能老人积极沟通，鼓励老人积极参与社会活动。

（5）对于有强烈自杀倾向的失能老人要专人24小时看护，不离视线，必要时经解释后给予约束，以防意外。夜间、凌晨、午间、节假日等要特别注意防范。

九、照顾者心理问题护理指导

对于失能老人的照顾者而言，他们不仅要完成繁重的日常照顾工作，同时还要承担养育子女、工作、家务等劳动。由于较大的照顾压力，失能老人照顾者易产生情绪问题；由于应对疾病的方式不同，其心理状态有所差异。积极的应对方式，有助于缓解照顾者的照顾压力和焦虑、抑郁等负性情绪，同时也可减少应激事件对老人认知和心理的负面影响，促进照顾者角色的适应，提高老人与照顾者的生活质量。照顾者可以从以下方面入手。

1. 主动学习　通过询问医护人员，主动参与照顾专业知识培训等方式，了解、熟悉失能老人疾病相关知识，学习护理方法，可提高对疾病的应急处理能力，从而提升照护能力，降低焦虑、抑郁等负性情绪的产生。

2. 积极应对　向亲人、朋友或他人倾诉，把心中的不快、郁闷、愤怒、困惑等消极情绪说出来，会使心理上轻松起来；经常进行正向的自我激励，给予自己信心；注意调节表情，微笑面对生活；学习将针对老人的转移注意力的方法运用于自身。

3. 简单放松

（1）在照顾的间隙适当打盹，适时进行体育活动，不时进行伸展运动，可使全身肌肉得到放松，有益于消除紧张情绪，维持身体健康。

（2）紧闭双目，用自己的手指尖用力按摩前额和后脖颈处，有规律地向一定方向旋转按摩，缓解压力。

（3）练习腹式呼吸，站立或平躺身体，自然放松，闭上眼睛并呼气，把肺部的气体全部呼出，使腹部隆起；然后紧缩腹部，吸气，最后放松，使腹部恢复原状。正常呼吸数分钟后再重复这一过程。

（4）进行正念呼吸或放松训练等活动，可使肌肉压力减轻，达到精神放松。

（5）摆脱常规，尝试用一些不同的新方法，做一些不常做的事情。

4.发现并感知照顾者获益感　照顾者获益感是指照顾者在为患者提供照顾的过程中感知的所有包括个人的、社会的、心理及精神方面的收获及益处，最终认同照顾者角色并身心健康地成长和发展。照顾者获益感不仅包括了照顾者个体的成长，还包括了照顾者感知的家庭的成长及更高层次的对社会的获益（社会资源与效益）。照顾者在照护失能老人的过程中应转化思维，从积极的角度看问题。发现照顾者获益感来源于两个方面：一是归因，即通过因果分析找到事件发生的原因；二是益处构建，即从应激事件中构建生活的积极意义，包括形成积极的人生态度、自我改变以及重新调整生活事件的优先顺序。

参考文献

［1］SUBRAMANYAM A，KEDARE J，SINGH O，et al. Clinical practice guidelines for geriatric anxiety disorders［J］. Indian Journal of Psychiatry，2018，60（7）：371-382.

［2］AVASTHI A，GROVER S. Clinical practice guidelines for management of depression in elderly［J］. Indian Journal of Psychiatry，2018，60（7）：341-362.

［3］中华医学会老年医学分会.预防老年人失能核心信息中国专家共识［J］.中华老年医学杂志，2019，38（10）：1073-1074.

［4］杨泽，单鸣华，徐冰，等.失能老年人居家养护标准专家共识（草案）［J］.中国老年保健医学，2017，15（04）：3-7.

［5］中国老年保健医学研究会.老年人心理健康评估指南［J］.中国老年保健医学杂志，2018，16（3）：40-41.

［6］肖云.中国失能老人长期照护服务问题研究［M］.北京：中国社会科学出版社，2017.

［7］皮红英，王玉玲.失能老人长期照护指导手册［M］.北京：科学出版社，2017.

第十章　失能老人康乐活动指导

第一节　失能老人康乐活动概述

失能老人康乐活动是老年工作者或老年社会工作者根据失能老人的生理和心理特点，组织和指导失能老人通过语言交流、肢体活动等形式开展各类活动，从而满足老年人心理和生理需要，促进健康，提高生活质量。具体内容包括老年人娱乐游戏活动、健身器材活动、健身康复操等。

失能老人与自理老年人不同，其往往受到身体因素制约而难以自行选择康乐活动内容。此时就需要工作者根据经验，为其专门策划、专门设计，"量身定制"适合其身体状况的康乐活动方案，并给予精神、心理、生理和社会适应等方面的援助。

一、开展康乐活动的意义

1. 促进健康，预防疾病　康乐活动能够促进老年人身体健康，加快新陈代谢，提高机体各个组织和器官功能，预防疾病、延年益寿。

2. 保持积极乐观的情绪　组织老年人开展康乐活动，让老年人参与到集体活动中，增加沟通和交流，可有效改善老年人的孤独、抑郁情绪，使老年人保持积极乐观的心情。良好的情绪能够促进机体的新陈代谢，使机体各项生理指标保持稳定和正常，从而促进身体健康。身体健康又能加强老年人的愉快、正面情绪，形成良好的正循环。

3. 促进脑健康，扩大知识面　在参与娱乐游戏活动时，需要老年人发挥主观能动性，积极主动思考，由此使大脑功能得到锻炼。

二、失能老人康乐活动的常见类型

（一）根据活动的参与人群划分

康乐活动按参与人群的年龄可划分为高龄失能老人康乐活动（一般是针对75周岁以

上的失能老人）、中高龄失能老人康乐活动（一般是针对65~75周岁的失能老人）、低龄失能老人康乐活动（主要针对65周岁以下的失能老人）。

（二）根据康乐活动功能划分

康乐活动根据功能可划分为学习型（如老年大学和各种老年辅导班等）、娱乐型（如下棋、打扑克等）、文化体育型（如观看文艺演出、欣赏音乐会、游玩、跳舞等）、创作型（如利用休闲时间进行发明创造、理论研究等）、消极休闲型（如闭目养神、独坐静卧等）等。

（三）根据康乐活动的开展目的划分

康乐活动根据开展目的可以划分为治疗型康乐活动和发展型康乐活动。治疗型康乐活动主要以小组活动形式出现，工作人员通过组织一系列活动对失能老人在认知和行为上存在的问题进行校正和治疗。发展型康乐活动是失能老人通过参加活动习得处理问题的能力，获得自身成长，以适应周围的环境。

三、失能老人康乐活动开展的基本原则和技巧

（一）基本原则

1.自愿参与原则　工作人员可动员和鼓励老年人参加活动，但不能强求，应尊重老年人的选择。

2.简单易学原则　在小组活动前应做好准备工作，而所组织的活动应简单易学。

3.适当表扬原则　在活动过程中，要不失时机地对老年人的表现进行表扬，关心老年人对活动的感受，调节好活动气氛，避免冷场。

（二）技巧

1.合理适当地组织小组成员　首先，小组成员应对活动感兴趣；其次，通常应把身体活动能力、教育水平等方面相差不大的老年人组成一个小组。

2.耐心、细心、周到　组织活动时，要尽量考虑到每个参与老年人的特殊需要。比如讲解活动规则的时候应控制好音量与语速，确保每个老年人都理解活动规则，不能造成老年人因为没有听懂规则在大家面前出现尴尬。

3.及时评估与总结　活动后询问人们的活动感受，发现存在的问题，进行总结，并对本次活动开展情况进行评估。

4.组织开展康乐活动的注意事项

（1）进行娱乐游戏活动前需充分考虑失能老人的身体条件，评估其身体状况是否

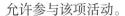

允许参与该项活动。

（2）活动进行时应密切观察失能老人的反应，当其出现身体不适或厌烦情绪时，应立即停止活动，让老年人休息。

（3）应合理安排活动，避开老年人的休息时间。

第二节 失能老人康乐活动的内容

一、娱乐游戏活动

娱乐游戏活动能够活跃失能老人的生活气氛，改善孤僻、抑郁情绪，使老年人更好地融入生活。

（一）娱乐游戏活动的益处

失能老人由于疾病、衰老等各种原因导致部分或完全丧失生活自理能力，退出工作领域后，可选择参加娱乐游戏活动代替之前的劳动角色，从而寻求新的生活方式。组织失能老人开展娱乐游戏活动，不仅能够增强老年人的身体素质，也有利于老年人保持健康的心理状态。娱乐游戏活动可以增加失能老人之间交流的机会，为老年人营造一种家庭的温暖，使老年人的归属感更加强烈。

（二）组织开展娱乐游戏的注意事项

1. *游戏的先后次序——从简而始* 游戏要想顺利进行，合理的顺序安排是基础，应该从简单的内容开始。比起一下子进入困难的环节，慢慢地由简入难，游戏的节奏会更加流畅。例如，上抛沙包并接住的游戏，抛一个沙包和同时抛两个沙包，对大部分人来说，抛一个沙包更简单，所以，游戏应从玩一个沙包开始。

2. *游戏的维系方法——写明步骤* 实际工作中，大家还是会有很多疑问，例如怎样做才能很顺利地开展游戏呢？要解决这个问题，可事先写明游戏的步骤。例如玩饮料瓶的游戏步骤：把饮料瓶立在手掌上→把饮料瓶立在手背上→把饮料瓶立在拳头上→把饮料瓶倒立在手掌上（瓶盖向下）→把饮料瓶立在膝盖上→把饮料瓶立在头顶上。

这些内容不能只写在备忘录里，也要用大字写在黑板上。这样做不会遗忘，开展游戏时节奏就会很流畅。总之，不管组织人员经验有多丰富，都应预先写好游戏步骤。

3. *如何制订游戏计划——把过程分为三部分来考虑* 制订游戏计划时，把整个过程分为热身、主要游戏、整理活动三部分。先准备游戏的道具。准备好道具后，再列出用这个道具可以展开的游戏。以该游戏的时间为基准，预留出1.5~2倍的时间。至于热身和整理运动，可以采用简单易行的运动。

（1）热身的关键——让手动起来：要坚持实践"游戏=运动"的理念，所以，游戏前要做热身运动。热身，如同字面意思，即让身体温暖起来。一般的热身运动大多为简单的体操。常规的热身方式通常是先把手部运动起来。在老年人的身体部位中，手部只要稍加注意就能运动起来。先"动手"在身体机能和安全方面都非常适合老年人，对失能老人也同样如此。

手部热身中，握拳再张开手掌是一种简单实用的运动方式。慢慢地、认真地做10次，轻轻地做10次，用力地做10次，快速做10次，快速而有力地做10次等，通过不断改变节奏和强度来做手部的热身运动。此外，手部运动的同时，也要有力地喊出类似猜拳"石头""剪刀""布"等发力的声音。时间充裕的话，可持续手部热身近30分钟。这样，就可以进入正式游戏内容了。

（2）让失能老人活动身体的神奇"咒语"——步骤分解：在对老年人做游戏说明时，需要把一个动作拆分成几步来讲解。这样能让老年人有更多的身体活动时间。同一个活动，每个步骤的分解越细微，腿脚不适的失能老人越容易做到更多动作。所谓细分，就是把动作拆分成一个个更小的步骤。

（3）引起好奇心——做示范以引起失能老人的兴趣：组织进行游戏时，要边演示边说明，向参与者演示整个游戏过程，这样更易懂，而且也容易营造出"我也想模仿着看看"的气氛。可能会有人担心自己演示得不一定好，其实大可不必有此顾虑。演示的真正目的，是让参与者掌握如何进行游戏，演示并无好坏之分。若演示得不太成功，参与的失能老人做得比组织者更好时，反而更容易让他们产生成就感。

（4）游戏队形的排列——了解队形的特征：进行游戏活动时，可以采取不同的队形。组织者对队形特征要有所了解。主要的队形包括圆形和自由队形两种。

1）圆形，就是参与者围成一圈。圆形队列的特点是参加者可以看见每个人的脸部表情，适合相邻的两个人牵手、传递球或毛巾等物品的活动。但不足之处是当人数众多而场地空间有限时，就很难使参与者保持足够的间隔。

2）自由队形，正如字面意思，是随意散开的队形。其特点是可以有效地利用空间，特别是进行体操之类活动身体的项目时，足够的间隔距离是很重要的。根据经验，采用自由队形时，更多的老年人总想着去后排待着，而把前面的区域空出来，这时最好有参与者或组织者主动带头和引导其他老年人往前站（坐）。

（三）失能老人娱乐游戏的类型

我国老年人休闲娱乐活动的特点是：以静态为主，动态休闲较少；以被动休闲为主，主动休闲较少；存在休闲方式缺乏多样性的问题。活动组织策划者在为失能老人选择娱乐游戏活动时，应注意娱乐活动的人文性、文化性和创造性。此外，失能老人的娱乐活动方式受身体健康状况、年龄、性别、城乡区域、受教育程度及经济收入等影响较大，在设计活动时应充分考虑失能老人的特点。

1. 数独　对于肢体有功能障碍的失能老人，数独是一种十分有意义的脑力游戏。数独又称九宫格数字游戏，是一种数字谜题游戏。这种游戏可以全面考验做题者的观察能力和推理能力，虽然玩法简单，但数字排列方式却千变万化。许多教育专家认为数独是训练头脑的绝佳方式。失能老人玩数独，可以通过训练脑力延缓老年性痴呆等疾病的进一步发展。

（1）标准数独（图10-1）：标准数独的解题规则为在空格内填入数字1~9，使得每行、每列和每个3×3的宫格里的数字都只出现一次。

（2）标准数独的元素：

1）单元格：简称"格"，是数独中填入一个数字的方格。

2）行：数独中横向几个单元格的总称，用字母A~I表示。

3）列：数独中纵向几个单元格的总称，用数字1~9表示。

4）宫：数独中粗线划分出的一组3×3单元格的总称，表示为一宫至九宫。

5）区：含有一组1~9数字的格子组成的部分称作区，行、列、宫都属于区的一种形式。

2. 中国象棋　中国象棋是回合制益智游戏，对于个体分析、推断、联想与统筹能力具有较大的锻炼作用，并且具有入门简单、老少皆宜的特点。基本规则概况如下："车

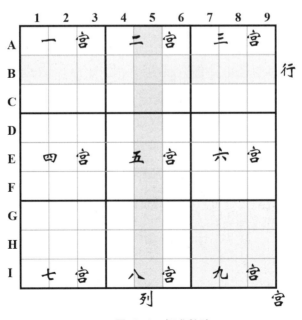

图10-1　标准数独

走直线炮隔山，马走日字象走田，将帅只在九宫转，小卒子过河不回还"。

九宫：双方的底线中心处，也就是纵向中心线分别向两边外移一条线（第四条到第六条竖线）之间的正方形部位，以斜交叉线构成米字方格的地方，叫作九宫（它恰好有九个交叉点）。

将（帅）：为对垒双方的最高统帅。对垒的目的就是通过运用各自的棋子，想方设法将对方的首领将死，获得己方胜利。这两位最高统帅只能在九宫内行走，不得走出九宫外。行走的步法为：左、右横走和上、下竖走都行，但每次只能行走一格。将和帅不准在同一直线上直接对面（中间无棋子），如一方已先占据位置，则另一方必须回避，否则就算输了。

士（仕）：每行一步棋，只许沿着九宫中的斜线行走一步（方格的对角线），行走方位可进可退，最终目的也是为了护卫各自的最高将领（帅、将）。

象（相）：此棋不能越过河界走入对方的领地。其走法为：只能斜走（两步），可以使用汉字中的"田"字形象地表述为田字格的对角线，即俗称象（相）走田字。

车（車）：是中国象棋中棋力最强的棋子，每行一步棋可以上、下直线行走（进、退），左、右横走（中间不隔棋子），且行棋步数不限。

炮（砲）：此棋的行棋规则和车（車）类似，横平、竖直，只要前方没有棋子的地方都能行走。但是，它的吃棋规则很特别，必须跳过一个棋子（无论是己方的还是对方的）去吃掉对方的一个棋子。俗称隔山打炮。

马（馬）：使用"日"字来形容马的行走方式比较贴切，俗称马走日字（斜对角线）。但是，这里有一个行走规则，可以将马走日字分解为：先一步直走（或一横），再一步斜走，如果在要去的方向、第一步直行（或者横行）处有别的棋子挡住，则不许走过去（俗称蹩马腿）。

卒（兵）：在没有过河界前，此棋每走一步只许向前直走一步（不能后退）；过了河界之后，每行一步棋可以向前直走，或者横走（左、右）一步，但也是不能后退的。根据此规则，卒（兵）走到对方的底线后只能左右横走。

3. 手指操（视频10-1） 手指操作为一种简便易学的运动方法，对于失能老人来说，可实施性高，易于操作，可独立完成，在预防老年痴呆，训练大脑，减缓老化，预防手脚麻木、心肺疾病等方面具有重要作用。通常手指操的活动由手指和手腕完成，同时也会增加上肢的活动。活动的动作主要包括弯曲、旋转、紧握、伸展等。

视频 10-1　手指操

（1）虎口平击30次。

（2）手掌侧击30次。

（3）手腕互击30次。

（4）十指交叉互击30次。

（5）虎口交叉互击30次。

（6）左手握拳击右掌心、右手握拳击左掌心各30次。

（7）手背互击30次。

4. 手指活动

（1）描红或点连线，可以单手也可以双手同时，由简单到复杂，图10-2所示图形仅供参考。

（2）练习硬笔书法。

（3）书写毛笔字。

5. 锻炼非利势手（不惯用的一侧手） 非利势手进行活动，包括向着另一侧写字、双手一起写数字、左右手画出不同的图形、猜拳、堆硬币塔等具体活动。

（1）用非利势手按计算器，从1加到10（1+2+3+4+5+6+7+8+9+10）。可以用灵活的手指开始按，并更换不同的手指，如按照示指→中指→环指→小指等顺序。按的时候以按得准确为首要要求。

（2）用非利势手拿筷子，并尝试夹各种东西。先熟悉非利势手对筷子的使用，熟悉后试着夹螺丝、豆子等小物件，夹起之后放到另一个容器中。注意活动过程中采用正确的手势拿筷子，从夹简易的东西开始，并逐步提升难度。

（3）尝试向另一侧写字。一边在大脑里描绘平时写下的文字形状，一边向着与平时相反的方向写字。如先按照平时的写字习惯写下"我有一

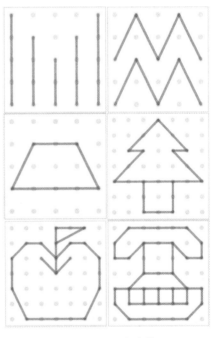

图10-2 点连线

个水杯"。然后按照相反的写字顺序写刚才写下的字。写完之后，检查有没有写错以及字体的整齐度。同时也可以增加难度，尝试倒着写完。也可以左右手同时画出不同的图形、堆积木等操作。这些内容均是手指的具体活动，活动时不追求短期内进行过长时间的活动，最理想的是根据自己的时间安排，每天做10分钟，达到活动肢体、训练大脑的目的，这样既简单又有效。

6. 手工艺品制作与编织 手工艺品制作与编织不仅是肢体活动的训练，也是大脑思考与创造力的迸发。手工艺品所需材料通常可及性较好，劳动量较小，在增加失能老人

技能的同时也可培养艺术爱好，甚至能够增加部分经济收入。

手工艺品种类繁多，泥土、纸张、塑料、绳子、皮革等均可成为手中的作品。粗线十字绣、围巾、玩偶、手链或项链编织等许多手工艺品在买材料时均附有制作详细说明，在这里不再——赘述，下面详细介绍纸花的制作。

（1）所需材料与工具：手揉纸或彩浪纸等纸张、剪刀、双面胶、彩色铅笔或蜡笔、手工胶水、胶带、花秆、牙签、铁丝等。

（2）花叶：①基本形——水滴形。准备长方形纸片，竖着对折，剪出半个椭圆形叶片形状后展开。②齿边形——即叶片的边缘有很多小齿边。准备长方形纸片，竖着对折，剪出半个锯齿状叶片边缘形状，并展开。③分叉形——即有3个或3个以上分叉的叶片。准备长方形纸片，竖着对折，剪出半个枫树叶样的边缘，并展开。④细长形——细长条状的叶片，顶端部分是尖的。准备长方形纸片，竖着对折，剪出半个尖头长叶片形状，并展开。⑤长圆形——长条状的叶子，顶端部分呈圆形。准备长方形纸片，竖着对折，剪出半个长圆形叶片的形状，并展开。

（3）花瓣：①水滴形——形状像水滴一样的花瓣。根据花瓣主颜色准备长方形纸，剪成水滴形花瓣，将花瓣的边缘轻轻拉开，并用牙签整理卷曲成型。②贝壳形——形状像贝壳一样的花瓣。根据花瓣主颜色准备正方形纸，剪成贝壳形花瓣，将花瓣的边缘轻轻拉开，并用牙签整理卷曲成型。③平分形——平均分为相同几部分的花瓣。制作时将纸片平均分成几份后统一制作。根据花瓣主颜色准备正方形纸，将纸的一侧平分，剪裁成同样的几份（剪至纸片长度的2/3）。

（4）裹花筒：准备一张长方形纸片，将其两端粘住，做成圆筒，将圆筒一边向外拉伸外展。

（5）裹花苞：用面巾纸包裹铁丝一端，将彩浪纸包裹在外面，下端用花艺胶带缠绕固定。

（6）粘铁丝：剪出花瓣或叶片，准备好铁丝；将铁丝置于花瓣或叶片中间；在放置铁丝的位置涂上白胶，固定铁丝。

（7）粘花萼：将正方形绿色手揉纸沿着对角线对折，再对折为三角形；将开口边剪成长锯齿状；将尖角处减掉，展开形成一个圆孔供铁丝穿过。

（8）将带铁丝的花瓣、花苞、花萼组装为花朵。

7. 园艺疗法　广义地讲，园艺疗法是指通过植物及与植物相关的活动达到促进身心健康的疗法，它是艺术和心理治疗相结合的一种治疗方式。现代园艺疗法强调重建人的精神情绪与环境的内在联系，通过自然或人工的景观以被动和主动的方式促进使用者的生理、心理、职业和社会生活功能的恢复，其核心内涵是辅助健康，范畴涉及治疗、恢复和保健的不同层次。

园艺活动能美化、装点居室，改善环境，陶冶性情，在使人处于身心愉悦状态的同时，也提供了与自然接触的真实环境，可使参与者产生满足感、增加活力、培养创造激情、提高注意力与自信心及运动功能等。目前植物种植种类丰富多样、富有趣味性、使用可及性较好、具有良好的可操作性，是促进失能老人身心健康的一种适宜方法。

园艺疗法目前存在多种分类方式，其中依照疗法使用的主动性与被动性可分为：①观察式参与园艺疗法：以静坐、观赏、漫步游览等休闲活动为主；②实践式参与园艺疗法：包括以园艺为中心的制作手工艺品、插花等活动，以及在园艺疗法中进行康复训练、活动等。

根据园艺疗法实践分类：①医疗花园：重点强调身体、心理和精神三方面的康复；②体验花园：强调满足老人的生理需求，以维持和提高他们的身体条件；③冥想花园：强调精神、心理的恢复；④复健花园：主要关注身体上的康复；⑤疗养花园：主要目的是缓解压力，使老人重获健康动态平衡。也有根据人们健康状况的分类方法，将园艺疗法分为健康或亚健康人群园艺疗法、病患或残疾者园艺疗法。

实施内容可包括播种、育苗、移栽、松土、除草、修建、浇水、摘花、种树、采摘蔬菜和水果等。

以树桩盆景制作为例介绍具体操作方法：制作树桩盆景的树种宜选枝细叶小、易存活、生命力较强的种类，常见的有金雀花、迎春梅、红枫、虎刺、枸杞、石榴、罗汉果、五针松、真柏等。

盆景材料可用嫁接、扦插、播种等方法来繁殖，也可从野外挖取。盆景的形态可以古树、名树的姿态为借鉴样式，达到疏影横斜、造型别致的效果，再加以石块、草料等点缀，别有一番意象。

二、借助健身器材开展的康乐活动

为提高人们的身体素质，丰富人们的生活，政府相关部门在小区、公园等公共场所安装了大量的健身器材。同时，老年机构也引进了很多先进的健身设施。此处主要介绍如何指导失能老人选择适合自己的健康器材并正确使用它们。

（一）什么是健身器材

健身器材是指用于提高身体素质、改善身体功能，进行形体运动锻炼、体育基础训练和一般康复锻炼的专用器材。

（二）使用健身器材的目的

1. 增加肌力，提高平衡能力　老年人随着年龄的增加会出现肌肉的退行性变化，主要表现为：肌肉的弹性、肌力、耐力、控制力等出现退化，从而导致运动减少，而运动减少又会导致肌肉退化，从而形成恶性循环。正确使用健身器材不仅可以增加肌力，提高老年人的平衡能力、协调性和敏感性，而且还可以帮助老年人调节整体身体状况，保持正常体重，防治骨质疏松等疾病的发生。

2. 进行针对性功能训练，恢复身体功能 失能老人由于疾病、衰老等各种原因导致部分或完全丧失生活自理能力，吃饭、穿衣、洗澡、上厕所、购物、室内运动等活动不能独立完成，可以通过专业的康复器材进行针对性的功能训练，使老年人最大限度地恢复身体功能，预防残疾的发生。

（三）健身器材的适用人群

健身器材既适合身体健康、有意愿使用健身器材进行锻炼的老年人，也适合因机体老化或疾病导致肢体功能残缺，需要使用健身器材进行针对性康复训练的老年人。

（四）健身器材的分类

健身器材种类繁多，从性能上可分为有氧健身器材和无氧健身器材。有氧健身器材主要有跑步机、椭圆仪、踏步机、划船器等；无氧健身器材主要有哑铃、杠铃等。

（五）常见的有氧健身器材简介

1. 漫步机（图 10-3）

（1）功能：漫步机可以增强心肺功能及下肢、腰腹部肌肉力量，改善下肢柔韧性和协调能力；提高下肢各关节稳定性，对腰肌劳损、髋关节酸痛、下肢活动障碍、肌肉无力、肌肉萎缩等有康复作用。

（2）正确使用方法：

1）检查器械。如发现器械有底座固定不牢、螺丝松动等现象，就不要勉强使用，以免给使用者带来伤害。

2）双手握好扶手，两脚分踏于左右踏板上。

3）两脚前后自然摆动，进行漫步动作。

4）采用"慢—小—快—大—慢"的循环方式。即运动开始时幅度要小且速度要慢，之后幅度加大并慢慢提高速度，最后再慢下来。这样，既能循序渐进，避免运动太剧烈对身体造成伤害，又能保证锻炼效果。

5）在实际锻炼中，可以根据需要，交替采用小角度高频率和大角度低频率的方法，前者能锻炼腿部肌肉的力量，后者能提高腿部耐力。

2. 太极推手转轮器（图 10-4）

（1）功能：太极推手转轮器根据太极原理，通过肩、肘、髋、膝等关节活动贯穿血脉、活动筋骨，增强相关肌肉的柔韧性，增强肩带肌群力量，改善肩关节、肘关节、腕关节柔韧性与灵活性，提高心肺功能。对肩周炎、肩肘关节功能性障碍和陈旧性损伤康复效果显著。

（2）正确使用方法：面对圆盘，双手贴于圆盘上，沿圆盘边缘顺时针或逆时针进行。

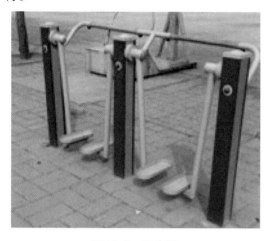

图10-3　漫步机

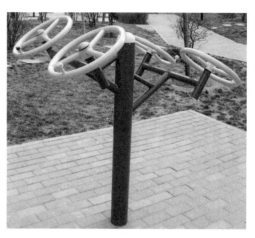

图10-4　太极推手转轮器

3. 扭腰器（图 10-5）

（1）主要功能：扭腰器能够训练腰腹部力量，活动背部的肌肉、关节和韧带。从中医角度来说，适当的转腰活动能通经活络、促进气血通畅、强腰固肾。

（2）正确使用方法：锻炼时，站在扭腰器上，双脚开立，约与肩宽，双手握住扶手，上体略向前倾保持平衡。收缩腰腹部肌肉，通过双手固定上身产生的对抗力，使得下肢转动。上身在转腰时应该始终保持直立，小腹部则要尽可能绷紧。扭腰器属于耐力练习，偏向于有氧和柔韧性训练，应采用较低强度，每周锻炼5~7次，每次3~4组，每组20~30下。

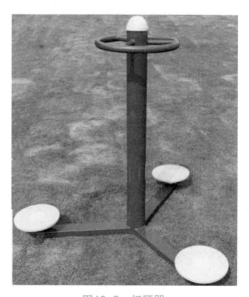

图10-5　扭腰器

（3）适用人群：扭腰器适合肥胖、腰腹部脂肪堆积较多者，以及腹部肌肉力量不足、慢性腰肌劳损者；儿童和高龄老人以及活动性肝病、肾病、急性腰肌损伤患者不宜使用；严重脊柱畸形者严禁使用此器械。

4. 腹肌板（图 10-6）

（1）主要功能：锻炼背部及脊椎，伸展身体肌肉群，锻炼身休柔韧性。

（2）正确的锻炼方法：

1）练习者仰卧在器械上，脚勾牢横杆，双手交叉放在脑后保护头部，在起坐的过程中将双手微微贴在耳边。初次练习者可以将双手交叉贴在腹部降低难度，起坐时应在腹部发力。

2）双脚勾住仰卧板的下档海绵垫，起身时腹部肌肉发力，将人拉起来，背部保持微微弯曲，但不要绷直，否则容易造成背部肌肉的拉伤。在借力过程中不能借蛮力，如果无法起来，则需要休息。

3）仰卧起坐并非起身高度越大越能达到效果，正确的方法应该是在起身45°左右的位置稍停留，再缓慢回位，让腹直肌得到充分锻炼。

4）仰卧起坐与其他运动相比较为容易，但需要循序渐进地进行练习，否则容易造成肌肉拉伤，更不利于长期坚持。进行时可尝试5个/组，之后每次多加1个，当加到15个/组时可以尝试多增加1组，逐渐达到每次练习完3组。每组运动前可以躺在仰卧板上，手臂伸脑后拉直，直至腹部有拉伸的感觉，坚持15秒后，放松腹肌。

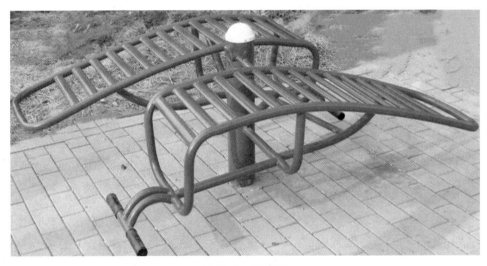

图10-6 腹肌板

5. 固定自行车（图10-7） 固定自行车能够有效帮助身体燃烧热量，脚踝处的压力相对于跑步机要小一些，而且也比较安全。和其他的有氧健身器械相比，固定自行车所占的面积比较小，腿部塑形效果也比较好。但是它的训练方式比较单一，在练习的时候上肢没有参与任何锻炼。

6. 登山机（图10-8）　　登山机能够有效帮助身体燃烧热量，针对大腿及臀部有较好的塑形效果。但是使用登山机的训练者需要掌握好踏步的节奏，调节好阻力，否则会增加下背部的压力，造成肌肉损伤，而且在运动的过程中，上肢没有参与任何锻炼。

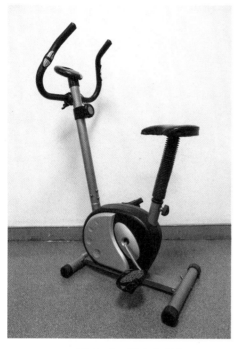

图10-7　固定自行车

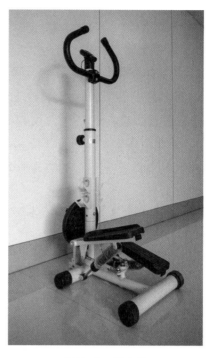

图10-8　登山机

7. 椭圆仪（图 10-9）

（1）主要功能：增强上下肢的活动能力，改善关节的灵活性。

（2）锻炼方法：手握扶手，双脚分别站在踏板上，调整身体重心，双脚前后走动。椭圆仪是将行走、登高阶、自行车和滑雪等多种运动方式结合在一起的健身器械，能够锻炼上下肢的协调性，练习中对关节造成的压力比较小，是一项老少皆宜的健身器械，而且噪声比较小。但是在下肢运动的角度以及方式上存在一定的局限性。

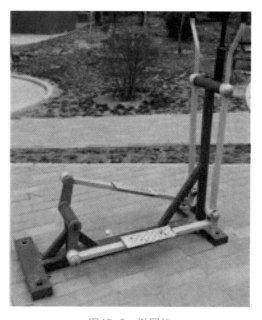

图10-9　椭圆仪

（六）医疗机构常用的健身器材

1. 肩关节康复训练器

（1）主要功能：该健身器材适用于改善肩、肘关节活动范围的回旋功能训练。

（2）使用方法：

1）根据需要适当调节平台高度。向上扳动平台升降手柄，用手托起平台使其上升或下降，到合适位置时，放下平台升降手柄。

2）根据需要适当调节手柄或转动轴距离。放松回旋可调节手柄，拉长或缩短回旋臂至适宜，锁紧螺栓。

3）扳动阻尼调整手柄，适当调整阻尼值。

4）手握手柄，做肩、肘关节旋转训练。

2. 前臂旋转练习器

（1）主要功能：该器材适用于改善前臂旋转功能的训练。

（2）使用方法：

1）根据需要适当调节平台高度。向上扳动平台升降手柄，用手托起平台使其上升或下降，到合适位置时，放下平台升降手柄。

2）根据需要适当调节前臂垫的距离。

3）旋动阻尼调节手柄，适当调节阻尼值。

4）前臂紧贴在前臂垫上，手握手柄做前臂旋转训练。

3. 辅助步行训练器

（1）主要功能：能增强上肢支撑的面积，提高辅助步行的效果，适用于神经、骨关节系统疾病患者室内外进行步行训练。

（2）具体使用方法：

1）根据训练者身高调节台面高度，松开两端伸缩调节螺栓，调节台面至训练者适宜高度，锁紧螺栓。

2）调节手柄间距离至合适位置。

3）退下训练器脚轮的制动装置，使训练器处于制动状态。

4）将轮椅推入训练器内腔，在护理人员帮助下使训练者站立，上肢搁在台垫上，双手握住手柄。

5）抬起脚轮的制动装置，拖动训练器前移，进行步行训练。

6）训练器可做前移、后退、侧移及打转等运动，训练下肢的活动度。

4. 偏瘫康复器

（1）主要功能：适用于偏瘫患者利用健侧肢体帮助患肢进行被动性训练，增加关节的活动度。

（2）具体使用方法：

1）患者坐在轮椅内，由护理人员将轮椅从康复器正面推入，至适当位置后刹紧制动装置使轮椅固定。

2）护理人员将患者偏瘫一侧的手或脚放入相应的拉环或脚踏板并用绑带固定。

3）患者使用健侧手握住相应的拉环进行牵拉运动，使偏瘫一侧的上肢或下肢进行被动训练。

4）训练结束后由护理人员将患者偏瘫的手或脚放置轮椅相应位置，将轮椅拉出康复器。

（七）使用健身器材的原则和注意事项

1. 原则　健身器材的使用应有计划性。第一次使用健身器材的训练者要先详细阅读健身器材的使用说明书，掌握器材各个部件的功能、某些按钮的作用，更好地配合健身器材进行身体锻炼。在长时间不锻炼的情况下，第一次使用健身器材，锻炼时间不可过长，10分钟为一组，可进行多组锻炼。锻炼时由简到繁，遵循因人而异、量力而行、循序渐进的原则，并讲究科学合理的方法。

2. 注意事项

（1）使用健身器材前：应确认自己的身体状况允许或得到医疗专业人员的许可（有严重高血压、冠心病、肺心病、哮喘及眩晕等患者应禁用或慎用健身器材，以防不测）。每次使用健身器材前都要先做热身运动（准备活动），这在冬天或环境温度低时尤为重要，一定要把各个关节运动开。

（2）使用健身器材过程中：运动量以略微出汗为好。使用健身器材，要根据个人情况，定时、定量去做，不宜求多、求强，在正式训练中，有氧运动要注意呼吸的配合；如减肥宜安排多组少次数，如健美则应少组多次数。大强度短时间训练有利于发展力量和速度，中小强度长时间训练有利于发展耐力。

应注意安全，使用前应注意检查器材是否完好，如有损坏，立即与管理人员联系；使用时不要穿拖鞋、高跟鞋，避免站不稳滑落摔伤；使用人员应熟悉健身器材性能，掌握使用方法。

（3）全面发展。长时期单纯机械的训练容易造成身体在力量、耐力、肌肉发达程度上的片面发展，而忽视了反应、速度、柔韧性、协调性等方面的发展。这样的身体机能显然是不健全的。因此，除了进行常规器械训练外，还要进行必要的辅助练习。如球类、田径、武术拳击、体操、游泳、滑冰、舞蹈及棋牌类的活动。这些内容可选择性地进行，有针对性地结合自己的健康需求进行辅助性的练习。

三、健身康复操

通过完成针对性的健身康复操，可以提高失能老人吃饭、穿衣、洗澡、上厕所、购物、室内运动等功能。

1. 健肺操（视频10-2） 肺活量是衡量老年人生理功能的重要指标之一。随着年龄的增大，老年人的生理功能会有显著下降，肺功能也会下降。因此，经常练习健肺操，可以显著提高老年人的肺部功能。

视频 10-2 健肺操

健肺操的具体动作如下：

（1）伸展胸廓。站立且双臂下垂，两脚间距同肩宽，吸气，双手经体侧缓慢向上方伸展，尽量扩展胸廓。同时抬头挺胸，呼气时还原。

（2）转体压胸。站姿同上，吸气，上身缓慢地向右后方转动，右臂随之侧平举并向后方伸展，然后左手平放于左侧胸前向前向右推动胸部，同时呼气。向左侧转动时，动作相同，方向相反。

（3）交叉抱胸。坐位，两脚自然踏地。深吸气然后缓慢呼气，同时双臂交叉抱于胸前，上身稍前倾，呼气时还原。

（4）双手挤压胸。体位同上，双手放于胸部两侧，深吸气，然后缓慢呼气，同时双手挤压胸部，上身前倾，吸气时还原。

（5）抱单膝挤压胸。体位同上，深吸气，然后缓慢呼气，同时抬起一侧下肢，双手抱住小腿，并向胸部挤压，吸气时还原，两侧交替进行。

（6）抱双膝压胸。直立，两脚并拢，深吸气，然后缓慢呼气，同时屈膝下蹲，双手抱膝，大腿尽量挤压腹部及胸廓，以协助排出肺上存留的气体，吸气时还原。

注意事项：以上"健肺操"，可以依次做完，每遍重复5~8次；年老体弱者，也可选取其中两三种同做，每遍重复10~15次。每天做2~3遍；做操时以腹式呼吸为主，要求吸气深长，尽量多吸；呼气缓慢，尽量呼尽。在做完每一个动作时，应保持姿势数秒，然后再做下一个动作；动作幅度要适中。

2. 颈椎病康复运动操（视频10-3） 适用于各种颈椎病患者（急性期发作或有进行性脊髓受压症者除外），练习时自然呼吸，每个动作重复5~8次，每日练习1~2遍，动作宜轻松平稳，每一动作做完后头部都要回到准备姿势。练习后如觉疼痛或眩晕，提示动作过快或幅度过大，可适当减慢速度或减小幅度，症状加重时应停止练习。

视频 10-3 颈椎病康复运动操

患者可选安全舒适的坐位或站立位，做以下动作：

（1）颈部前屈后伸。

（2）颈部左右侧屈。

（3）颈部左右转动。

（4）颈部向左侧转动后，再前屈后伸。

（5）颈部向右侧转动后，再前屈后伸。

（6）颈部向左侧屈，左手从头右侧帮助侧屈；颈部向右侧屈，右手从头左侧帮助侧屈。

（7）颈部环绕（眩晕者不宜做）：低头，头部先从左向右缓慢转动，后伸，再从右向左缓慢转动；低头，头部先从右向左缓慢转动，后伸，再从左向右缓慢转动。

（8）下颌内收：头颈部于中立位，下颌尽量向身体靠拢（图10-10）。

（9）颈前屈抗阻，手掌根放在额部，同时，头前屈，互相抵抗，持续5~8秒后放松（图10-11）。

（10）颈后伸抗阻：双手手指交叉抱头，向前用力；同时头后仰，互相抵抗，持续5~8秒后放松（图10-12）。

（11）颈左侧屈抗阻：左手掌根放在左侧头上部（耳朵上边），同时，头左侧屈，互相抵抗，持续5~8秒后放松（图10-13）。

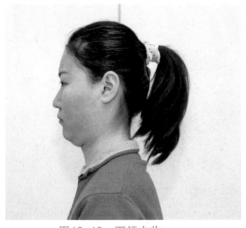

图10-10 下颌内收

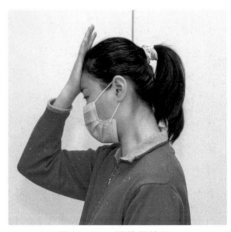

图10-11 颈前屈抗阻

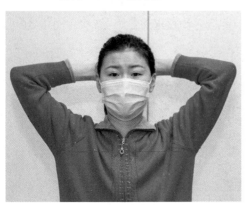

图10-12 颈后伸抗阻

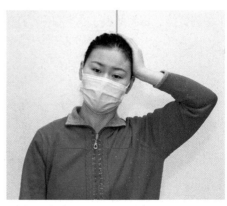

图10-13 颈左侧屈抗阻

（12）颈右侧屈抗阻：右手掌根放在右侧头上部（耳朵上边），同时，头右侧屈，互相抵抗，持续5~8秒后放松（图10-14）。

（13）耸肩：头部于中立位，双侧肩同时尽量向上耸（图10-15）。

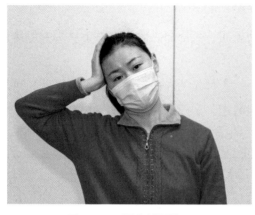

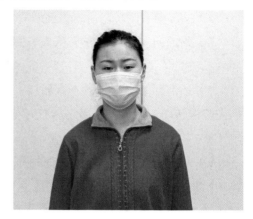

图10-14　颈右侧屈抗阻　　　　　　　　　图10-15　耸肩

3. 肩关节康复操（视频10-4）

（1）双肩旋转：挺胸直立，双手握拳、屈肘，双肩部肌肉绷紧，双肩先向后、向上、向前旋转，然后再向上、向后、向下旋转，最后回到原位，如此连续做5次。

视频 10-4　肩关节康复操

（2）双肩开合：挺胸直立，双手握拳、屈肘，使肩部尽量张开，然后用力回收，使双肩合拢于原位。

（3）擎天玉柱：双手手指交叉，掌心向上，尽量向高处伸直，同时抬头，仰望天空，连续做5次。

注意事项：运动需在无痛的幅度范围进行，特别应注意肩袖肌肉及胸骨甲状肌的控制而并非仅针对力量训练，同时活动时避免软组织损伤。

4. 腰部康复操（视频10-5）　腰部的康复训练，主要是针对腰背部肌肉的锻炼。

（1）双侧桥式运动：仰卧位，双腿屈曲，双脚平放床上，腰部用力使身体离开床面。尽量弓起身体，保持平衡。保持30秒为1次。每日起床后和睡觉前各练习5次（图10-16）。

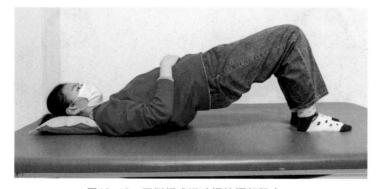

图10-16　双侧桥式运动锻炼腰部肌肉

（2）直腿抬高：仰卧位将双手压在臀下，慢慢抬起双下肢，膝关节可微屈，保持10秒，然后放下，重复15次。

（3）空中蹬自行车：平卧，双腿抬起，在空中模拟骑自行车动作，动作要缓慢而用力。一般练习20~30次/组，每日起床后和睡觉前各练习5组。

视频 10-5 腰部康复操

（4）侧卧位抬腿：侧卧位上侧腿可伸直，下侧膝微屈，上侧腿侧抬起，然后慢慢放下，反复数10次。

（5）俯卧位两点支撑：俯卧位双膝双手支撑，同时伸直右上肢及左下肢保持10秒，重复5次后换另一侧。

（6）俯卧位燕飞：俯卧床上，手背后，双腿并拢，腰部用力，使头及腿同时远离床面。于最用力位置保持至力竭为1次，每日起床后和睡觉前各练习5次。

（7）平板撑：俯卧于床上，双臂屈曲于胸前，用双肘部及双脚尖将身体支撑抬起，至身体成一直线。保持10~30秒为1次，间歇5秒。每日起床后和睡觉前各练习5次。

注意事项：寒冷、潮湿季节注意保暖，纠正不良坐姿、站姿和卧姿，避免腰背部过度负重和长时间腰部活动。

5. 髋关节康复操（视频10-6） 髋关节是人体最大的关节，具有负重、将重量传达给下肢、控制下肢活动的作用。

视频 10-6 髋关节康复操

（1）直腿抬高：仰卧位，将大腿和小腿肌肉绷紧，保持下肢伸直。缓慢抬腿，尽量抬高，抬高到一定程度后再缓慢放下。两侧交替进行，连续10次左右。

（2）内收外展：仰卧位，下肢肌肉绷紧，一侧大腿缓慢向外尽量抬起，然后再缓慢回到原位。两侧交替进行，连续10次左右。

（3）内外旋转：仰卧位，双下肢伸直，双足与肩同宽，以双足跟为轴心，双足尖及下肢做内旋外旋活动，每次反复10次左右。

（4）屈髋分合：仰卧位，足不离床面，尽量屈膝屈髋，双手置于体侧，双足跟交替为轴，外展内收为最大限度，以外展为主，幅度渐加，每遍反复10次左右。

（5）仰卧抱膝：仰卧位，一侧下肢轻轻抬起，屈曲双手抱膝，尽量靠近自己的腹部，然后缓慢放下，两侧交替进行10次左右。

注意事项：锻炼时，能感觉到大腿前、内侧肌肉用力，但应避免动作过大、用力过猛等。

6. 膝关节康复操 膝关节骨关节炎是临床上常见的慢性骨关节退行性疾病，多在上下楼梯、下蹲起立时出现疼痛，休息后疼痛能缓解，但严重者会出现关节僵硬及畸形。如果注意进行科学合理的锻炼，就能在一定程度上治疗膝关节骨关节炎。

（1）股四头肌力量训练：仰卧位，将膝关节伸直，绷紧大腿前面的肌肉做股四头肌静力性收缩。每次收缩尽量用力并坚持长时间，重复次数以大腿肌肉有酸胀感觉为宜。

（2）直抬腿练习：仰卧位，伸直下肢并抬离床约30°，坚持10秒后缓慢放下，休息片刻再重复训练，每10~20次为1组，训练至肌肉有酸胀感为止（图10-17）。

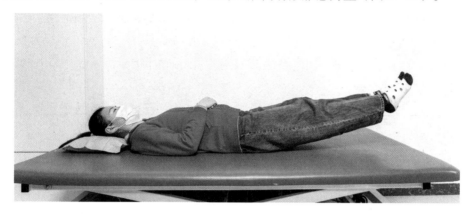

图10-17　直抬腿练习

（3）靠墙半蹲练习：靠墙站立，膝、髋关节弯曲不小于90°，做半蹲状，坚持10秒后站起，休息片刻后再蹲下，每10~20次为1组（图10-18）。

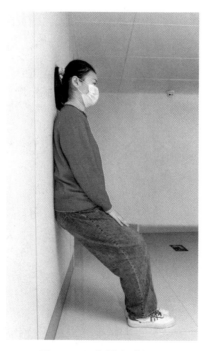

图10-18　靠墙半蹲练习

（4）不负重下肢关节主动屈伸：仰卧位，一侧下肢伸直，另一侧下肢屈膝屈髋使大腿尽量靠近胸部，然后交替练习另一侧下肢。

注意事项：在关节出现明显疼痛肿胀时，应以休息为主，避免上下楼梯、跑步等使膝关节负重的运动，行走时应使用拐杖以减轻关节负担。在关节疼痛肿胀有明显改善时，才适宜做上述锻炼，且最好在康复医生定期的指导下进行锻炼。

参考文献

［1］吴雪萍.老年人日常健身运动指南［M］.北京：科学出版社，2018.

［2］毛建生.护理人员指导老人如何玩游戏［M］.北京：中国社会出版社，2014.

［3］索向华.中老年健身操［M］.北京：华文出版社，2013.

［4］张陆，祝恺.失能老人智能化康乐技术与方法［J］.社会福利，2014（10）：48–49.

［5］李敏，彭芳，颜丽霞，等.实施康乐活动教学效果研究［J］.中国医药科学，2017，7（18）：26–28，39.

［6］朱佩.认知障碍老人康乐活动的策划与组织［J］.现代职业教育，2019（1）：60–61.

［7］徐晓玲.高龄老人康乐活动中的技巧［J］.中国社会工作，2011（31）：32.

［8］北京广播电视台数独发展总部.老年人健脑数独：送给爸爸妈妈的脑白金.下册［M］.北京：龙门书局，2014.

［9］李骏修.老年人常见慢性病运动康复指导［M］.北京：科学出版社，2015.

［10］白泽卓二．预防衰老，让脑部重返年轻的手指操［M］.张成琳，译.沈阳：辽宁科学技术出版社，2018.

［11］白泽卓二．预防衰老，动动手指，练练大脑：有趣的手指操［M］.安潇潇，译.杭州：浙江科学技术出版社，2018.

［12］王昀.零基础学纸艺花［M］.青岛：青岛出版社，2017.

第十一章 失能老人居家环境改造

第一节 适老环境的概述

失能带给家庭和社会的挑战十分严峻，帮助失能老人进行生活重建，减少失能老人在家庭中发生意外的风险，创建安全、方便、舒适的居家养老生活环境，并尽可能提高失能老人的生活自理能力是十分必要的。失能老人居家环境改造一方面能满足失能老人的养老需求；另一方面可以为国家节省医疗成本，还与当前促进人与环境的和谐，提高健康系统的适应性的护理变革宗旨相吻合。

一、适老环境的概念

1. 环境 《辞海》中对环境的解释有两种：①环绕所辖的区域；周匝。②一般指围绕人类生存和发展的各种外部条件和要素的总体。在时间与空间上是无限的。分为自然环境和社会环境。《国际功能、残疾和健康分类》将环境因素定义为构成人的生活及开展生活活动的物理、社会和态度环境。

2. 居家环境 居家环境是指居民在社区（指除医疗机构以外的所有场所，包括家庭和工作、休闲、宗教场所等）生活过程中所感知到的各种物理、社会和态度环境总和。物理环境指社区中人类创造或改造的房屋、街道空间和辅助设备等组成的一个复杂系统；社会环境指建立在社会网络机构上的各种社会关系对个体的主观和（或）客观的影响力；态度（接受度）环境指社区成员具有的可促进或阻碍参与有价值的活动的意愿、态度、价值观和知识等。

3. 适老环境 亦称为居养适老功能环境，是指为养老机构或居家而设计的适合老人居养的环境，分为养老机构适老环境与居家适老环境。养老机构适老环境是养老机构为提高失能老人独立生活能力，防止跌倒，或者跌倒不受伤害、跌倒能被及时发现而设置的具有平衡功能的环境；居家适老环境是由老人居家生活空间、老人功能障碍潜能、适老辅具、护理人员的能力构成的具有补偿、代偿、适应性的预防老人跌倒、跌倒不受伤

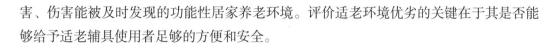

害、伤害能被及时发现的功能性居家养老环境。评价适老环境优劣的关键在于其是否能够给予适老辅具使用者足够的方便和安全。

二、为失能老人提供适老环境的重要性

2019年7月9日，健康中国行动推进委员会印发《健康中国行动（2019—2030年）》，指出健康环境是人民群众健康的重要保障，影响健康的环境因素不仅包括物理、化学和生物等自然环境因素，还包括社会环境因素，创建健康环境是促进行动的重要举措。这表明环境因素与个体（尤其是患者）健康结局密切相关。

在居家养老服务中，居家环境的适老化是不可忽视的重要因素。适宜的居住和生活环境是居家养老的先决条件，它不仅关系到老年人居家生活的自我管理，也对居家养老服务的质量、风险等方面有着不可忽视的影响。

适老环境是养老服务的第一健康问题，解决了适老环境问题就能解决养老50%以上的问题。适老环境是失能老人生活重建的基础，而适老辅具则是适老环境的重要组成部分。借助适老辅具（适老功能家具）、建立适老环境、应用适老辅助技术（适老环境改善技术），是辅助失能老人克服功能障碍、重新获得生活自理能力、一定程度地回归社会的技术手段，也是补偿护理人员护理能力、降低护理风险、提高护理效率的重要手段。

第二节　居家环境评估

一、物理环境评估

评估物理环境的目的是根据评估结果采取相应的措施，降低失能老人跌倒发生率，促进失能老人参与活动和锻炼。

1. 重点评估场所　评估地板、灯、楼梯、卫生间、厨房、客厅、卧室、阳台等。

2. 评估工具　主要采用居家跌倒危险评估量表（表11-1）。该评估工具包括对居室内的灯光、地面（板）、厨房、卫生间、客厅、卧室、楼梯（台阶）与梯子、衣服与鞋子、住房外环境等9个方面共计38个危险因素条目的评估，并且对每个条目都给出了改善的建议。

3. 评估者　评估者可以是社区医护人员、全科医生、失能老人本人或其照顾者。

表11-1 居家跌倒危险评估量表

姓名：_____ 性别：_____ 居住的社区/村：_____

自觉居家环境安全：没有感觉_____ 不好_____ 普通_____ 良好_____

曾经在家中跌倒过的案例：无_____ 有（原因）_____

序号	分类	评估内容	评估结果		建议
1	室内灯光	居家灯光是否合适	□是	□否	灯光不宜过亮或过暗
2		楼道与台阶的灯光是否明亮	□是	□否	在通道和楼梯处使用60 W的灯泡。通道上宜装有光电效应控制的电灯
3		电灯开关是否容易打开	□是	□否	应轻松开关电灯
4		在床上是否容易开灯	□是	□否	在床上应很容易开灯
5		存放物品的地方是否明亮	□是	□否	在黑暗处安装灯泡。从暗处到亮处应稍候片刻
6	地面（板）	地面是否平整	□是	□否	地面不宜高低不平，如有应以斜坡代替。室内不宜有门槛
7		地面是否放置杂乱的东西	□是	□否	地面上应整洁，尽可能不放或少放东西，应清除走廊障碍物
8		通道上是否没有任何电线	□是	□否	通道上不应有任何电线
9	卫生间	在浴缸或浴室内是否使用防滑垫	□是	□否	在湿的地面易滑倒，浴室内应使用防滑垫，在浴缸内也应使用防滑材料
10		洗刷用品是否放在容易拿到的地方	□是	□否	洗刷用品应放在容易拿到的地方，以免弯腰或伸得太远
11		在马桶周围、浴缸或淋浴间是否有扶手	□是	□否	应装合适的扶手
12		是否容易在马桶上坐下和站起来	□是	□否	如马桶过低，或老人不易坐下和站起来，应加用马桶增高垫，并在周围装上合适的扶手
13	厨房	是否不用攀爬、弯腰或影响自己的平衡就可很容易取到常用的厨房用品	□是	□否	整理好厨房以便能更容易取到最常用的厨具。可配手推托盘车。如必须上高处取物，请用宽座和牢靠的梯子
14		厨房灯光是否明亮	□是	□否	灯光应明亮
15		是否有良好的通风设备来减少眼睛变模糊的危险性	□是	□否	留置通风口，安装厨房排油烟机或排气扇，做饭时更应通风

序号	分类	评估内容	评估结果	建议
16	客厅	是否容易从沙发、椅子上站起来	□是　□否	宜用高度适宜又有坚固扶手的椅子
17		过道上是否安置有电线、家具和凌乱的东西	□是　□否	不可在过道上放置电话线、电线和其他杂物
18		家具是否放置在合适的位置，使您开窗或取物时不用把手伸得太远或弯腰	□是　□否	家具应放置在合适的位置，地面应平整、防滑和安全
19		窗帘等物品的颜色是否与周围环境太相近	□是　□否	窗帘等物品的颜色尽可能鲜艳，与周围环境应有明显区别
20	楼梯、台阶、梯子	是否能清楚地看见楼梯的边缘	□是　□否	楼梯与台阶处需要额外的照明，并应明亮。楼梯应尽量使用自动照明开关
21		楼梯与台阶的灯光是否明亮	□是　□否	楼梯与台阶的灯光应明亮
22		楼梯上下是否有电灯开关	□是　□否	楼梯上下均应有电灯开关
23		每一级楼梯的边缘是否安装防滑踏脚	□是　□否	在所有阶梯上必须至少一边有扶手，每一级楼梯的边缘应装防滑踏脚
24		楼梯的扶手是否坚固	□是　□否	扶手必须坚固
25	老人衣服和鞋子	鞋底是否防滑	□是　□否	鞋子或拖鞋上应有防滑鞋底和凸出的纹路
26		鞋子是否有宽大的鞋跟	□是　□否	鞋子上应有圆形宽大的鞋跟
27		在房间以外的地方是否穿的是上街的鞋子而不是拖鞋	□是　□否	避免只穿袜子、宽松的拖鞋、皮底或其他滑溜鞋底的鞋子和高跟鞋
28		穿的衣服是否合身，没有悬垂的绳子或褶边	□是　□否	衣服不宜太长，以免绊倒（尤其是睡衣）
29		是否坐着穿衣	□是　□否	穿衣应坐下，而不要一条腿站
30	住房外面	阶梯的边缘是否已清楚标明	□是　□否	应在阶梯的前沿漆上不同颜色，确保所有外面的阶梯极易看到
31		阶梯的边缘是否有自粘的防滑条	□是　□否	阶梯边缘应贴上防滑踏脚
32		阶梯是否有牢固且容易抓的扶手	□是　□否	阶梯应有牢固且容易抓的扶手
33		房子周围的小路状况是否良好	□是　□否	应保持小路平坦无凹凸。清除小路上的青苔和树叶，路潮湿时要特别小心

续表

序号	分类	评估内容	评估结果	建议
34	卧室	室内是否有安全隐患，如过高或过低的椅子、杂乱的家具物品等	□是　□否	卧室的地板上不要放东西。要把卧室内松动的电线固定好，通道上不得有杂乱物品。椅子的高度应合适
35		室内有无夜间照明设施？是否可以在下床前开灯	□是　□否	床边安一盏灯，考虑按钮灯或夜明灯。夜晚最好在床边放一把手电筒
36		是否容易上、下床	□是　□否	床高度应适中，较硬的床垫可方便上下床。下床应慢，先坐起再缓慢站立
37		卧室是否有电话	□是　□否	卧室应装部电话或接分机，放于在床上就可够着的地方
38		如果您使用拐杖或助行器，它们是否放在您下床前很容易够得着的地方	□是　□否	将拐杖或助行器放在较合适的地方

结论：

备注：上述量表各项评估结果，勾选"是"得1分，"否"不得分，将各项分值相加，得分总值越大，说明居家环境越安全，反之要根据"建议"进行居家环境改进。

二、社会环境评估

失能老人社会环境评估的目的是了解失能老人的人际交往关系及可利用的资源等，找出促进或阻碍其参与活动的社会因素。

1. 评估工具　主要采用肖水源研制的社会支持水平评定量表（表11-2），包括客观支持、主观支持和对社会支持的利用度三个维度，共10个条目。

2. 评估者　评估者一般是失能老人本人。

表11-2　社会支持水平评定量表

问卷填写指导语：请根据您是否能做到，在相应的题号上打"√"，谢谢您的配合！

1. 您有多少关系密切，可以得到支持和帮助的朋友？

（1）一个也没有　　　　（2）1~2个　　　　（3）3~5个　　　　（4）6个或6个以上

2. 近一年来您：

（1）远离家人，且独居一室

（2）住处经常变动，多数时间和陌生人住在一起

（3）和同学、同事或朋友住在一起

（4）和家人住在一起

3. 您和邻居：

（1）相互之间从不关心，只是点头之交

（2）遇到困难可能稍微关心

（3）有些邻居很关心您

（4）大多数邻居都很关心您

4. 您和同事、朋友：

（1）相互之间从不关心，只是点头之交

（2）遇到困难可能稍微关心

（3）有些同事、朋友很关心您

（4）大多数同事、朋友都很关心您

5. 从家庭成员处得到的支持和照顾（在合适的框内打"√"）：

	无	极少	一般	全力支持
A、夫妻（恋人）				
B、父母				
C、儿女				
D、兄弟姐妹				
E、其他成员（如嫂子）				

6. 过去，在您遇到急难情况时，曾经得到的经济支持和解决实际问题的帮助的来源有：

（1）无任何来源

（2）下列来源（可选多项）

A. 配偶；B. 其他家人；C. 亲戚；D. 同事；E. 工作单位；F. 党团工会等官方或半官方组织；G. 宗教、社会团体等非官方组织；H. 其他（请列出）

7. 过去，在您遇到急难情况时，曾经得到的安慰和关心的来源有：

（1）无任何来源

（2）下列来源（可选多项）

A. 配偶；B. 其他家人；C. 亲戚；D. 同事；E. 工作单位；F. 党团工会等官方或半官方组织；G. 宗教、社会团体等非官方组织；H. 其他（请列出）

8. 您遇到烦恼时的倾诉方式：

（1）从不向任何人倾诉

（2）只向关系极为密切的1~2个人倾诉

（3）如果朋友主动询问您会说出来

（4）主动倾诉自己的烦恼，以获得支持和理解

9.您遇到烦恼时的求助方式:

（1）只靠自己，不接受别人帮助

（2）很少请求别人帮助

（3）有时请求别人帮助

（4）有困难时经常向家人、亲友、组织求援

10.对于团体（如党组织、宗教组织、工会、学生会等）组织活动，您:

（1）从不参加　　（2）偶尔参加　　（3）经常参加　　（4）主动参加并积极活动

量表计分方法：第1~4条和第8~10条，每条只选一项，选择1、2、3、4项分别计1、2、3、4分，第5条分A、B、C、D、E 5项计总分，每项从无到全力支持分别计1~4分；第6、7条如回答"无任何来源"则计0分，回答"下列来源"者，有几个来源就计几分。

第三节　居家环境改造

对失能老人来说，居家养老面临着环境不适合的风险。由于原发病造成的肢体活动受限或意识、感知等不同程度的功能障碍，是失能老人居家养老自我管理所面临的主要困难。同时大部分失能老人的居家环境都存在着安全隐患，缺乏适老化和无障碍理念的居家环境影响其自理能力的提高，导致其居家活动受限。居家环境强烈影响失能老人的生活质量，在就餐、如厕、更衣等衣食住行方面提供适老性的设计对促进失能老人肢体活动功能的康复有积极作用。对比欧美国家，我国早期修建的旧式住宅的居家环境缺乏适老化和无障碍的设计理念，因此，要实现居家养老，为失能老人进行居家适老环境改造是必不可少的措施。

一、物理环境改造

让失能老人在居家生活中感受到充分的便利是居家环境改造的目的。我国住房和城乡建设部颁布的《住宅设计规范》，对住宅无障碍建设制定了相应的标准。无障碍家居环境改造包括建筑物出入口、室内地面平整及坡化，房门改造，厨房低位灶台、卫生间改造，改善残疾人家居生活条件的其他设施等。房间设置应做到简洁有序，且缩短走动路线距离，卧室、浴室、走廊和厕所入口的宽度设计应方便轮椅等出入。同时注意结合失能老人的自身情况及其生活方式，还应方便照顾者或护理人员随时随地观察到失能老人的活动状态。具体如下:

（一）出入口

在住宅楼首层出入口修建无障碍坡道。为了防止轮椅在行进中脱轮，可以在坡道两

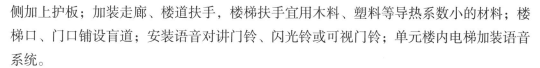

侧加上护板；加装走廊、楼道扶手，楼梯扶手宜用木料、塑料等导热系数小的材料；楼梯口、门口铺设盲道；安装语音对讲门铃、闪光铃或可视门铃；单元楼内电梯加装语音系统。

带院落的家庭对外户门进行无障碍设施改造，家庭院内至户外通道地面平整、硬化；出入口上部应设置雨篷，深度不宜小于1.2 m，并应有排水结构；内外应设置安全照明；所有户型均应消除从门周围的道路到玄关的高度差，如出入口应有缓步台阶或坡道过渡、高度差升降台、楼梯等设施；户内应实现无障碍通行，房门应便于轮椅通过。

消除门槛高度差。门槛的高度差如大于1.5 cm，很容易导致失能老人绊倒，或在洗浴时造成轮椅的不稳定，易发生倾覆。因此，完全消除地面与门槛的高度差是最佳选择。为了达到以上目的，可以设置成品微型坡道板。供轮椅通行的门净宽不应小于0.8 m，门内外高度差不应大于1.5 cm并以斜面过渡。

（二）起居室（厅）

失能老人的起居室或客厅应有良好的朝向及视野，墙面、门宽及家具位置应符合轮椅通行、停留及回转的使用要求。室内地板不应打蜡，地毯应尽量去除。在选择地板材料时需要考虑防滑性和缓冲弹性，消除或降低失能老人摔倒导致伤残的风险。室内墙体阳角部位应做小圆角或切角，地面装饰材料应平整、防滑。沿墙脚宜设35 cm高防撞踢脚。

由于失能老人行动不便或身体功能衰退，家具也需要做到适老化。家具材质最好选择皮革、布艺等软性材质，少用玻璃等易碎、尖锐的装修材料，尽量降低失能老人摔倒磕碰后受到的伤害。沙发最好稍硬，不宜过软、过深和过矮，方便失能老人起坐。橱柜的高度应≤120 cm，深度≤40 cm。椅子也要以是否容易起坐、是否舒适、是否容易清扫为重点参考。在考虑是否易起坐时，需要通过椅子的形状、坐面的高度、坐面的硬度、有无扶手以及稳定性等因素综合判断；坐姿是否舒适需要通过使用目的及桌子情况判断。桌子不仅要考虑到高度，还要考虑桌板是否会挡住椅子及轮椅的扶手，需要确认桌腿是否会挡住椅子与轮椅。在阳台上安装升降晾衣架及伸缩衣架，方便晾晒衣物。整体上家具不宜过多，室内家具、装饰的棱角需要防撞设计，外露部分应尽量经过圆弧处理。同时要布局合理，有方便的活动空间。

室内灯光照明应有强有弱，夜间最好有低度照明，便于起夜如厕；视力较弱的人，写字看书灯光应强一些；室内电灯开关安装部位要方便夜间使用，电源开关的高度应为90 cm，起居室、卧室插座高度应为40 cm。室内应能进行温度调节，因为有些失能老人例如脊髓损伤者特别是颈髓损伤者往往存在体温调节障碍。

室内的走廊、楼梯等应安装扶手，移动身体的位置时，如老人手部力量足以支撑，教会老人正确使用扶手。扶手的适宜直径为32~36 mm。因为可能会在行走路线上反复移

231

动，应在两侧都安装扶手。

智能家居产品的使用。首先，失能老人起居室应设置紧急求助报警系统。盲人可选用多功能语言报时钟、语言电子盲表、盲人专用电话或其他配置有盲文标志的产品；对于聋哑人来说，可通过增加光的强度、振动仪器等来提醒通知，安装闪光门铃，配备闪光开水壶和振动闹钟。自动窗帘等智能家居产品的使用，极大地方便了失能老人的日常生活，可提高其自理能力。

（三）卧室

失能老人卧室应设置在不易被他人活动干扰的区域，床头应靠墙或墙角，床腿底部应采取固定装置，床前应有充足的轮椅回转空间供失能老人转移。

卧室里配备适老功能护理床铺，使生活起居更方便，护理操作更便利。床的高度应利于失能老人进行床与轮椅之间转移。对于非轮椅使用者，床的高度应该以失能老人坐在床边时，髋、膝、踝关节保持约90°，双足能平放在地面上为宜。

床边应放置一张床头柜，用于摆放床头灯、电话、药品或救助呼叫器等。失能老人在床上应可以触及床头灯及呼叫按钮的开关。

衣柜内挂衣横杆的高度距地面≤120 cm，深度≤60 cm，使坐轮椅者可以自如取挂衣物，衣柜内的横隔板距地面≤130 cm。

（四）厨房

对厨房、餐厅进行设计改造，能为失能老人提供更加便利的生活空间，特别是将其与起居室、卧室连通起来将更加方便。设计改造时，应考虑到轮椅使用者，厨房的门要能使轮椅通过，操作空间应足够轮椅转动。厨房操作台板的高度应适合轮椅的出入，距地面的理想高度应在75~80 cm，或设置可升降的操作台，台面深度50~55 cm，操作台下面的容量空间净宽度应≥60 cm，高度应≥60 cm，深度应≥25 cm。操作台面要光滑，以便必要时可以将重物从一边滑送到另一边，既省力又达到搬运的目的。厨具需放置在方便易取的地方，便于在烹饪和备餐过程中使用。

洗菜池下方以及灶炉下方均应留有放入双膝和小腿的空间。洗菜池边缘需下凹，下面的管道最好进行包裹或遮挡，以免对轮椅使用者形成障碍。

厨房吊柜底部离地面的高度应<120 cm，吊柜的深度≤25 cm，最好能自动升降，把手最好是长条形，橱柜内的储物架采用拉框式或轨道式，以便于使用者拿取。

厨房内的热水管需要进行隔热处理，以免发生烫伤；灶具的控制开关设在前端，便于失能老人使用时调节火候；燃气管道宜用明管且有保护措施，万一泄漏，易于及时发现和修理；厨电使用要安全，最好能够选用智能型产品，如有自动保温功能的电锅、电水壶等。可以为视力残疾者配置专用电磁炉、电压力锅和电饭煲。

（五）卫生间

卫生间应设在从卧室可以直接到达的位置或与卧室毗邻的位置，可将洗脸、如厕和浴室整合为一体，以便节约出尽可能多的收纳空间；设置外开平开门或推拉门及安装观察窗，安装便于施救的插销；卫生间的空闲面积最好足够轮椅在里面360°旋转，门口能让轮椅顺利通过。地面采用防滑、缓冲材料，或安装防滑垫；地面平整无高度差，地漏排水顺畅，地面不积水。

浴室里在需要大范围移动身体的地方安装扶手，主要辅助身体重心上下移动，做坐立动作和移乘动作时使用安全抓杆，安全抓杆扶手的直径为28~32 mm，比走廊使用的扶手要小一圈，更容易抓握。浴室里最好安装紧急呼叫装置并教会老人使用。

调整洗手盆的高度，洗手盆底最低处不应低于60 cm，供轮椅出入，建议使用挂墙式或立柱式。

卫浴装修最好选用功能齐全的智能型马桶。在选用马桶时，最好选择挂墙式的马桶，可以节省空间，易于清洁，给使用轮椅的老人留出更多移动空间。

环境改造的同时也要对失能老人的功能状态进行评估，针对不同程度的失能老人还需注意以下方面。

轻度失能老人：该类老人自主活动能力有所下降，但活动意愿较为强烈。考虑除保证其活动的安全性以外，适当增设坐凳、树池等休息设施。考虑到该类老人活动及康复的需求，应控制私密空间周围遮挡物的高度，保障空间内、外视线的通透，有利于照顾者或护理人员随时照护。

中度失能老人：该类老人日常活动需借助辅助设施，活动范围及类型受到一定制约，加之中度失能老人自我情绪调节能力也有不同程度下降，因此除环境改造外，舒缓该类老人因失能产生的消极情绪亦是重点内容。或可考虑增设能促进各层级失能老人集中活动的开放空间，同时尽可能提升日照范围，以使老人保持良好的身心状态。

重度失能老人：该类老人自主行为能力几乎丧失，日常活动通常需完全借助护理与器械，身心抵抗力已较为脆弱，且日常活动范围一般都在室内。因此，应尽可能促进该类老人与其他老人的互助交流。考虑到老人必要的外出散心所需，户外空间还应考虑护理人员的随行照护空间，比如在开放、半开放空间旁进行局部拓展，设置便于护理人员看护老人但又不会侵犯老人活动需求的辅助性空间。

此外，失能老人及其家属可自行开发和制作一些辅具和环境改造的用品，如用钢管或者木棍自制的平行杠、扶手或绳梯，椅子或长条凳改造的坐便椅，牛仔布条做的绑腿和简易康复训练手套（图11-1）、简易手训练板（图11-2）等。

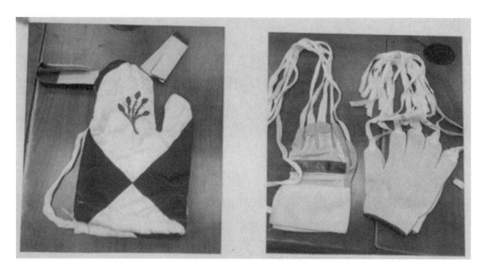

图11-1　简易康复训练手套

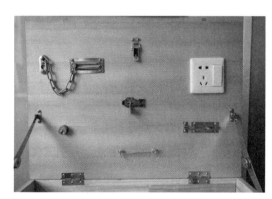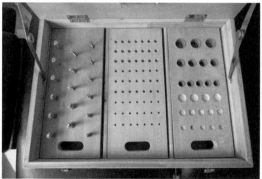

图11-2　简易手训练板

（六）适老辅具

1. 移动、移乘类辅助用品　如拐杖、步行器、步行车、轮椅、坡道板等。

2. 起居与就寝　①特殊床（电动护理床）：具有抬背、抬膝、调整高度等功能，是一种能使老年人及残疾人的翻身、起床、站立等动作变得简单的辅助用具，同时减轻了照顾者的劳动负担。②防压疮用品：可以有效预防压疮，使身体易发生压疮部位避免受到长时间压迫。③穿衣钩：帮助失能老人或行动不便的人穿脱衬衫、外套、袜子等，也可帮助提鞋子或取挂高处的晾晒衣物。

3. 排泄与洗浴　马桶椅、洗澡椅、洗澡用轮椅、浴缸板等。

4. 进食辅助餐具　手柄带固定装置的助食勺、助食叉；底部带吸盘的助食碗、助食盘；易于夹取食物的专用助食筷等。

5. 交流辅助用具　①视觉残障：在辅助视觉残障方面，矫正弱视的眼镜和视觉残

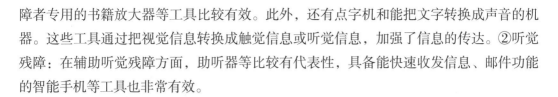

障者专用的书籍放大器等工具比较有效。此外，还有点字机和能把文字转换成声音的机器。这些工具通过把视觉信息转换成触觉信息或听觉信息，加强了信息的传达。②听觉残障：在辅助听觉残障方面，助听器等比较有代表性，具备能快速收发信息、邮件功能的智能手机等工具也非常有效。

二、良好社会环境的营造

失能老人在面临身体状况改变时，大多因自己失能给家庭、子女带来沉重的负担和拖累而自责，情绪上易产生自卑和无助的心理；而且失能程度越高，老人的安全感越低，外出参与社会活动、与邻居交流的机会越少；同时对旧事物依赖感渐强，对新事物的变化难以适应，自尊心易受到打击，情绪也更为敏感，很容易患抑郁症。因此，通过构建康复及疗愈景观，安抚失能老人消极情绪，调动其积极健康的心理及精神，是缓解失能老人心理失衡的重要方法。康复景观所具有的良好心理治愈功效，可作为失能老人疗愈环境构建时的重要参照。

社会支持是改善失能老人社会环境的重要方面。失能老人和照顾者都应深切认识到社会环境的重要性，自发或主动寻求亲朋好友、社区医务人员等的支持，营造良好的社会环境氛围，使失能老人感受到尊重和爱护。

1. 自身层面　失能老人应适应自己的角色，做好身心调适，当自己不能够适应目前的社会环境时应主动与家人、朋友等沟通，表达自己的诉求，在他人的配合和帮助下适应社会环境。

2. 照顾者层面　照顾者应调适自己的心理，理性面对现实，与失能老人加强沟通和交流，及时了解其需求和问题，避免其出现自卑、敏感等心理缺失，但应注意不能溺爱和盲目帮助；照顾者应该与失能老人一起锻炼，并鼓励其外出活动、做家务，提高自我效能，减少担心和顾虑。

3. 其他家庭成员和亲朋好友层面　照顾者应注意与其他家庭成员及亲朋好友合作，共同为失能老人带来支持和帮助，满足失能老人内心想要与外界融合的需要，并鼓励其他家庭成员和亲戚朋友参与失能老人的锻炼，使失能老人感受到亲情的温馨，增加正向情绪，消除不良情绪。

4. 其他层面　除家庭关怀以外，照顾者还要替失能老人努力争取单位和社会的帮助和支持，应主动与社区、街道、残联等保持联系，积极参与社区的康复知识普及以及亲友培训活动，了解帮扶失能老人的知识和技巧，使失能老人充分利用社会资源，协助自我心理调节，最大限度地消除病态心理，积极地配合康复功能训练和治疗，最大限度地保证生活自理。

参考文献

［1］MAGASI S, WONG A, GRAY D B, et al. Theoretical Foundations for the Measurement of Environmental Factors and Their Impact on Participation Among People With Disabilities ［J］. Archives of Physical Medicine and Rehabilitation, 2015, 96（4）: 569-577.

［2］HEINEMANN AW, MISKOVIC A, SEMIK P, et al. Measuring Environmental Factors Unique and Overlapping International Classification of Functioning, Disability and Health Coverage of 5 Instruments ［J］. Archives of Physical Medicine and Rehabilitation, 2016, 97（12）: 2113-2122.

［3］CLEMSON L, FITZGERALD M H, HEARD R. Content Validity of an Assessment Tool to Identify Home Fall Hazards: the Westmead Home Safety Assessment ［J］. British Journal of Occupational Therapy, 1999, 62（4）: 171-179.

［4］罗椅民. 适老环境改善与失能老人生活重建［J］. 养生大世界, 2019（02）: 58-63.

［5］罗椅民. 智能适老功能电动轮椅与失能老人生活重建［J］. 标准科学, 2019（01）: 108-111.

［6］杨泽, 唐振兴, 苏志刚, 等. 老年健康生活环境的宜居（适老）性评估标准（草案）［J］. 中国老年保健医学, 2018, 16（05）: 12-18.

［7］李爱民. 居家适老环境的改善［J］. 健康人生, 2018（10）: 55-56.

［8］赖文波, 陈畅, 陈敏琪, 等. 基于失能老人需求的适老环境设计策略研究［J］. 南方建筑, 2018（03）: 24-29.

［9］李文捷. 居家适老环境建设之经验与模式创新［J］. 住宅产业, 2020（08）: 26-31.

［10］HAMMEL J, JONES R, SMITH J, et al. Environmental barriers and supports to the health, function, and participation of people with developmental and intellectual disabilities: report from the State of the Science in Aging with Developmental Disabilities Conference ［J］. Disabil Health J, 2008, 1（3）: 143-149.

［11］马晓雯, 杜佳敏, 谢红. 居家环境适老化程度评价体系的构建［J］. 中国护理管理, 2017, 17（02）: 172-177.

［12］NORTHCOTT S, MOSS B, HARRISON K, et al. A systematic review of the impact of stroke on social support and social networks: associated factors and patterns of change ［J］. Clin Rehabil. 2016, 30（8）: 11-31.

［13］李金艳, 贾秀萍, 邱波, 等. 提高 barthel 指数对脑卒中患者生活自理能力的影响［J］. 吉林医学, 2020, 41（02）: 433-435.

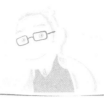

第十二章　失能老人康复护理风险的
防范与应对

失能老人在医院、社区居家、养老机构康复护理过程中，受疾病病程长、合并症及并发症多等因素的影响，各类意外事件发生的风险逐渐增加，若得不到有效的管理，这些风险将严重威胁失能老人的健康，甚至危及失能老人的生命。因此，增强失能老人照顾者的风险意识，全面认识风险种类及其诱发因素，对促进老年服务事业发展至关重要。本章对失能老人康复护理风险的防范与应对措施进行阐述，为失能老人的康复护理提供参考。

第一节　康复护理风险的概述

失能老人随着年龄的增长，机体各系统组织器官的生理功能衰退，导致机体调节功能下降，抗病能力低下，易多病共存，并发症及合并症多，同时，认知功能减退，容易出现不良情绪等，这些都会给失能老人的康复护理带来风险。另外，老人各脏器衰退，药物在体内的吸收、分布、代谢和排泄均受影响，用药时机不当、剂量不当、持续时间过长或不足等导致的药品副作用增加，也会增加失能老人康复护理的风险，给失能老人的健康造成隐患。失能老人康复护理中可能遇到的风险有压疮、坠床、跌倒、用药差错、猝死等。

一、压疮

（一）压疮的概念

压疮也叫压力性损伤，是身体局部组织长期受压，血液循环障碍，局部组织持续缺血缺氧，营养缺乏，致使皮肤失去正常功能而引起的组织破损与坏死。压疮是长期卧床或长期坐位（坐轮椅）的失能老人常见的并发症。

（二）压疮的风险因素

1. 力学因素　造成压疮的力学机制中，有三个主要物埋力，即垂直压力、摩擦力、剪切力。通常是2~3个力联合作用，导致皮肤受压，组织缺血缺氧、抵抗力下降。

（1）垂直压力：垂直方向的压力作用于局部皮肤，是导致压疮最重要的因素。

（2）摩擦力：两个相互接触的物体，向不同方向移动或相对移动时所形成的力即摩擦力。拖动行动不便或长期卧床的失能老人，会使其皮肤与衣物、床上用品等产生摩擦，损害老人皮肤的角质层，形成擦伤。脆弱的皮肤在受到潮湿、污染的伤害时，易导致压疮的形成。

（3）剪切力：两层组织接触后，两者表面之间的滑行引起进行性的相对移位所产生的力即剪切力。此力与老人的体位有密切关系。

2. 局部潮湿或排泄物刺激　出汗、大小便失禁等会使皮肤变得潮湿，同时老人的抵抗力低下，影响皮肤的防御功能，加上尿液和粪便的刺激作用，使皮肤酸碱度改变，致使表皮的保护能力下降，容易发生压疮。

3. 全身营养不良或水肿　营养不良是压疮发生重要的内在因素。营养不良的失能老人在日常生活饮食中一般均缺乏热量、蛋白质、维生素、矿物质等，导致皮下脂肪减少，肌肉萎缩明显，被破坏的组织不能维持皮肤的健康，引起营养不良和水肿。

4. 身体受限制的失能老人　失能老人在使用石膏绷带、夹板或牵引时，用具松紧度不适宜，衬垫使用不当，致使局部血液循环不良，导致组织缺血坏死，从而引发压疮。

5. 其他因素

（1）疾病：糖尿病、外周动脉疾病、肾衰竭、心力衰竭、多发性硬化症、帕金森病等均可影响全身血液的供应，造成失能老人运动能力的下降，使康复护理风险增加。

（2）机体活动感觉障碍：因神经损伤、手术麻醉等情况造成失能老人活动、感觉障碍，致使老人身体全部或部分长期处于固定的姿势，皮肤长期受压，进而形成压疮。

（3）药物的作用：应用某些药物可促使压疮的产生，如镇静药、镇痛药、血管收缩剂、类固醇类抗炎药等，一方面可能引发运动能力下降使得局部皮肤长期受压，另一方面可能影响血液循环导致受压部位血供不通畅。

（三）压疮的临床表现

1. 压疮的分期及临床表现　压疮的发生是一个渐进的过程，依据组织损害的程度分期如下。

（1）Ⅰ期——淤血红润期：局部表现为红、肿、热、痛或麻木。去除压力后皮肤颜色不能恢复正常（图12-1）。

（2）Ⅱ期——炎性浸润期：受压部位皮肤呈紫红色，皮下出现硬结，皮肤因水肿而变薄，有水疱形成，易发生破溃（图12-2）。

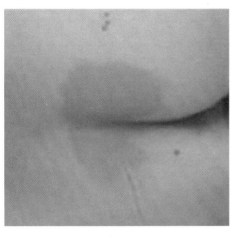

图12-1 压疮Ⅰ期

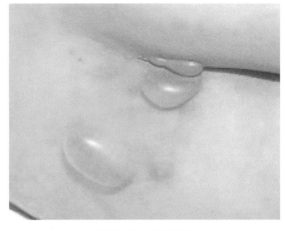

图12-2 压疮Ⅱ期

（3）Ⅲ期——浅部溃疡期：全层皮肤缺损，可深及皮下组织和深层组织。表面水疱逐渐变大、破溃，有黄色渗出液产生（图12-3）。

（4）Ⅳ期——坏死溃疡期：全层皮肤和组织缺损，伴有骨骼、肌肉、肌腱的缺损，伤口处可有部分腐肉或焦痂，常常会有窦道。还可深及肌肉和支撑组织（如筋膜、肌腱、关节囊，有时伴有骨髓炎），易造成败血症而引发全身感染，严重者可导致患者死亡。坏死组织发黑，脓性分泌物增多，有臭味产生（图12-4）。

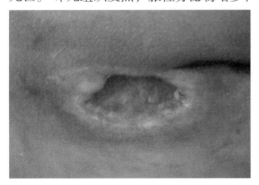

图12-3 压疮Ⅲ期

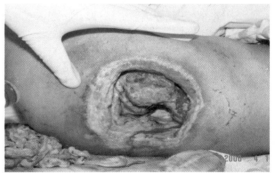

图12-4 压疮Ⅳ期

不可分期压疮：全层皮肤和组织缺损，腐肉或焦痂掩盖了组织损伤的程度，因而不能明确分期（图12-5）。

可疑深部组织损伤压疮：皮肤呈持久性非苍白性发红、褐红色或紫色，皮肤可呈现完整状态或局部皮肤有破损，表皮分离后出现暗红色伤口床或充血性水疱（图12-6）。

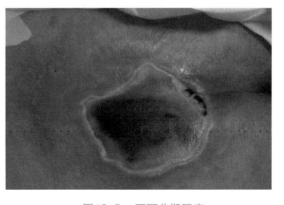

图12-5 不可分期压疮

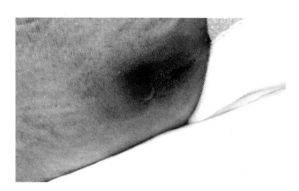

图12-6　可疑深部组织损伤压疮

2. 压疮的易发人群和好发部位

（1）易发人群：

1）昏迷、偏瘫、截瘫等自主活动丧失、知觉丧失或减退者。

2）石膏固定、夹板固定、牵引不当及长时间应用特殊约束者。

3）极度消瘦、营养不良者。受压部位缺乏脂肪、肌肉组织的保护，从而引发压疮。

4）高热多汗、大小便失禁者。皮肤经常受到潮湿、污物等的刺激，机体的抵抗力下降，从而发生压疮。

5）水肿、肥胖者。因皮肤薄，抵抗力弱，加之体重过重致使压力增大，局部组织缺血缺氧，从而发生压疮。

6）活动能力差的失能老人。因机体活动减少，同时皮肤组织松弛和干燥，皮肤缺乏弹性，皮下脂肪萎缩、变薄，皮肤易受到损伤，从而发生压疮。

（2）好发部位：压疮好发于长期受压且缺乏脂肪组织保护、无肌肉包裹或肌层较薄的骨隆突处。早期受压的皮肤会发生颜色的改变、出现轻度水肿，随着病情的进展又可出现水疱、溃疡，严重者可加深至肌肉、骨或关节，并形成坏死，继发感染后可引起败血症。压疮发生的部位与体位有着密切的关系，体位不同，受压点不同，好发部位也不同。

1）仰卧位：好发于枕外隆凸、肩胛部、肘部、骶尾部、足跟等处，尤其好发于骶尾部。

2）侧卧位：好发于耳郭、肩峰、肋骨、髋部、肘部、膝关节的内外踝等处。

3）俯卧位：好发于面颊部、女性的乳房、肋缘突出处、男性的生殖器、膝部和足趾部等处。

4）坐位：好发于坐骨结节处。

二、坠床

（一）坠床的概念

坠床是指从床上掉落在地上。坠床是失能老人日常照护过程中常见的不良事件之一。65岁以上的老人中每年约有1/3发生1次或多次坠床。坠床严重影响了老人的身心健康和生活自理能力，增加了家庭的负担。

（二）坠床的风险因素

坠床多发生在失能老人体力不支改变体位、床上取用物、睡梦中翻身及下床时，夜间发生坠床最多见，其次是早晨及午睡起床时。卧床超过两周者，身体虚弱，起床后易出现眩晕，发生坠床。

1. 自身因素

（1）生理因素：年龄与失能老人发生坠床密切相关，年龄越大，坠床的发生率也就越高。老人出现反应及感觉迟钝、行动迟缓、平衡能力下降、尿频、夜尿次数增加、步态不稳，使坠床风险增加。尤其老年女性，围绝经期后体内雌激素水平下降导致骨质疏松，坠床后骨折风险增加。

（2）心理因素：老人心理上表现出的固执、不服老、不愿麻烦他人，以及失能老人不能接受自身功能缺失，是常见的心理因素。表现为过高估计自身体力、总想要独立完成、不使用辅助器械完成日常活动。如想自己喝水，但却无力提起水瓶或不能完成倒水过程，从而发生滑倒或坠床。

（3）疾病因素：身体的器官、肢体功能随着年龄的增长而退化，合并多种慢性病如脑卒中、癫痫、帕金森病、心肌梗死、心律失常、严重的贫血、低血糖及高血压等，可导致其身体虚弱，甚至行动受限，容易发生意外。老人的精神和意识状态也经常出现问题，如意识错乱、判断力受损、无定向力。

2. 环境因素　失能老人的居住环境是一个非常重要的因素，尤其是医院和养老院这些不太熟悉的场所。导致坠床的环境因素例如床的大小不合适、无床档；床旁物品摆放凌乱、不易取放；居住房间内光线不足或夜光灯安置高度不合适；无呼叫器、地板湿滑、卫生间无扶手等。

3. 药物因素　服用镇静、抗焦虑、抗抑郁、抗心律失常、降压、降糖、止痛、利尿等药物后，因对药物的耐受性不同，可能出现头晕、低血压等不良反应，会增加坠床的风险。

4. 照护因素　照顾者因缺乏评估的技能及知识，未按完整流程对失能老人自身及其居住环境等进行全面评估，评估所得危险因素与客观事实不相符；对疾病及药物引发坠床缺乏认识；对老人坠床的护理方面认识不足；对坠床的各种因素认识程度存在差异，防范措施不完善。

（三）坠床的风险评估

护理人员应对失能老人进行全面评估（表12-1），预测其潜在坠床因素，对于高危老人重点防护并加强有效护理干预，做好主动护理并提高失能老人自我保护意识，最大限度避免坠床的发生。

表12-1　坠床风险评估表

项目	危险因素	计分	评估日期			
年龄	≥70岁或≤10岁	1分				
意识	意识障碍	1分				
感觉	视觉、听力异常	1分				
精神	躁动、躁狂	4分				
行动	步态不稳或使用辅助步行器	3分				
药物	使用镇静、降压、利尿、降糖、止痛、散瞳、抗癫痫等药物	1分				
病情	头昏、眩晕、直立性低血压	2分				
既往史	有跌倒、坠床史	1分				
其他	无陪伴成员	1分				
总分						

备注：评分≥4分为高危，必须采取相关防护措施，每周复评一次。

三、跌倒

跌倒在失能老人中高发，会产生严重的不良后果，如软组织损伤、骨折、心理创伤以及损伤后长期卧床引发的一系列并发症等，是导致失能老人伤残和死亡的重要原因之一。"全国老龄健康传播与促进行动2019"项目《老人防跌倒联合提示》中指出：跌倒是我国65岁以上老人因伤害死亡的首位原因。因此，跌倒不仅威胁失能老人的身心健康、日常活动及独立生活能力，也增加其家庭和社会负担。

（一）跌倒的概念

跌倒是一种不能自我控制的意外事件，指突发、不自主、非故意的体位改变，倒在地上或更低的平面上。按照国际疾病分类（ICD-10），可将其分为两类：①从一个平面

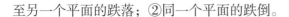

至另一个平面的跌落；②同一个平面的跌倒。

（二）跌倒的风险因素

1. 内在风险因素

（1）生理因素：随着年龄增长，失能老人的生理功能会出现一系列退行性改变。整体表现为视力减弱、听力下降、肌力降低、认知障碍、行动缓慢和反应迟钝等，这些功能改变降低了老人的姿势控制能力，容易造成老人失衡跌倒。骨质疏松也导致老人跌倒风险增加，且会使与跌倒相关的骨折发生率增加，尤其是跌倒导致的髋部骨折。

（2）病理因素：①中枢神经系统受到损伤时，认知功能、平衡功能和协调功能障碍，易导致跌倒。②心血管疾病患者由于心脏及血管功能障碍，脑部血流灌注减少，氧气供应不足，导致头晕和体力不支，进而引起跌倒。③影响视力的眼部疾病也会增加跌倒的风险。④骨骼肌肉系统疾病主要通过改变本体感觉、肌肉力量和姿势控制等增加跌倒风险。⑤泌尿系统疾病或其他伴随尿频、尿急、尿失禁等症状的疾病常使失能老人如厕次数增加或发生排尿性晕厥等而增加跌倒的危险。

（3）药物因素：失能老人往往服用药物种类多，长期服用降压药、降糖药、催眠药、抗惊厥药、抗焦虑药、抗抑郁药等，用药后，药物作用于锥体外系容易引起老人头晕、识别能力下降、反应迟缓和直立性低血压，影响老人的平衡及认知功能，增加跌倒的风险。

（4）心理因素：焦虑、抑郁等不良情绪及其导致的社会隔离均可增加跌倒的危险。这些不良的心理状态会降低失能老人的注意力，导致老人对环境危险因素的感知和反应能力下降。另外，有跌倒史的老人害怕再次跌倒的心理也使其行为能力降低、活动受限，影响步态和平衡能力而增加跌倒的风险。有些能生活部分自理的老人，不愿意麻烦家属、护士，勉强为之，而此时家属也容易忽视，防护意识较差，增加跌倒的风险。

2. 外在风险因素

（1）室内环境：门槛过高，光线不足，地面湿滑、不平坦，地毯松脱，家具高度和摆放位置不合适，通道有障碍物，卫生间没有扶栏、未配置呼叫器等都可能增加跌倒的危险。

（2）户外环境：楼梯台阶和人行道缺乏修缮、雨雪天气、人流拥挤等都可能引起失能老人跌倒。

（3）个人环境：居住环境发生改变，不合适的衣着，未能规范使用拐杖、助行器、轮椅、坐便器、助行车、约束带等安全器具，也可能会引起跌倒。

（三）跌倒的风险评估

正确的评估可以预测跌倒发生的风险，从而尽早采取措施，降低跌倒发生率。

1. 既往病史　既往病史是评估失能老人跌倒风险的重要内容，应详细评估跌倒史。如：有无跌倒史，跌倒发生的时间、地点和环境状况，跌倒时的症状、跌倒损伤情况以及其他后果等。

2. 跌倒风险评估　Morse老人跌倒风险评估量表包括近3个月有无跌倒史、超过一个医学诊断、接受药物治疗、使用助行器具、步态和认知状态6个条目的评分，量表总分125分。得分越高，表明老人发生跌倒的风险越高。

3. 躯体功能评估

（1）日常生活活动（ADL）评估量表（巴塞尔指数量表）：主要用于评估老人独立生活能力。

（2）计时起立–行走测试：主要用于评估老人的移动能力和平衡能力。

（3）伯格平衡量表：被视为平衡功能评估的金标准。

（4）Tinetti步态和平衡测试量表：用于评估老人平衡功能和步态控制能力。

（5）功能性伸展测试：评定其体位控制和静态平衡能力。

4. 环境评估　不良的环境因素是引起脑卒中患者跌倒的重要危险因素。我国老年脑卒中患者的跌倒有一半以上是在家中发生的，家庭环境的改善尤其是进行居家适老化改造可以有效减少跌倒的发生。要进行个性化的居家适老化改造，首先需要对家庭环境进行评估，建议使用居家跌倒危险因素评估量表进行评估。

5. 心理评估　焦虑、沮丧及害怕跌倒的心理状态可增加跌倒发生的风险，对脑卒中患者的跌倒心理进行评估有积极的意义。

（1）国际版跌倒效能量表：主要测定老人在不发生跌倒的情况下，对从事简单或复杂身体活动的担忧程度。

（2）特异性活动平衡自信量表：用于调查老人平衡自信情况。

四、用药差错

药物能够预防和治疗疾病，但有一些特殊药物如镇静剂、抗惊厥药、抗抑郁药等精神疾病药物，使用后药物作用于锥体外系引起头晕、反应迟缓和直立性低血压，影响老人的平衡及认知功能；与不服用以上药物的老人相比，服药老人发生跌倒和骨折的风险增加2倍；并且用药种类越多，跌倒风险越大，4种以上药物联合应用，会显著增加跌倒风险。为了保证合理、安全给药，促进失能老人健康，照顾者必须了解用药一般知识（药物种类、药物保管、给药途径等），根据老人自理能力，按照医生吩咐或药剂师的指示帮助失能老人用药。同时应注意观察用药后的反应，且避免不必要的重复用药，以免发生不良反应。

（一）用药差错的概念

用药差错是指在药物治疗过程中，医疗专业人员、患者或照顾者不适当地使用药物，造成患者损伤的可预防事件。

（二）用药差错的风险因素

用药差错的发生可能与专业医疗行为、健康医疗产品（药品、给药装置等）、工作流程等有关，包括处方的开具，医嘱的建立和沟通，产品的标识、包装与命名，药品的调剂、分送与给药，患者的安全教育与药疗监测等。

1. 多种药物联合使用　这是失能老人用药潜在风险中的最危险因素。在我国，受医疗资源有限、医生对老年疾病的综合分析能力有待提高、老年病病程长、合并多种慢性病、老人自己选购药品用药等因素影响，老人联合用药现象非常普遍。18.74%的老人平均每天服用3种药物，21.52%的老人平均每天服用6种以上的药物。老人多重用药易导致衰弱、跌倒、认知障碍、谵妄及再入院等不良健康结局。

2. 重复用药　狭义的重复用药是指同时使用两种同类药物；广义的重复用药是指只需要单药治疗，却使用多种药物治疗。失能老人患病后心理状态不稳定，由于疑病、过度焦虑而多次就诊咨询、重复开药概率较大。同时，药物也存在同类药品名称多样化、包装复杂、说明书晦涩难懂、规格差异较大的情况，再加上老人对各种复方制剂成分认识不足，容易重复服药。

3. 失能老人特殊的生理、病理因素　失能老人多种慢性病共存，经济负担大、药物信息不足、不良反应频发时，更易产生焦虑、痛苦、担忧、愧疚甚至社会耻辱感等心理问题。同时其生理功能处于衰老和退化状态，在药动学、药效学方面与同龄及青年人群存在较大差异，主要表现为药物的肝代谢、肾排泄能力降低，半衰期延长，易发生中毒反应。老人对药物的敏感性增强可导致正常剂量下不良反应增加，甚至出现药源性疾病。

4. 用药依从性差　良好的用药依从性可保证药物在血液中维持特定的浓度而达到治疗效果，而用药依从性差可能导致药效损失、病情复发、疾病加重，甚至死亡。多重用药、合并糖尿病、药物治疗困难是依从性差的影响因素。失能老人用药时常按照个人的思维习惯，拒服、自行增减药物、更改用药次数和种类的现象较多见。

（三）用药差错的分级

根据美国用药差错报告系统的分级方法，用药差错按患者机体受损害程度分为9级（A～I）。

A级差错：环境或事件有可能造成差错的发生。

B级差错：差错未累及患者。

C级差错：未使患者受损。

D级差错：未使患者受损，但需进行监测。

E级差错：造成患者短暂损害，需要治疗或干预。

F级差错：造成患者短暂损害，需要住院或延长住院时间。

G级差错：造成患者永久损害。

H级差错：引起危及生命的事件，如过敏性休克、心律不齐。

I级差错：造成患者死亡。

（四）用药差错的类型

1. 给药差错　同时照护多名老人时，将药品误投给其他老人。

2. 未经处方的用药差错　该差错是指未经医师处方而给老人用药，包括继续使用已停用的药物。

3. 剂量差错　剂量大于或小于规定剂量或重复用药。

4. 途径差错　用药途径不是处方规定的途径，或途径正确而部位错误，如滴眼液应滴左眼误滴右眼。

5. 剂型差错　包括不经处方开具者同意而将片剂粉碎。

6. 时间差错　不按规定时间、间隔时间给药。

7. 应用变质药品的差错　使用保存不当的药品或变质、过期失效的药品。

五、猝死

猝死是人类最严重的疾病。我国每年心脏性猝死的总人数约为54.5万，男性多于女性。心脏性猝死的发生率大约为41.84/10万，在失能老人的群体中发生率更高。了解猝死的防范及应对措施，对失能老人的生命健康有非常重要的意义。

（一）猝死的概念

猝死是指平素身体健康或貌似健康的患者，在出乎意料的短时间内，因自然疾病而突然死亡，具有发病突然、进展迅速、很难预测的特点。猝死包括心脏性猝死和非心脏性猝死，心脏性猝死最多见，是指急性症状发作后1小时内发生的以意识突然丧失为特征的、由心脏原因引起的自然死亡。非心脏性猝死指患者因心脏以外的疾病导致的突然死亡。

（二）猝死的风险因素

1. 疾病因素　引起猝死的疾病有心源性疾病及非心源性疾病。心源性疾病最常见，其中冠心病急性心肌梗死最多见，心肌病、主动脉夹层、瓣膜病变、药物、电解质紊乱等所致的长Q-T间期综合征等也会导致猝死。非心源性疾病如肺栓塞、脑出血、急性坏死性胰腺炎、睡眠呼吸暂停综合征等。

2. 精神因素 情绪因素与猝死之间的关系密切，情绪波动过大常会诱发心源性猝死。精神压力过大、情绪不良，会导致高血压、冠心病等多种疾病，并增加心律失常、血管痉挛的风险，诱发猝死。过度劳累可引起交感及副交感神经功能紊乱，严重者可诱发低血糖而致猝死。也可由于电解质失衡引起恶性心律失常，最终导致猝死。长期熬夜会诱发心脏期前收缩及其他心律失常而致晕厥，若得不到及时有效的抢救，易发生猝死。

3. 吸烟饮酒 吸烟是心脑血管疾病发病与死亡的独立危险因素之一。吸烟与冠心病、高血压、脑卒中等疾病密切相关，吸烟者急性缺血性脑卒中事件和急性出血性脑卒中事件的发病危险分别是不吸烟者的1.37倍和1.21倍，会使心肌梗死的风险增加3倍，使血压升高、心率加快，是心脏病发作的扳机。长期饮酒可导致心力衰竭等多种疾病，引发猝死。

4. 肥胖 肥胖患者全因死亡及心脑血管疾病死亡的风险高于正常人。肥胖患者多有高血压、高血脂等易诱发脑卒中的高危因素，其患脑卒中的风险是体脂量正常者的1.81倍，并且易发生心肌梗死和心源性猝死。

5. 家族冠心病史 有家族冠心病史者，猝死的概率增高。

（三）猝死的临床表现

猝死前数天至数月，有些患者可出现胸痛、气促、心悸、疲乏等非特异性症状。在猝死前数小时或数分钟内，可出现严重胸痛、急性呼吸困难、突发心悸甚至晕厥等典型表现。心搏骤停后，脑血流量急剧减少，可导致意识突然丧失，呼吸断续或停止，大动脉搏动消失，瞳孔散大，皮肤苍白或发绀，二便失禁。大部分患者将在4~6分钟内开始发生不可逆的脑损伤。

第二节 康复护理风险的防范与应对

失能老人因个体差异、生活环境及照顾者能力不同等，遇到的风险事件具有突发性和个体差异性，难以进行预测和防范。风险事件一旦发生，对抵抗能力较低、罹患多种慢性疾病、卫生状况不良的失能老人而言，可能会导致其病情加重或者发生新损害，甚至威胁生命。

因此，如何防范和应对失能老人康复护理中的风险，对于提高医务人员及照顾者的照护能力、保障失能老人的安全与健康非常重要。

一、压疮

（一）压疮的防范措施

研究显示，通过科学的护理，绝大多数的压疮是可以预防的。预防压疮的根本在于消除诱发因素。因此，要做到六勤：勤观察、勤翻身、勤按摩、勤擦洗、勤更换、勤整理。

1.避免局部长期受压

（1）预防压疮的关键是减压：护理人员可每2小时为患者翻身一次，左侧卧位→平卧位→右侧卧位，避免拖、拉、扯、拽、推等动作，不断改变身体受压部位和受压点，减少局部受压的时间，为受压部位提供良好的血液循环条件。

（2）保护骨隆突处和支持身体间的空隙：将老人安置合适妥当的体位后，护理人员可在老人身体与床空隙处垫软枕、海绵垫或褥垫，这样可以加大受压部位的受力面积，并且受力均匀，从而降低作用在骨隆突部位皮肤的压力。床上支被架通常起到撑起盖被的作用，在保暖的同时，也减轻了被褥对足部的压迫。将棉褥等铺在床垫上留出空隙，使受压处悬于空隙中，利于减轻骨隆突处的压力。

（3）正确使用石膏、绷带及夹板固定：衬垫应平整，松软度适宜，尤其要注意骨隆突部位的衬垫。随时观察使用石膏、绷带、夹板、牵引器等用具的老人局部的皮肤情况如颜色、温度的变化，指（趾）甲的颜色有无改变。

（4）避免联合作用力的产生：老人取半卧位时，床头抬高不应该超过30°，也可支起膝下支架，避免老人滑向床尾，从而减轻剪切力和摩擦力。

2.避免理化因素的刺激

（1）保持局部皮肤的清洁与干燥：高热患者出汗后应及时擦干并更换衣裤、床单等。大小便失禁者，应及时用温水清洗会阴部和臀部，并更换衣裤、床单等。局部皮肤可涂擦润滑剂，以保护皮肤，但需注意：皮肤破溃者严禁使用。另外，不能让老人直接躺在不透气的橡胶单或塑料布上。

（2）保持床单位清洁平整：保持床单、被褥等的清洁、干燥、平整，需要照顾者定期整理或更换。

（3）保证便器安全：不使用脱瓷、破损、有裂缝的便器，使用便器时避免拖、拉等一系列摩擦动作。也可在便器边沿垫柔软衬垫，避免皮肤与便器面的直接接触。

3.改善营养状况
加强全身的营养，增强机体的抵抗力。遵医嘱输注机体所需营养素；选择合理的膳食，若病情许可，应给予高蛋白高维生素饮食，利于机体保持正氮平衡。这是降低压疮发生率及促进压疮愈合的重要条件。

4. 促进局部血液循环

（1）局部按摩：护理人员将大、小鱼际紧贴老人皮肤，用力均匀地做环形按摩，力量由轻到重，再由重到轻，交替按摩。每次持续时间为3~5分钟，受压发红的部位不进行按摩。

（2）全背按摩：协助老人俯卧或侧卧，露出背部。护理人员斜站在老人的右侧，整个手掌微弯，呈窝状，掌心拱起，从老人的骶尾部开始，沿脊柱的两侧边缘向上按摩拍打，力量要足够以刺激肌肉组织。按摩至肩部时，以环形动作向下按摩至腰部，如此反复几次。

5. 协助老人活动　应避免老人长时间卧床，在病情许可的情况下，尽量协助老人进行关节的全范围活动，从而促进身体的血液循环，维持各处关节活动性和肌肉张力（图12-7）。

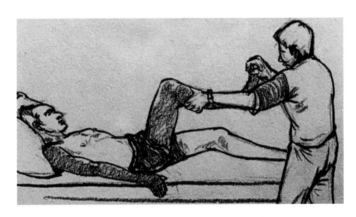

图12-7　全范围关节活动

6. 使用正确方式更换床上用品　照顾者在为不能下床的老人更换中单或床单时，应协助老人先往一个方向侧身，将中单或床单朝老人身下方由外向内卷至老人身下，再将新的中单或床单的1/2铺上，另外1/2卷至老人身下。一侧更换完成以后，协助老人向另外一侧翻身，护理人员站在老人背侧，将卷折的污染中单或床单抽出，将新的中单或床单抽出。最后，将其多余边角塞至床垫下并加以固定。再次检查，拉平褶皱处。注意在更换过程中拉上床档，防止老人坠床。

7. 使用压疮贴　护理过程中，如发现老人受压部位局部有红肿等情况，可在受压部位贴上压疮贴，保护受压部位的皮肤完整性。

8. 日常擦拭　为老人日常擦拭皮肤时，尽量选用纯棉毛巾，采取按压方式进行擦洗，不可用力摩擦。照顾者应及时关注老人受压部位的皮肤，注意更换体位。

9. 老人衣物的选择　衣物应材质柔软，宽松、易更换。在为老人更换衣物时，动作须小心、轻柔。身下衣物应展平、无皱褶，避免受压部位发生压疮。

10.轮椅患者　长时间使用轮椅的患者，护理人员需每间隔两小时将患者从轮椅上抱起来，用合适力度拍打受压部位，间隔3~5分钟再将患者放回轮椅。或在轮椅上放一厚软枕及靠背，减轻受压部位由上至下的垂直压力和摩擦力，降低压疮风险（图12-8）。

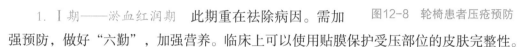

图12-8　轮椅患者压疮预防

（二）压疮的应对措施

1. Ⅰ期——淤血红润期　此期重在祛除病因。需加强预防，做好"六勤"，加强营养。临床上可以使用贴膜保护受压部位的皮肤完整性。

2. Ⅱ期——炎性浸润期　渗出液增加，皮肤表皮部分缺损，伤口处呈粉红色，没有腐肉和淤肿，也可表现为一个完整或破溃的水疱。此期重在保护皮肤，避免发生感染并加强营养。水疱应避免受压并时刻保持无菌状态，任其自行吸收。

3. Ⅲ期——浅部溃疡期　此期应解除压迫，控制伤口感染。

4. Ⅳ期——坏死溃疡期　此期应清洁压疮面，去除坏死组织，保持引流通畅，促进愈合。如若压疮面发生感染，轻者可用无菌等渗盐水冲洗，抑制细菌生长，重者遵医嘱联合全身抗感染治疗。

二、坠床

（一）坠床的防范措施

1. 一般照护　根据评估量表对失能老人进行全面正确的评估，根据评分制定针对性的预防措施。使用特殊药物时须告知注意事项并引起老人和照顾者的重视。当老人服用可能会引起头晕、直立性低血压的药物时，护理人员应严密监护，及时询问其需求，并尽量予以满足。长期卧床的老人，照顾者需评估老人的整体情况，协助其在床上进行主动及被动活动，防止肌肉萎缩或肌力下降。老人起床、改变体位活动时应遵循"三部曲"，即"床上坐稳半分钟，床沿坐稳半分钟，床旁站稳半分钟，三半之后再活动"，避免因突然改变体位而引起低血压。老人卧床休息时，及时拉起床档，应睡在床的中央，切勿睡在床的两侧。在照顾者的陪伴下，老人可于白天下床或室外活动，并选择宽窄、长短合适的衣服和防滑鞋子。夜间尽量在床上使用排便器，以免发生坠床意外。

2. 熟悉环境并创造安全环境　失能老人到一个新的环境时，须对其进行环境介绍并帮助其尽快熟悉环境。根据失能老人的身体状况和需求改善环境，如：床的稳固性要高，老人使用过程中，床是固定不动的；床垫不宜太软，以免翻身时滑落；加宽床面，床面到地面的高度要适合老人上下床；床边铺软垫；清除床旁障碍物，地面整洁干燥；

加设并加固床旁护栏（嘱咐老人下床切忌翻越栏杆，需放下栏杆缓慢下床）；将常用物品放置在老人方便取放的位置；保证室内光线充足，在夜间启用夜灯；将轮椅、拐杖等助行器放在床边；安装呼叫器，方便老人求助等。对意识不清或躁动的老人适当约束，约束带松紧适宜，不宜过松或过紧，防止保护性损伤。

3. 健康教育　定期对失能老人及其照顾者进行坠床防范的健康教育，加强他们对导致坠床危险因素的认识，并举例讲解坠床会对身体造成严重不良后果，如挫伤、脑出血、骨折，甚至死亡。指导老人及其照顾者关于坠床的防范措施及应对措施，对于不能自理的失能老人更要提高照顾者的能力。

4. 加强沟通　照顾者与失能老人多沟通，获取老人的信任，鼓励老人提出需求，使其在遇到问题时能够及时告知。

5. 增强营养　多食用含钙丰富、低盐、适量蛋白质、足量维生素C和维生素K的食物，每天250 mL牛奶。能起床活动者注意进行平衡功能锻炼，进行力所能及的活动。对于卧床的失能老人，照顾者协助老人在床上进行主动及被动锻炼。多晒太阳，补充维生素D。

6. 床档的使用

（1）使用目的：防止高热、谵妄、躁动老人坠床，确保失能老人安全。

（2）使用原因：失能老人坠床与其在床上的活动方式、时间、体位改变、用药后情况有相关性，照顾者应及时评估老人潜在坠床因素，重点防护高危老人，做好主动护理并提高老人自我保护意识。

（3）使用前向失能老人解释，取得理解和配合。一般床档、移动床档可根据需要随时取下或安插在床的两侧。多功能床档可根据需要随时升降。护理操作完毕后即将床档固定好，保证老人的安全。经常检查床档性能是否稳定。取下与安插床档时，动作轻稳，以免引起老人不适。

7. 约束带的使用

（1）使用目的：限制行为紊乱的失能老人躯体及四肢活动，避免撞伤、抓伤、坠床等意外。

（2）适应证：控制失能老人危险行为的发生（如自杀、自伤、极度兴奋、冲动、有明显攻击行为），避免老人伤害他人或自伤；防止意识障碍、谵妄、躁动老人坠床；针对不合作的老人，为保证治疗、护理措施顺利实施，也需要使用约束带。

（3）不同部位约束带使用方法：

1）手腕、踝部约束法：①目的：限制谵妄、躁动、意识不清等失能老人肢体活动。②物品准备：宽绷带、棉垫。③操作要点：绑带打成双套结。用棉垫包裹于手腕、踝部，双套结套在棉垫外，稍拉紧，松紧适度，以能放入1～2指为宜，以免影响血液循环。

2）肩部固定法：①目的：限制谵妄、躁动、意识不清等失能老人坐起。②物品准备：简式约束带、棉垫。③操作要点：老人腋窝衬棉垫，两肩部套上袖筒，细带结胸前，粗长带系床头。

3）双膝固定法：①目的：限制谵妄、躁动、意识不清等失能老人下肢活动。②物品准备：膝部约束带、棉垫。③操作要点：两膝衬棉垫，约束带横放两膝上，宽带下的两头带各绑住一侧的关节，宽带两端系于床沿。

8. 注意事项

（1）约束失能老人要非常谨慎，严格掌握使用约束带的适应证，维护老人自尊。使用时必须得到医生的同意。

（2）正确使用约束带是为防止老人发生意外、确保老人生命安全而采取的必要手段，不论老人是否接受约束，使用前都应该耐心向老人及其家属解释清楚。

（3）保护性约束属于制动措施，故使用时间不宜太长，病情稳定或治疗结束后应及时解除约束。至少每两小时松解1次，松解时间控制在15～20分钟，老人与照顾者都应学会观察约束部位情况（皮肤血运、颜色、完整性等）。

（4）约束只能作为保护老人安全、保证治疗顺利进行的方法，不能作为惩罚老人的手段。

（5）约束时，老人平卧，四肢舒展，保持肢体功能体位。约束带的打结处和约束带另一端不得让老人的双手触及，也不能只约束单侧上肢或下肢，以免老人解开套结发生意外。

（6）做好被约束老人的生活护理，保证入量，协助老人大小便，保持床单清洁干燥。

（7）约束带的使用一定要在专业人士的指导之下，并保证被约束老人不受其他人的伤害，更应防止老人挣脱约束带而发生危险。

（8）做好记录，包括约束的原因、时间，约束带的数目，约束部位，解除约束时间，执行人等，并做好交接。

（二）坠床的应对措施

（1）老人坠床发生后，不要急于扶起。如老人意识清楚，要认真询问，仔细检查肢体是否有活动障碍，依次检查头颈部、躯干、四肢，排除出血、骨折、意识障碍后搬动及安排合适的体位，根据实际情况做相应处理。

（2）如老人受伤程度较轻，试图自己站起，可搀扶、协助老人缓慢站立，协助卧床休息，观察并安慰老人，确认无碍后方可离开。部分老人对疼痛不敏感，发生坠床后应及时就医，查找并排除潜在的危险因素，评估坠床风险，制定预防措施和方案。

（3）有外伤、出血者，立即就地取材止血、包扎，用干净的棉布或毛巾压迫伤口止血，如果四肢大出血，可用布条或止血带捆绑止血；有呕吐者，将头偏向一侧，清理口鼻腔呕吐物，保持呼吸通畅；有抽搐者，移至平整软地面或身体下垫软物，防止碰、擦伤，必要时牙间垫硬物，防止舌咬伤，不要硬掰抽搐肢体，防止肌肉、骨骼损伤；如呼吸、心跳停止，应进行人工呼吸及胸外按压等急救措施，如需搬动，保证平稳，尽量平卧。出现上述情况应立即拨打急救电话并详细描述现场情况，等待医生到场或立即开车送往医院。

（4）老人摔伤头部或神志不清、发生骨折时，无相关专业知识者不要轻易搬运老人，应立即拨打急救电话并详细描述现场情况。

三、跌倒

（一）跌倒的防范措施

1. 增强防跌倒意识　健康教育是有效预防跌倒的干预措施，向老人及照顾者普及跌倒相关知识，帮助他们提升预防跌倒的意识，告知其在跌倒发生时不同情况的紧急处理措施以及如何寻求帮助等，做到有备无患。

2. 合理运动锻炼　以增强平衡功能的有氧运动为主，在社区专业康复人员的指导下进行一些简单的肌力及本体感觉功能训练，以增强身体的柔韧性和平衡能力。运动锻炼应循序渐进，持之以恒。训练时间以下午和傍晚为宜。对在康复训练或日常活动过程中使用安全器具的失能老人，应结合其自身情况制订个性化的运动方案，强调注意事项，规范使用工具。

3. 合理用药　失能老人大多患有多种疾病，可能服用多种药物，应按医嘱正确服药，严禁随意用药，更要避免同时服用多种药物，尽可能减少用药的剂量，了解药物的作用，注意用药后的反应。有可能用药后会出现动作缓慢，注意预防跌倒。对患高血压、糖尿病等慢性疾病的失能老人，除治疗基础疾病外，还应密切关注直立性低血压、低血糖诱发晕厥等症状，一旦出现不适症状，应马上就近坐下或搀扶至床上休息。

4. 选择适当的辅助工具　指导失能老人使用长度合适、顶部面积较大的拐杖，并将拐杖、助行器（视频12-1）及经常使用的辅助工具等放在老人触手可及的位置；有视觉、听觉及其他感知功能障碍的老人应选用适宜的眼镜、助听器及相应的补偿设备。步行或者走楼梯时，不要戴多焦镜片。

视频 12-1　助行器的使用

5. 创造安全的环境　保持室内明亮，通风良好，地面干燥无水渍，活动空间无障碍物，物品摆放位置固定且适当；将经常使用的东西放在伸手容易拿到的位置，尽量不要登高取物；保持家具边缘的钝性，防止对老人产生伤害；床头安装可控灯，起夜频繁者，使用夜灯或有人陪同，床旁尽量放置小便器；浴室地面铺设防滑垫，浴室和洗手间设置扶手，并设立报警器，出现意外状况时及时呼救；床、椅子高度以老人坐位时双脚踩到地面为宜，有摇手的床，摇手需及时归位，有意识障碍者设置床档，经常检查设施的安全性能，保持其功能状态完好。

6. 注意生活细节　平时注意衣、裤、鞋大小合适，穿防滑鞋子，尽量不穿拖鞋，防止踩绊；穿鞋袜或裤子时，采取坐位，换鞋处放置小凳子；起身等变换体位时动作不可过猛。避免去人多及地面湿滑的地方；乘坐交通工具时，应等车停稳后再上下车；避免在他人看不到的地方独自活动。

7. 保证良好的睡眠　夜间睡眠差可导致思维和判断力下降，易发生跌倒。有些失能老人白天活动少或睡眠时间过长，导致夜间入睡困难或易醒。应指导老人适当增加白天的活动。避免睡前饮水过多导致夜间多次起夜。

8. 防治骨质疏松，减轻跌倒后的损伤　均衡饮食、加强膳食营养是不可或缺的措施。具有高跌倒风险的失能老人每天至少需要补充维生素 D800 IU。绝经期老年女性必要时应进行激素替代治疗，增强骨骼强度，降低跌倒后的损伤严重程度。

（二）跌倒的应对措施

1. 自我救助措施　失能老人摔倒时若无他人在场，应学会自救（视频12-2）。

（1）如无法自己站立，在呼救的同时，寻找可以保暖的物品，防止长时间置于地面。

（2）摔倒时仰卧位，如果无关节畸形，老人可双腿屈膝，反转身体呈俯卧位，双手支撑，双膝跪地，慢慢支起身体。寻找稳定的床或椅子，支撑的同时缓慢站起。

视频 12-2　跌倒后的自助应对

（3）摔倒时无力站起时，老人可先双腿屈膝，用双脚和双肘支撑，移动身体至床边或沙发，寻找可保暖的物品，等待救援。具体内容参考视频12-2。

2. 他人救助措施　失能老人跌倒后，不要急于扶起，首先稳定其情绪，对跌倒后出现恐惧心理的老人给予心理安抚，增加其安全感。然后根据情况进行跌倒后的现场处理。

（1）维持跌倒后的姿势，减少活动，检查确认伤情。①询问老人跌倒情况及对跌倒过程是否有记忆，如不能记起跌倒过程，提示可能为晕厥或脑血管意外，需要行CT、MRI等检查确认。②询问是否有剧烈头痛或口角歪斜、言语不利、手脚无力等，如有提示可能为脑卒中，处理过程中注意避免加重脑出血或脑缺血。③检查有无骨折，查看肢体有无疼痛、畸形、关节异常、位置异常、感觉异常及大小便失禁等。如有肢体畸形、骨折，切勿盲目搬动或搀扶老人，以免骨折端错位，骨折面刺伤血管、神经而加重病情。照顾者需原地陪护老人，注意保暖，等待救援。

（2）有外伤、出血者，立即止血包扎并进一步观察处理。

（3）对跌倒后仅发生软组织损伤的失能老人，照顾者切勿急于在损伤部位实施按压、加热等措施，避免损伤部位出血量增多、肿胀程度加重。24小时内可对红肿部位进行冷敷，起到止血促凝、减缓疼痛的作用。还可保持伤侧肢体高于其心脏水平，尽量卧床休息，减少下地活动时间。24小时后可热敷，促进血肿吸收消散，促进损伤部位的修复。

（4）对有脊柱骨折的失能老人，需要正确搬运。具体方法为：2～3人同时用力，一人托住老人头部和肩部，使头部不要受震动或过分扭曲，另一人托住老人的背部和臀部，如果还有一人，则托起老人的双腿，三人一起用力，平抬老人移至硬木板床或担架上，放置到有足够空间的车上。在搬运时应保证平稳，尽量使老人保持平卧姿势。不要把老人扶直坐起，勿抱起老人或背扛起老人（图12-9）。

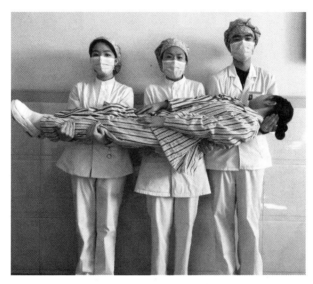

图12-9　三人搬运法

（5）对跌倒后意识模糊的失能老人，应特别注意：①有呕吐者，将头偏向一侧，并清理口腔、鼻腔呕吐物，保证呼吸通畅。②有抽搐者，移至平整较软地面或身体下垫软物，防止二次损伤，必要时使用牙间垫等，防止舌咬伤。注意保护抽搐肢体，不要强行掰开老人抽搐的肢体，防止出现骨骼、肌肉损伤。③如发生呼吸、心跳停止，应立即进行胸外心脏按压、口对口人工呼吸等急救措施。

四、用药差错

（一）用药差错的防范措施

1.熟悉给药原则

（1）给药前要查看药物的名称、用法、剂量等，按照医嘱准确给药。

（2）按照规定时间点给药，给药前后要反复查对。

（3）根据药物种类选择给药途径：舌下含化、雾化吸入、口服、注射、直肠给药、外敷等，安全正确给药。

（4）密切观察失能老人的用药反应，做好记录。如不确定应及时咨询熟悉病情的医生或药师，不可盲目给药，或擅自更改给药。

2. 妥善保管药物

（1）按照说明书要求保管药物：①一般药物储存在通风、干燥、光线明亮处，避免阳光直射，保持清洁；②易氧化和遇光易变质的药物，如维生素C、盐酸肾上腺素应装在棕色瓶内或避光容器内，放于阴暗处保存；③容易被热破坏的药物如疫苗、胎盘球蛋白、胰岛素制剂等，按照说明书要求冷藏储存，但切勿冷冻影响药效；④易挥发、潮解或风化的药物，如乙醇、碘酊、糖衣片等，瓶盖需拧紧；⑤易过期的药物，按有效期先后计划使用，避免浪费；⑥贵重药物或特殊药物单独存放，做好标注。

（2）建议不同种类药物分类放置，按照内服、外用、注射等分别储存。

（3）定期检查，及时查看有效期，预防药品失效。对于标签模糊或者没有标签者，视为过期。药物有变色、污染、发霉、沉淀、混浊等现象时，均不可使用，及时丢弃，避免因药品失效或效价降低而发生使用安全问题。

3. 充分评估　评估失能老人的性别、年龄、体重、疾病、生活自理能力、心理状况、药物素养（患者获取和掌握药物相关信息并进行合理用药的自我管理能力）等，判断老人安全用药的能力。协助其建立服药计划表（包括用药时间、剂量、方法、存放位置等）。用药过程中还可根据药物种类及剂型（如内服药与外用药、处方药与非处方药、急救药与常规药等），用不同颜色进行显著标识，便于老人识记。

4. 给药注意事项　对生活自理能力差，完全依赖照顾的失能老人，要掌握给药的注意事项。

（1）内服药物：①给药时，照顾者应等待老人将药物服下后才能离开；②不能自行服药的老人要喂服；③鼻饲给药时，须将药物完全溶解后从鼻饲管注入，注入前后要注意胃管是否通畅，管内空气要排出，注射前后要用温开水冲洗胃管，预防堵塞；④需吞服的药物通常用40~60℃温开水送服，禁用茶水服药；⑤严格按照医生指示及药品说明书要求正确给药。

（2）外用药物：①按照医嘱和药品说明书使用，开瓶后一个月的外服药，即使还没用完，也应丢弃；②外用滴眼药使用前，需清洁双手，将老人头向后仰，将药水从眼角滴入眼内，用清洁纸巾吸干流出眼外的多余药水，滴管不需冲洗或擦干，用后立即放回药瓶内并盖好。如同时使用两种不同的药水或眼药膏，使用时间间隔数分钟；③外用滴耳药使用前，用水清洁外耳，用手温暖一下药瓶，使药液温度接近体温，将头偏向一侧，用手把耳朵向上及向后拉，将药液滴入耳内，滴完药后，头部保持偏向一侧两分钟，使药液流入耳中。

（3）中药煎服按照病情服用，注意忌口，一般选择清淡、易消化的食物，忌辛辣刺激、生冷寒凉。

（4）根据药物性质，选择正确的服用方法：①酸类和铁剂类药物对牙齿有腐蚀和染色作用，服用时可用吸管，服药后漱口；②止咳糖浆对呼吸道黏膜有安抚作用，服后不宜立即饮水，若同时服用多种药物，最后服用止咳糖浆；③磺胺类药物服用完，要及时多饮水，补充水分，防止尿中出现磺胺结晶；④消炎镇痛药物，对胃黏膜有刺激性，宜饭后服用；⑤健胃药，促进胃肠蠕动或胃液分泌者，一般在饭前服用，对胃黏膜有刺激者饭后服用，驱虫药宜空腹或半空腹服用；⑥安眠药睡前服用，注意避免长期服用的失能老人药物成瘾；⑦强心苷类药物，如洋地黄类，先测心率或脉率，如低于60次/分或服药后出现节律不齐，应立刻停止用药及时就诊；⑧缓释片、肠溶片、胶囊吞服时不能嚼碎，舌下含片应放在舌下或两颊黏膜与牙齿之间待其融化。

5. 实时监测　实时监测失能老人用药后的反应，特别是调整药物剂量或更换药物种类后，观察是否出现消化系统（口干、肠不适、便秘等）、泌尿系统（排尿困难、尿潴留等）、循环系统（心跳加速等）、神经系统（失眠、倦怠、嗜睡、视物模糊、头晕等）等症状，如发现不适，需及时就医，防止出现严重不良反应。另外，对长期用药的老人应定期监测肝、肾功能，并根据检查结果向医生咨询优化处方。

6. 加强健康教育　健康教育可以提高失能老人的用药依从性。护理人员需密切关注老人用药的具体情况，通过提醒及监督，杜绝漏服、错服、忘服、为增加疗效而自行调整剂量或症状稍有好转即自行停药的现象。如发现上述情况，应及时咨询医生，并告知老人自行停药后可能会出现戒断反应，自行增加药物剂量不一定会增加疗效，反而可能会引发毒副作用等。

7. 重视失能老人心理护理，加强家庭和社会支持作用　失能老人常多病共存，易因为家庭经济负担、日常生活障碍及社会支持欠缺而出现愧疚、焦虑、担忧、自我放弃等负性情绪。家庭成员的关心、陪伴及用药监督，可明显提高失能老人的用药依从性和安全性。还可以通过互联网、电话等远程形式，鼓励照顾者积极支持、参与，对老人用药进行帮助和监督。

（二）用药差错的应对措施

1. 发现药物错服后的照护　发生药物错服后，照顾者可通过询问、查看药瓶等方式，立即了解失能老人错服的药物种类。在立即联系急救人员的同时，协助老人多次分量饮用温开水，并用手指伸入老人咽部等方式进行催吐，收集呕吐物、药品、药瓶、说明书等，前往医院协助就诊检查。

2. 出现药物不良反应后的照护　发现失能老人用药后出现不良反应，照顾者需积极采取措施进行紧急处理：①立即查看药品说明书，了解不良反应的类型及相应的处理办法；②出现昏迷、休克等严重症状时，需立即停药，迅速联系急救人员，立即进行现场心肺复苏的抢救措施；③严密监测并记录老人的生命体征、意识状态等重要指标，为医生诊疗提供依据。

五、猝死

（一）猝死的防范措施

1. 积极治疗原发病　定期复查，当出现心绞痛症状加重、心悸、心动过速或过缓、气喘、水肿、用药后疗效差等情况，应随时就诊。有家族冠心病史者经常体检。

2. 养成健康的生活方式

（1）合理膳食：饮食全面均衡，不要过饱，低盐低脂，控制体重。

（2）适量运动：合理安排运动形式及运动量。避免久坐，因久坐会增加脑卒中复发风险，坐的时间越长，死亡的危险就越大。避免熬夜，保证充足睡眠。

（3）戒烟限酒：根据吸烟评估结果制定对应干预措施，对所有吸烟者均可使用国际通用的戒烟干预方案。

1）制订戒烟方案：①询问戒烟情况；②建议戒烟；③评估戒烟意愿；④提供戒烟帮助；⑤安排随访。对于有戒烟意愿的吸烟者，应提供戒烟帮助；对于尚无戒烟意愿的吸烟者，应激发其戒烟动机并鼓励他们尝试戒烟。必要时使用药物，以缓解戒断症状，辅助有戒烟意愿的吸烟者提高戒烟成功率。

2）对于过量饮酒者，应向其明确饮酒造成的严重后果，以及需要戒酒的必要性，促使其减少饮酒甚至戒酒。

（4）心理调适：保持良好心态，学会控制情绪，遇事冷静，宽以待人。

（5）其他：①起床时宜缓不宜急，先起来稍坐一会儿，再缓缓下地，避免心率和血压波动过大。②洗漱宜用温水，尤其在冬季。骤然的冷水刺激可导致血管收缩，使血压升高。严寒刺激本身也是心绞痛发作的诱因，应加强防范。③养成按时排便的习惯，排便时不可用力过猛，以防加重心脏负担；避免大便干结，必要时用通便药物。

3. 重视猝死的前兆症状　当出现严重胸痛、突发性心悸、突发性呼吸困难、剧烈头痛、剧烈腹痛、晕厥等症状时应立即拨打120，视病情及转运条件立即就医。此时，应该采取安静舒适卧位，原地等待救援。

（二）猝死的应对措施

如果失能老人无反应、无呼吸和未触及大动脉搏动，立即进行抢救，抢救成功的关键在于尽早进行心肺复苏。心肺复苏分为初级心肺复苏和高级心肺复苏。作为失能老人的照顾者，需要掌握初级心肺复苏（CPR）急救技术。按以下顺序进行：

1. 识别心搏骤停　评估老人的反应，轻拍老人肩部，并呼唤"喂！您怎么了？"，检查呼吸是否正常，同时以示指和中指指尖触及老人气管正中部（相当于喉结部位）向左或向右旁开两横指，至胸锁乳突肌前缘凹陷处，触摸颈动脉搏动，判断颈动脉搏动是否微弱或消失（5~10秒）。如果老人无反应，无呼吸或呼吸不正常（仅喘息），颈动脉无搏动，视为心搏骤停。

2. 呼救　立即呼救，拨打急救电话120，启动急救系统。若现场有2人以上，求救与心肺复苏同时进行；若现场只有1人，先求救再急救。

3. 胸外按压　主要复苏措施包括人工心脏按压、开通气道及人工呼吸，其中人工心脏按压最重要。

（1）摆好体位：将老人去枕平卧于硬板床或地上，若卧于软床上，肩背下垫硬板，去枕平卧，解开其衣领并松开裤带，暴露老人胸腹部。救助者跪其身旁。

（2）确定部位：胸骨中、下段1/3交界处，双乳头连线的中点。

（3）按压方法：操作者一只手掌根部放在老人胸部正中双乳头之间的胸骨上，另一只手平行重叠压在手背上，指指交叉，保证手掌根横轴与胸骨长轴方向一致，双臂关节伸直并与老人胸部呈垂直方向，用上半身重量及肩臂肌力量向下用力按压。按压时，以手掌根部为着力点，用力在胸骨上，而非剑突上。每次按压后胸廓充分回弹，力量均匀、有节律（按压间隙手可以放在胸上，但不能有力量），按压频率为100~120次/分，按压幅度为胸骨下陷5~6 cm。

4. 开放气道（仰头举颏法）　如果老人颈部无损伤，将头偏向一侧，清除口、鼻、咽腔异物及呕吐物，若有活动义齿应取下。左手小鱼际置于老人的前额，向后下方施加压力，使头后仰，右手中指、示指向上向前托起下颌，使下颏尖、耳垂的连线与地面垂直，以畅通气道。

5. 建立人工呼吸　在确保气道通畅的同时，立即开始人工通气。气管内插管是建立人工通气的最好方法。当条件不允许时，常采用临时性抢救措施，即口对口呼吸，或者呼吸气囊辅助呼吸。

（1）口对口人工呼吸：气道打开后，抢救者一只手放在老人前额，并用拇指和示指捏住老人的鼻孔；另一只手托起颏部使头尽量后仰，保持气道开放状态，然后深吸一口气，用口唇把老人的口全部封闭，缓慢吹气，给予足够的潮气量以产生可见的胸廓抬起，每次吹气应持续1秒以上。每30次心脏按压连续给予2次通气，通气频率为10~12次/分。

（2）呼吸气囊辅助呼吸：操作者站在老人右侧肩部或头部，用连接好的简易呼吸器面罩完全覆盖老人的口鼻，一手将面罩紧贴老人皮肤使之密闭（"E-C"手法固定面罩）；另一手挤压呼吸气囊将气体送入（每次送气量500~600 mL），然后松开（每次送气时间为1秒以上），观察老人胸部复原后，紧接着做第二次，频率为每分钟10~12次。按压通气比30：2，即按压30次，连续送气2次（每次按压中断必须控制在10秒以内）。

6. 除颤　如果老人出现室颤，有条件时，迅速除颤是首选的治疗方法。在倒下的3分钟内立即施行心肺复苏和除颤，存活率最高。当不能立即取得除颤仪时，应立即进行心肺复苏，并同时让人获取自动体外除颤仪（AED）进行除颤。除颤1次后，立即继续5个周期的心肺复苏（约2分钟），然后分析心律，如有指征则再次除颤。

7. 判断心肺复苏的效果　做5个循环后，以送气2次结束。评估心肺复苏的有效指征：心音及大动脉搏动恢复，收缩压≥60 mmHg，口唇、肤色、甲床转红润，瞳孔缩小、对光反射恢复，自主呼吸恢复。出现上述指征，提示复苏成功。

8. 复苏成功后的处理　如果复苏成功，可以采取气管插管、给氧、除颤、复律、起搏和药物治疗等措施，继续有效的高级生命支持及综合的心搏骤停后治疗，以建立更有效的通气和血液循环。

参考文献

［1］李小寒，尚少梅.基础护理学［M］.北京：人民卫生出版社，2017.

［2］化前珍，胡秀英.老年护理学［M］.4版.北京：人民卫生出版社，2017.

［3］中国康复医学会老年康复专业委员会专家共识组，上海市康复医学会专家共识组.预防老年人跌倒康复综合干预专家共识［J］.老年医学与保健，2017，23（5）：349-351.

［4］周郁秋，张会君.老年健康照护与促进［M］.北京：人民卫生出版社，2019.

［5］崔娟，毛凡，王志会.中国老年居民多种慢性病共存状况分析［J］.中国公共卫生，2016，32（1）：66-69.

［6］葛均波，徐永健，王辰.内科学［M］.北京：人民卫生出版社，2019.

［7］中华医学会心电生理和起搏分会，中国医师协会心律学专业委员会.2020室性心律失常中国专家共识解读［J］.中华心律失常学杂志，2020，24（04）：348-350.

［8］尤黎明，吴瑛.内科护理学［M］.6版.北京：人民卫生出版社，2019.

［9］国家卫生健康委员会.老年人跌倒干预技术指南［EB/OL］.（2011-09-01）［2018-12-29］.http://guide.medlive.cn/guideline/3021.

［10］胡雁，程云，吴金球，等.住院患者跌倒预防临床实践指南［M］.上海：复旦大学JBI循证护理合作中心，2011.